创伤感染中医临床实用手册

主　　编　贾育松

副 主 编　赵宜军　白春晓

编写人员　（按姓氏笔画为序）

丁洪磊　白春晓

杜　渐　陈广山

柳　直　赵宜军

贾育松

中医古籍出版社

图书在版编目（CIP）数据

创伤感染中医临床实用手册 /贾育松主编 . —北京：中医古籍出版社，2016. 3

ISBN 978 – 7 – 5152 – 0834 – 3

Ⅰ. ①创… Ⅱ. ①贾 Ⅲ. ①创伤 – 感染 – 中医治疗法 – 手册 Ⅳ. ①R264 – 62

中国版本图书馆 CIP 数据核字（2015）第 076707 号

创伤感染中医临床实用手册

贾育松 主编

责任编辑 郑蓉

封面设计 韩博玥

出版发行 中医古籍出版社

社 址 北京东直门内南小街 16 号（100700）

印 刷 三河市华东印刷有限公司

开 本 850mm × 1168mm 1/32

印 张 17. 25 印张

字 数 342 千字

版 次 2016 年 3 月第 1 版 2016 年 3 月第 1 次印刷

印 数 0001 ~ 3000 册

书 号 ISBN 978 – 7 – 5152 – 0834 – 3

定 价 38. 00 元

序

　　中医是中国传统文化的瑰宝，在几千年的民族发展史上，历经万千先辈们的狩猎耕耘，承古拓新，渐臻完善，为中华民族的繁衍生息和世界人民的生命健康做出了卓越的贡献。公元前11世纪我国西周时期，医学有了"食医""疾医""疡医""兽医"的分科。中医创伤感染的内容古属"疡科"的范畴，伴随着中医的产生、发展而逐渐形成了系统的学科。

　　中医创伤感染的内容最早可以追溯到夏商时代，此时期不仅萌生了相关的诊断概念，亦出现了一些简单的治则。战国秦汉时期，中医的理论系统已经形成，创伤感染相关的病因病机及治法也见著于各种文献。发展到魏晋南北朝，由于特定的历史环境，在开放性创伤感染的认识、骨痛疽的诊疗技术、切开复位法等方面取得了突破性的进展，《肘后备急方》《刘涓子鬼遗方》《集验方》等著作的问世奠定了创伤感染的理论构架。隋唐时期，《诸病源候论》《备急千金要方》《仙授理伤续断秘方》等著作对前世创伤感染的内容进行了系统的总结，在病因病机理论及开放性骨折的诊疗等方面有了更进一步的提高与完善。宋金元时期，在世界医学史上首先成立了创伤骨科，《世医得效方》《外科精要》《外科精义》等多部专著问世。明清时期，诞生了"疮疡科"，《正体类要》《外科心法》

《外科枢要》等著作在理论和实践方面的丰富，使得创伤感染的发展达到了全盛阶段。

但是，到民国时期，由于受到"西学东渐"的影响，中医学遭受了前所未有的劫难，此后又经历了"废止中医"的蹉跎，使得中医学在近一个世纪的时间基本停滞不前，中医创伤感染学科亦受此影响而到了"方断技绝"的尴尬境地。新中国成立后，虽然国家大力支持中医药学的发展，但由于受到西方现代医学的冲击，中医创伤感染的阵地日渐萎缩。

近些年，西医学在内毒素血症、弥散性血管内凝血、感染性休克及多器官功能衰竭等创伤感染的危急重症方面并没有取得突破性进展，而且随着现代病理生理学的深入研究，发现包括抗生素在内的诸多治疗方法都存在很大的弊端。与此同时，中医创伤感染的相关理论与诊疗方法，不仅能很好地改善患者的生活质量，而且在降低死亡率和致残率方面也取得了显著的成效很好地弥补了西医学的不足。

时至今日，还没有关于中医创伤感染的现代专著，贾育松主任结合自己多年的临证经验，求古训，采今验，融会贯通，紧紧结合西医学的研究进展，中西合璧，对中医创伤感染的相关理论与实践进行了系统的总结，具有很好的实用性，值得广大同仁借鉴。

书成付梓之际，作者嘱余作序。欣然执笔，聊抒数言，以飨读者！

孙树椿
2015 年 2 月于北京

前　言

祖国医学源远流长，它的发生可以说自骨伤科始。远古时代的人们在艰苦的生活环境和艰辛的劳动中极易出现创伤性损害，在旧石器和新石器时代挖掘出的原始人遗骨中发现多种骨损伤就是明证。人们在与大自然的搏斗中为求得生存，经过长时期努力，逐渐产生早期的祖国医药。

春秋战国时期，我国已有创伤感染和外科剖腹手术，这在《左传·襄公二十五年》和《史记·扁鹊仓公列传》中均有记载。周代已成立创伤感染专科，据《周礼·天官》记载："疡医，下士八人，掌肿疡、溃疡、金疡、折疡之祝药劀杀之剂。"所谓"肿疡"即创伤感染早期的红、热、肿、痛，而"溃疡"即指创伤感染中期肉腐有脓血者。

中医经典名著《黄帝内经素问》和《黄帝内经灵枢》奠定了祖国医学的理论体系，其中不乏有关骨伤科的内容阐释，尤以《黄帝内经灵枢》为著。长沙马王堆出土的汉代《五十二病方》就有创伤感染临床表现记录及22首治疗方剂。《三国志》记载了名医华佗为关公"刮骨疗毒"的手术。晋代医家葛洪在《肘后救卒方》中阐释创伤感染的毒气病因说。隋代巢元方等著《诸病源候论》，对创伤感染的病因病机作了里程碑式的精辟论述：遇风着水、裹缚不得法、寒温失调、清创不彻底、缝合不当等均为创伤感染或继发性感染的五大病因病机。

唐代蔺道人所著《仙授理伤续断秘方》系我国第一部创伤骨科专著，对创伤外科作出重大贡献，起到承前启后的作用。

宋元明清时期中医创伤外科得以蓬勃发展，著作层出，治法和方药不穷，且创伤感染的防治水平亦随之提高，在国际亦享有盛誉。如《普济方·诸疮肿》《疡科证治准绳》《疡医大全》《医宗金鉴·外科心法要诀·正骨心法要旨》，等等，其成就不一一赘述。

新中国成立后，在党的中医政策光辉照耀下，祖国医学取得史无前例的突飞猛进，取得世人瞩目的成果。中医创伤感染的诊治，亦快步前进。因为中医创伤感染治疗的多样化，治疗药物多且副作用少，故颇受医患欢迎。创伤感染后若误诊误治，易发生变证，除局部出现感染外，还会发生全身炎症反应综合征、脓毒症、多器官功能障碍综合征、内毒素血症、DIC、休克等危急重症而危及生命，临床上屡见不鲜。鉴于此，我们组织创伤感染的中医专家、学者编撰《创伤感染中医临床实用手册》，此系我国第一部创伤感染中医专著，为抛砖引玉之作，希冀对创伤感染的临床诊治作出绵薄之贡献，供临床医生参考使用。

全书共十七章，上始自概述、简史、治疗原则、治法、方剂、药物，中及创伤感染临床各症，末至创伤感染的护理，可谓"齐、全"矣。

由于我们的水平有限，错误难免，敬请专家学者批评指正！

贾育松

2014 年 11 月 25 日

内容提要

创伤感染系创伤外科的重要分支，常因误诊误治并发多种危急重症而危及患者生命引起临床医生的高度关注和重视，故作者编写《创伤感染中医临床实用手册》，是为创伤感染的第一部中医专著。

该书分总论和各论共 17 章。总论 6 章，包括概述、发展简史、中医治疗原则、中医治法、方剂、中药等内容；各论 11 章，包括高热、全身炎症反应综合征、休克、呼衰、心衰、脑衰、肝衰、肾衰、DIC、内毒素血症、护理等内容。

全书涵盖了创伤感染的中医发展史、中医基础医学、中医临床医学和护理学等，在临床医学中尚结合西医诊治，以及中西医最新研究进展，内容全面、系统，具实用价值，对临床工作者具有参考和指导意义。可供中医院校师生、中医骨伤科医生和护士、中西医结合创伤外科医生、ICU 医生、急诊科医生应用。

目　录

上篇　总　论

下篇　各　论

上篇 总论

第一章 概 述

第一节 中医创伤感染的基本概念

创伤感染系由创伤因素造成的感染性疾病之总称。中医对创伤感染的命名一般是依据其病因、病位、病机、脏腑、临床特征等分别加以命名的。现将与创伤感染相关的中医病名列举如下：

一、疡

疡亦称外疡，是一切外科疾病的总称，所以古代称外科为疡科，外科医生为疡医。

二、疮疡

广义上，疮疡是一切体表外科疾病的总称；狭义上，疮疡是因感染因素引起的体表化脓性疾病。创伤感染中体表的软组织损伤均可称为疮疡。其中又有肿疡和溃疡之分。

（一）肿疡

肿疡指一切体表外科疾病尚未溃破的肿块，类似于体表闭合性损伤。

（二）溃疡

溃疡指一切外科疾病中溃破的疮面，类似于体表开放性损伤。

三、痈

痈者，壅也。指因气血被邪毒壅聚而发生的化脓性疾病。按病位分外痈、内痈两大类。

（一）外痈

外痈是指生长于体表部皮肉之间的化脓性炎症，局部红肿热痛（少数初起皮色不变），如颈痈、乳痈、脐痈、臀痈，分别对照西医的急性淋巴结炎、急性乳腺炎、脐部化脓性感染、臀部蜂窝织炎。

（二）内痈

内痈是指生长于各脏腑内的化脓性炎症，如肝痈、肺痈、肠痈等，包括西医创伤感染后引起的全身炎症反应综合征、内毒素血症等。

四、疽

疽者，阻也。指因气血被毒邪阻滞而发于皮肉筋骨的化脓性疾病。按临床特征分有头疽和无头疽两类。

（一）有头疽

有头疽是指发生在肌肤间的急性化脓性疾病，病变范围较局限，但较痈大，且"有头"而命名。有头疽相当于西医的痈，即金黄色葡萄球菌所引起的多个相邻的毛囊和皮脂腺或汗腺的急性化脓性感染。

（二）无头疽

无头疽是多发于骨骼或关节间等深部组织的化脓性疾病，因病变部位较深，患部漫肿，皮色不变，"无头"而命名。无头疽多见疼痛彻骨，难消，难溃，难敛，溃后多损伤筋骨，如附骨疽、环跳疽，分别对应西医的急慢性化脓性骨髓炎和化脓性髋关节炎。

五、毒

凡是导致机体阴阳平衡失调，对机体产生不利影响的因素统称为毒。如丹毒、委中毒，后者是西医常说的腘窝急性淋巴结炎。

六、流注

流者，行也；注者，住也。流注是他处病灶的毒邪随血液扩散至肌肉深部，发生的转移性、多发性脓肿。初起漫肿微痛，结块不甚显著，皮色如常，发无定处，此处未愈而他处又起，容易走窜。相当于西医的脓毒血症、多发性肌肉深部脓肿及髂窝部脓肿。

七、走黄与内陷

走黄与内陷为疮疡阳证疾病过程中，因火毒炽盛，或正气不足，导致毒邪走散，内攻脏腑的危险证候。相当于西医的全身性急性化脓性感染、败血症、脓毒血症，严重者可导致感染性休克及脏腑功能衰竭。

第二节 现代医学对创伤感染的认识

创伤感染系由交通事故、高空坠落、咬伤、挤压伤、锐器伤、跌伤、火器伤、烧烫伤、冻伤、战争创伤等物化因素损伤人体的组织或器官，导致微生物在体内繁殖或侵入正常组织，并在体内定植和产生炎性病灶的一类疾病。

目前创伤感染是创伤外科领域的研究热点，尽管清创术、组织修复术以及抗生素的应用均取得长足的进展，但感染仍然是创伤病人的常见并发症而且是引起多器官功能衰竭和死亡的主要原因。如何控制创伤感染，提高创伤救治成功率，降低伤死率和伤残率，仍然是临床创伤感染救治的重要课题。

一、病因

感染是创伤5天后最主要的致死原因，据统计[1]，感染所致的死亡占全部晚期死亡的78%。创伤后诱发感染的因素有内因也有外因。

（一）伤口感染

伤口感染是创伤感染的主要病因，常与细菌种类、数量、毒性有关，也与局部抵抗力和人体健康状况有一定关系。饥饿、情绪紧张、疲劳、健康状况下降等，都会降低人体抵抗力；严重蛋白质和维生素C缺乏也易使伤口感染，血容量降低和血液黏稠度增加也是引起伤口感染的因素；闭合性创伤也偶有因菌血症在局部停留而引起感染，病菌多来自伤员自身感染灶。

（二）清创术迟缓

全身状况好转后应尽早行清创术，时间越长感染机会越多。从污染转为感染的时间一般为 6~8 小时，因此，清创术应力争在此时限内进行。

（三）清创术不规范

清创术不规范，反可引发创伤感染，故应注意避免。如：①坏死及失活组织切除不彻底或留有异物。②止血不彻底，形成血肿，或未置引流，致使积血或分泌物滞留。③二期缝合的伤口仅进行了一期缝合；应减张缝合或植皮者，勉强给了张力缝合。④包扎过紧，影响了局部血液循环。⑤广泛的软组织损伤，伤部未加固定。⑥清创术中无菌技术操作不规范。外科手术和各种插管，若不注意无菌操作也可引起感染[2]。

（四）敷料更换不及时

敷料湿透未及时更换，或换药中未按无菌操作，导致继发性感染。

（五）滥用抗生素

盲目使用抗生素，或抗生素用量不足、用法不当等均可导致菌群失调或多种抗药性以及抗生素相关不良反应的发生。

二、病理机制

创伤并发严重感染时，入侵机体的微生物及其代谢产物刺激机体单核细胞、巨噬细胞、中性粒细胞、内皮细胞等合成释放多种促炎细胞因子，如肿瘤坏死因子、白介素等触发细胞因子的瀑布样级联反应，通过吞噬作用等来清除有害物质。当促炎细胞因子和抗炎细胞因子保持平衡时，机体内环境处于稳定状态。如果促炎细胞因子占据主导地位，则机体出现全身炎症反应综合征（systemic inflammatory response syndrome，SIRS）。这些炎症因子的产生，会导致内皮细胞的功能障碍，内皮细胞启动了局部反应，包括促进白细胞的黏附和迁移，凝血酶的生成和纤维蛋白的形成，局部血管活性的改变，通透性增加，促使细菌和内毒素移位。加之宿主的放大反应，可以促进特异性位点炎性反应的循环发生、凝血系统激活以及细胞间的相互作用，最终导致多器官功能障碍综合征（multiple organ dysfunction syndrome，MODS）、感染性休克、内毒素血症、弥散性血管内凝血（disseminated intravascular coagulation，DIC）等严重继发性疾病。

三、发病学研究进展

（一）创伤感染病原体

抗菌药物的广泛应用，微生物检验技术的进步，外科处理手段的改进，医疗新设备、新技术的应用等因素的影响，发生创伤感染的主要病原体在数十年来发生了明显的变化。

20世纪30年代创伤感染的病原体以链球菌为主；40年代则主要是对青霉素敏感的葡萄球菌；50年代出现大量对青霉素耐药的葡萄球菌；大约从60、70年代开始，以大肠杆菌、绿脓杆菌为代表的革兰氏阴性（G⁻）杆菌逐渐取代以链球菌、金葡菌为代表的革兰氏阳性（G$^+$）球菌，成为创伤感染的主要病原体。70、80年代创伤感染中无芽孢厌氧菌明显增多，一些新的机会致病菌和过去认为的"非致病菌"不断出现，如各种霉菌、黏质沙雷氏菌、克雷伯氏菌、产气杆菌、阴沟杆菌和不动杆菌等。并已注意到有厌氧菌参与的混合感染和真菌（如白色念珠菌、曲霉菌、毛霉菌等）感染日渐增多。1995年以来，以金黄色葡萄球菌为代表的G$^+$球菌卷土重来，由其感染的比例超过了临床感染病例的50%，逐步取代G$^-$杆菌，成为创伤感染的主要病原体。耐甲氧西林和耐万古霉素的葡萄球菌感染以及鲍曼不动杆菌所致的感染，已构成临床威胁，令人瞩目[3]。

（二）创伤内源性感染

临床上经常发现一些创伤病人，没有明确的感染病灶，但死于脓毒症和多器官功能衰竭。近期的研究表明，这可能与内源性感染特别是肠源性感染有关，因为血液中被分离出来的细菌和内毒素最常见的是来自肠道的细菌和内毒素[4]。

肠道有肠道蠕动、机械屏障、化学屏障、免疫学屏障和生物学屏障等功能，能防止肠腔内的有害物质，如细菌和毒素穿过肠黏膜，进入体内其他组织器官和血液循环。在严重创伤、手术等应激状态下，肠道容易受到感染、缺血或缺血再灌注等因素的打击，导致肠黏膜屏障功能损伤。此时肠道成为巨大的细菌库和内毒素池，细菌和内毒素透过肠壁，通过细菌和内毒素移位，形成肠源性内毒素血症，继而引发SIRS、脓毒症和 MODS。在这一过程中，内毒素作为中性粒细胞和单核/巨噬细胞趋化、移动、释放反应的强力刺激剂，导致大量的炎性细胞因子、炎性介质和氧自由基等释放，导致靶器官的各种病理损害。可见，肠道既是 SIRS 和 MODS 的始动器官，又是在炎症和内毒素损害过程中引起 MODS 的靶器官。

（三）创伤后脓毒症

病原微生物及其毒素是创伤后脓毒症的触发因素。机体在接受第一次打击或原发性损伤（创伤、大手术、感染等）时，中性粒细胞、单核 - 巨噬细胞、淋巴细胞等免疫细胞以及内皮细胞被激活而处于一种"激发状态"。当出现第二次打击（继发感染、手术、医源性错误等）时，即使不严重，也易使处于激发状态下的免疫细胞及内皮细胞出现超强反应，超量释放体液介质，即所谓放大效应。但这些体液介质只不过是机体反应的初级产物，当激活靶细胞以后，其靶细胞还可产生"二级""三级"乃至更多级的次级产物，即瀑布效应。这些参与炎症反应的介质大致可以分为两类：①具有直接细胞毒性：溶酶体酶、弹性蛋白酶、髓过氧化物酶、阳离子蛋白、氧自由基等，可直接杀伤靶细胞。②促炎细胞因子：如肿瘤坏死因子（TNFα）、白介素 - 1（IL - 1）、白介素 - 6（IL - 6）、白介素 - 8（IL - 8）、γ - 干扰素（γ - IFN）、血小板活化因子（PAF），粒细胞 - 巨噬细胞集落刺激因子（GM - CSF）、花生四烯酸的环氧化酶和脂氧化酶代谢产物等。上述炎症介质细胞因子对机体产生的不利影响主要表现为："高排低阻"的高动力型循环状态、心肌抑制、内皮损伤及血管通透性增加、血液高凝及微血栓形成、强制性和"自噬"性高代谢。这些改变最终将导致多器官功能障碍。

除第一次打击外，第二次打击是脓毒症发生发展的重要因素。内源性感染，尤其是肠源性感染是第二次打击的"元凶"之一。临床上如能避免第二次打击，常可有效地预防脓毒症的发生[4]。

四、临床表现

创伤感染后的症状轻重不一，临床多表现为寒战、高热、大汗、恶心、呕吐、呼吸急促、心率快、谵妄、昏迷、贫血、黄疸等。体征可见创伤局部有红、肿、热、痛及功能障碍，伤口出现脓性分泌物或坏死组织。严重时可出现水、电解质失调，代谢性酸中毒，甚或发生感染性休克。若脉率加快与体温升高不成比例，伤口疼痛剧烈，局部进行性肿胀，应考虑发生气性坏疽可能性，不应等待出现典型的硫化氢恶臭味、皮下捻发音等体征，应立即取分泌物涂片，速查革兰氏阳性粗大杆菌，X线摄片检查深层软组织内有无气体，以利早期诊断和早期治疗。

五、防治及其研究进展

（一）早期有效的外科干预——控制创伤外源性感染的基本环节

1. 早期彻底清创

入侵致病微生物在体内的定植和生长繁殖是引起创

伤外源性感染的前提。开放伤口的污染，损伤组织的充血、水肿、坏死，血肿形成及异物存留，均是致病微生物定植、生长繁殖的条件。临床和实验观察表明，任何细菌，当数量达到 $10^5 \sim 10^6$ CFU/g 时就可能引起感染。污染伤口通过定植、繁殖达到感染的细菌数量，通常时间为 6~8 小时。因此，把开放性创伤后的 6~8 小时看作是清创的"黄金时间"。创伤感染的发生率可因清创时间的延后而增加。在清创治疗的方式上，目前超声清创和负压封闭引流技术对控制创面感染有较好的治疗作用。

2. 损害控制手术

损害控制手术（damage control surgery，DCS）是针对致命性严重创伤患者进行阶段性修复、提高救治成功率的外科策略。控制污染是损害控制第一阶段手术的主要目的，对控制创伤感染，减轻全身炎症反应，降低脓毒症和内毒素血症及多器官功能障碍的发生和死亡率有积极的治疗意义。如开放性颅脑损伤患者，早期控制性手术时关闭硬脑膜为预防颅内感染的主要目标，若在此基础上缝合头皮，可明显降低颅内感染的发生率。又如胸腔积血是细菌良好的培养基，从伤口或肺破裂处进入的细菌，容易在积血中快速滋生繁殖，对创伤性血胸患者，及时有效排出胸膜腔积血是预防胸膜腔感染、脓胸形成的有效措施。再如创伤性腹部空腔脏器穿孔、破裂，是引起腹腔严重感染、脓毒症和脓毒性休克的主要细菌来源，尽管采取了积极治疗措施，目前其病死率仍大于20%。腹部损害控制手术，在出血被控制后，快速关闭空腔脏器破损口、充分腹腔冲洗和建立术后持续冲洗及负压引流是避免腹腔继续污染、控制腹腔感染的有效方法。污染严重的肢体毁损伤可发生严重的感染并引发脓毒症和多器官功能障碍，早期及时有效的损害控制手术是保存伤肢和挽救患者生命的关键，对伴有创伤性气性坏疽的肢体毁损伤，应实施必要的扩创术和截肢术，这样才能有效减少梭状芽孢杆菌生存和繁殖的空间，阻断和减少毒素入血的途径，达到保存伤肢和挽救生命的目的。

3. 战创伤感染

早期清创和延期缝合是预防战创伤感染的最重要措施，战创伤感染的防治主要靠良好的早期外科处理，抗菌药物只起到辅助作用，因此，对战创伤感染的防治，决不能放松正确外科处理而过分依赖抗菌药物。在调查过的 199 个清创后即期缝合的伤口，除 1 例表浅伤口外，198 个伤口（99.3%）发生严重感染，其中 4 例发生气性坏疽。5.12 汶川大地震后，不少在灾区清创的伤口，缝合后再送至成都、重庆等地的大医院，检查时几乎全部发生感染，而不得不拆开再次清创[3]。在清创过程中，如将清洗剂冲洗改为抗生素擦洗，可提高清创效果。近年来，国内研制出几种清创器材，如两用清创冲洗机，适用于战时大批伤员的伤口处理。清创方法的改进及清创工具的应用，提高了清创效率与质量。

（二）重视早期复苏和免疫调控——防止创伤后内源性感染的有效途径

1. 创伤早期复苏

创伤早期复苏的核心是恢复组织供氧、缩短缺血低氧时间、减少缺血后再灌注损伤，维护组织器官功能的正常发挥及保障神经－内分泌－免疫网络对创伤应激反应的调控作用。创伤感染的发生、发展与创伤早期处理密切相关。严重创伤常伴有强烈的应激反应或休克，凡过度应激反应、重度休克或复苏延迟者，由于机体免疫功能紊乱和肠黏膜屏障功能损伤，组织对感染的易感性增强，容易通过肠道细菌和内毒素移位发生内源性感染，导致全身炎症反应综合征及多器官功能障碍发生。因此，创伤早期复苏的临床意义十分重要。

提高创伤早期复苏质量的临床治疗措施包括：①快速建立两个以上有效的静脉通道，最好是建立深静脉通道，有利于早期液体复苏和监测。②把握早期液体复苏的目标和方法：对有活动性出血的创伤性休克患者仍以延时性和限制性液体复苏为宜；由于大剂量复方生理盐水刺激白细胞系列释放各种炎症因子，促发肠道炎症反应和细菌移位，故在早期复苏中推荐使用高渗盐和高渗盐糖苷，可明显减轻肠道炎症反应，这在野战复苏中尤为显著。③适时提供氧疗和呼吸支持，提高组织氧分压，降低组织对感染的易感性。④合理用血，提高氧的输送能力，但应注意大量输入库血有较强的促炎作用，去白细胞血并不能降低创伤后感染的发生率。

2. 加强免疫调控

在创伤内源性感染发生机制中，创伤后肠黏膜屏障功能损失和肠道菌群失调是构成肠道细菌和内毒素移位的病理基础，而全身免疫功能紊乱则是移位细菌和内毒素存活并导致感染的主要原因。无论是外源性感染或是内源性感染，皆因创伤后机体过度的应激反应和缺血后再灌注损伤所致免疫功能受损，突出表现在天然免疫细胞和T淋巴细胞抗感染防御能力下降，释放炎症介质功能明显增强，促炎因子与抗炎因子平衡失调。研究认为，免疫功能紊乱是创伤后感染易患性增加的免疫学机制，创伤感染时免疫细胞模式识别受体、胞内信号转导通路、细胞释放的细胞因子间存在明显的反馈调控作用，这种复杂的网络关系，对失控炎症级联反应的形成和发生发展起到重要作用，因此抗创伤感染必须加强免疫调控。

（1）对抗过度应激反应：严重创伤时下丘脑－垂体－肾上腺轴激活是创伤早期主要的神经内分泌及免疫反应，对维持及恢复机体内稳态具有十分重要的作用。但过度应激可导致免疫功能受损，增加细菌易感性，是创伤感染的重要原因。创伤早期适当使用镇静镇痛药物或采用颈交感神经阻滞对过度应激状态及神经－内分泌－免疫网络有良好的调控作用，因而在一定程度上可控制全身炎症反应的发生与发展[5]。

（2）免疫营养支持：维持肠黏膜上皮细胞的生长、修复和完整性是保证肠黏膜屏障功能，防止肠源性感染的基础。谷氨酰胺是肠黏膜细胞、淋巴细胞重要的能源物质，占肠道供能总量的70%以上。严重创伤时谷氨酰胺利用明显增加，体内谷氨酰胺被大量消耗，血浆谷氨酰胺浓度下降，导致肠黏膜快速增殖细胞的增殖和功能明显受抑。及时补充谷氨酰胺能增强肠黏膜细胞、淋巴细胞内谷氨酰胺酶活力，增加对谷氨酰胺的利用，有保护肠黏膜屏障，防止肠源性感染和毒素吸收，促进胃肠动力及增强免疫力的作用。其他免疫营养支持还有精氨酸、多不饱和脂肪酸、中链三酰甘油和膳食纤维等。

（3）免疫调节剂：糖皮质激素是一种免疫抑制剂，在难治性感染性休克存在肾上腺皮质功能不足时，使用小剂量皮质激素治疗可能有益。在治疗创伤急性炎症反应中，除脊髓急性损伤外，使用大剂量糖皮质激素的"冲击"疗法反而会增加创伤患者感染的发生率和死亡率，故应慎用。干扰素、丙种球蛋白则属于免疫增强剂。创伤后单核细胞抗原 DR（HLA - DR）在外周单核细胞和肺巨噬细胞的表达降低，可增加创伤后感染的发生率。干扰素 - γ（IFN - γ）可以使创伤患者单核细胞 HLA - DR 表达上调，创伤患者使用重组干扰素 - γ100mg/日，10～21 天，需要手术处理的感染和伤后的死亡率明显低于不用干扰素的患者。免疫球蛋白通过抑制巨噬细胞功能、抑制补体 C3a、C5a 介导的炎性反应、直接或间接影响细胞因子的分泌与释放，对感染有易感性的创伤患者有明显的保护。严重创伤患者使用250mg/kg/d 免疫球蛋白，其感染并发症特别是医源性肺炎的发生率明显低于对照组，与抗生素合用能起到比单用抗生素更好的预防感染作用。由于细菌在临床上产生耐药性的增多，免疫调节剂在防治创伤感染中的作用日益突出。

（4）维护肠屏障功能：口服微生态制剂如双歧杆菌、乳杆菌等刺激正常菌群繁殖，维持肠道菌群生态平衡，减少炎性细胞因子产生和抑制肠道炎性反应。针对肠源性感染的常见菌群，使用选择性肠道去污染，如多黏菌素、妥布霉素、新霉素等，但此类抗生素缺乏明确的靶向性，难以保存具有重要生理作用的厌氧菌。

（5）强化胰岛素治疗：高血糖可损害巨噬细胞及中性粒细胞功能，破坏胰岛素依赖性黏膜和皮肤屏障的营养作用，导致细菌移位，增加创伤感染的易感性。胰岛素作为体内最重要的促合成激素，可纠正创伤患者的高分解状态和负氮平衡，降低体内炎性递质的释放，增强免疫调理作用。

（三）控制医源性问题——预防和减轻创伤感染的重要措施

创伤感染最常见的是医源性感染（hospital associated infection，HAI），总体发生率在10%左右。医源性感染的发生除与创伤患者自身情况及伤情有关外，还与医源性伤害有关。控制医源性问题，减少甚或杜绝医院性感染对预防和减轻创伤感染至关重要。

1. 合理选用抗生素

滥用抗生素是常见的医源性问题，其不良后果是破坏患者体内自然的微生态平衡，使栖居体内的细菌移位，导致内源性感染机会增加，并引起大量耐药菌出现及真菌感染，增加了抗感染的难度。抗生素的应用应根据患者不同伤情、伤类、部位病原菌特点及用药目的合理选用。创伤患者医源性感染常见病原菌以 G^- 机会致病菌为主，但近年 G^+ 菌有逐年上升的趋势，导致早期预防性和经验性治疗容易失败。因此强调严格遵守抗生素应用原则，预防性用药应选广谱抗生素，早期、短程、足量使用；经验性治疗应注意区分是全身炎症反应综合征还是全身感染，并明确是 G^- 菌抑或 G^+ 菌；目标性治疗应选择敏感、窄谱抗生素，尤其是鲍曼不动杆菌对常用抗生素耐药率高，控制困难，更应选择敏感性药物针对性治疗；严重感染者"降阶梯"治疗策略仍然适用。在治疗过程中，始终遵循病原菌的监测和参照药敏结果用药原则[6]。

预防性应用抗生素的基本原则具体要求如下：

（1）时间要早：防治感染最关键的措施为伤后 6～8 小时即实施早期清创。虽然抗生素不能替代清创术，但因环境及运送工具的限制，部分伤员可能延迟初期外科处理的时间，因此早期抗感染的措施极为重要。伤后 6～8 小时之内是预防用药的"黄金时间"，这期间又是机体的急性反应期，局部充血反应有利于药物的弥散并发挥其抑菌或杀菌作用，因此，应尽可能在伤后 6～8 小时内应用抗生素。

（2）剂量要大：使用预防性抗生素的时间要短，剂量要大，初次应使用最大允许剂量。

（3）疗程要短：传统的观点是一周左右，但现时主张短时疗法，即给予抗生素的时间由 5～7 天减少为 3 天、1 天，甚至 1 个预防剂量。伤后立即使用大剂量抗生素 1～2 次，就可以使伤口感染率明显降低。长期应用抗生素预防感染是非正规疗法，有时反而有害，如出现耐药性、双重感染及与抗生素相关不良反应等。

（4）给药途径：①全身用药：应静脉注射，因口服或肌肉注射，吸收缓慢，常达不到有效的血液浓度。②局部用药：有学者认为局部用药优于全身用药，如将抗生素粉末直接敷于伤口能达到更高的组织水平和更长的持续时间。国外在创面抗生素缓释胶囊的研究方面，已取得了一定的进展，其优点是局部高浓度、高效、副作用小，不足之处是局部给药难以到达伤道深部，而中药外用药可以兼顾两者，是为最佳选择。

2. 重视无菌观念，严格掌握侵入性操作适应证

在严重创伤患者救治中，侵入性诊疗操作日渐增多，由于操作时无菌观念缺乏或无菌操作条件不足及操作后监测管理不善，发生医源性感染的风险明显增高，其中与医源性感染关系最密切的是有创机械通气和多管道留置。严重创伤中呼吸衰竭的患者，有创机械通气持续 3 天以上者，呼吸机相关性肺炎（VAP）的发生率高达 89.4%，死亡率比无 VAP 患者增加 2 ~ 2.5 倍，住院时间及医疗费用明显增加[6]。预防和减少 VAP 发生的措施重点是加强集束化护理。留置导尿引发的泌尿道感染与留置导尿的时间有关，特别是留置天数超过 1 周的患者感染风险明显增加。减少导尿操作时尿道损伤和缩短留置时间有助于减少感染发生。随着各类血管插管的增多，创伤后导管相关性血流感染的发生率呈增长趋势[7,8]，尤其是与中心静脉置管相关的感染发生率高于外周静脉、漂浮导管及动脉置管的感染发生率。就中心静脉置管对感染的易感性而言：股静脉置管高于颈内静脉和锁骨下静脉置管；置管时间越长感染机会越多，大于7天感染风险性增加；多腔中心静脉导管高于单腔置管；使用普通静脉导管高于抗感染管；经中心静脉使用完全胃肠外营养是发生中心静脉导管相关性血流感染的独立危险因素。针对这些易感因素必须采取相应措施对预防导管相关性血流感染至关重要，开展多管道集束化护理是最佳选择。

3. 加强医疗质量管理，提高院内感染质控水平

院内感染是患者在医疗过程中，客观上造成的超出治疗目的非必要的损伤。在一项医源性损害中医院感染流行病学的分析调查中发现[9]，院内感染占医源性损害患者总数的33.2%，其中因无菌操作失误发生医院感染者为80.55%，术后出血患者发生医院感染率为52.10%，植入物及术中遗留物品患者发生医院感染分别为59.26%和45.45%。这说明医源性损害越大，院内感染危险越高。提示加强医护责任意识和技术水平，严格遵守无菌技术操作规程，重视病房和监护室消毒、隔离管理及灭菌效果的监测，提高院内感染质控水平，可有效地减小创伤患者医源性感染的机会。

（四）降低内毒素和炎性递质水平——防止创伤感染进一步发展的关键

创伤感染中最突出的病原菌是 G^- 菌，内毒素

（LPS）是 G⁻菌细胞壁外膜中的脂多糖，目前临床治疗 G⁻菌感染的主要措施仍是使用抗生素。抗生素杀菌后还有 LPS 的成分存在，细菌的裂解促使 LPS 大量释放入血，介导多种炎症介质的释放，引起瀑布样全身炎症反应综合征（SIRS）。游离的内毒素的生物活性要比附在菌体的内毒素生物活性增加数十倍，若不能有效清除，则炎性反应难以控制，使炎症级联反应放大，向脓毒症、内毒素血症及多器官功能障碍方向演变，最终导致死亡。至今临床上尚无既能杀菌又能中和 LPS 的药物，因此如何采取措施降低内毒素和炎性递质水平是控制创伤感染进一步发展的关键，目前应用中医中药和中西医结合治疗脓毒症、内毒素血症及 MODS 为最佳治疗方案。

1. 免疫治疗

主要是针对细胞炎性递质和内毒素的单克隆抗体和受体拮抗剂。目前存在的主要问题是：各种细胞因子相互作用构成错综复杂的细胞因子网络，使单一细胞因子单克隆抗体及其受体拮抗剂很难取得满意的临床疗效；LPS 信号通路中信号传递的多途径性，也使其单一抗体治疗受限；抗炎细胞因子在机体的炎症防御反应中起着一定的保护作用，如何使用抗炎细胞因子的方法尚待解决，因费用贵，来源困难，目前临床难以使用。

2. 药物治疗

近年来，菌、毒、炎并治策略被积极倡导。Toky

等发现[3]，脓毒症模型动物应用头孢他啶、氧氟沙星治疗4~5小时后，尽管外周血细菌浓度降低，但内毒素及TNF-α水平明显增高，显示出机体的过度炎症反应。可见在应用抗生素治疗的同时，还必须进行抗毒、抗感染治疗。"血必净"是近年来国内研制成功的既有抗内毒素作用，也有拮抗TNF-α失控性释放作用的中药注射液。抗生素与血必净并用，可以起到"细菌、内毒素、炎性介质并治"的作用。乌司他丁是一种广谱的蛋白酶抑制剂，最初用于控制胰腺炎的急性炎症和肺部损伤，目前认为，它能稳定溶酶体膜，抑制溶酶体酶与炎症递质的释放，清除氧自由基，减轻炎症反应，提高严重创伤的治疗效果。因此，在控制严重创伤内毒素血症和全身炎症反应综合征的治疗上这些药物可供选择。

3. 血液净化治疗

治疗内毒素血症的最佳方法就是清除内毒素。近年，血液净化疗法已从初期对肾脏疾病的持续肾脏替代疗法（CRRT）发展为对非肾脏疾病的治疗，在治疗脓毒症和挽救多器官功能障碍中取得了良好效果。目前采用的主要方法包括持续静脉-静脉血液透析滤过（CVVHDF）、高容量血液滤过（HVHF）、血浆吸附、连续血液滤过吸附、血浆置换等。这些技术主要是通过对流、弥散和吸附原理清除内毒素及炎性递质，调节和平衡内环境稳态，恢复损伤的免疫态势，稳定凝血和保护内皮细胞等。由于其非选择性清除性质，血液净化疗法对治疗具有复杂致病机制和过程的创伤感染脓毒症似乎更为合理，有更好的应用前景。

六、创伤合并特殊感染的防治

创伤感染可分为一般化脓性感染和特殊性感染两类。一般化脓性感染的病原菌多为金黄色葡萄球菌、溶血性链球菌、大肠杆菌、变形杆菌、绿脓杆菌等。特殊感染的病原菌可以分三类：①一般灭菌方法不能灭活的病原体感染，如破伤风与气性坏疽。②广泛耐药的病原微生物感染。例如耐甲氧西林金黄色葡萄球菌（MRSA）、耐万古霉素肠球菌（VRE）、泛耐药鲍曼不动杆菌、泛耐药铜绿假单胞菌等。③合并传染病的病原微生物感染。

（一）一般灭菌方法不能灭活的病原体感染

对一般灭菌方法不能灭活的病原体感染，除了进行外科手术处理和相关的治疗外，患者病原体污染的伤口创面敷料和坏死组织等要按照国家卫生部医疗废物管理规定装入塑料袋密闭转运，焚烧处理。对患者的床单、手术巾、手术器械等采用高温高压灭菌方法处理。常见的这类感染包括：

1. 气性坏疽

气性坏疽是开放性损伤的严重并发症，由多种厌氧梭形芽孢杆菌引起。初期临床症状可见心神不安或表情淡漠，有恐怖感或精神欣快，感染发展虽然严重，但神志清醒。随后体温突然升至40℃左右，呼吸浅快，脉搏急促，伴恶心、呕吐。病灶部有沉重感，肿痛剧烈，伤口周围水肿，肤色苍白，伤口内有大量浆液性或血性渗出液，可闻及腐肉样恶臭味。随着病情的进一步发展，局部肿胀加剧，血循环受限，皮肤由暗红变为紫红色，出现青灰色斑纹或暗红色水疱，轻触伤口周围可感到有捻发音，有气泡及脓液自伤口溢出。裸露之肌肉由淡红转为砖红色，再转为暗绿色，最后呈紫黑色，软化为腐肉，最终整个肢体坏死。诊断主要依靠临床所见，气性坏疽一经确定应严密隔离消毒。急诊手术以控制感染，减少毒素的吸收为目的。切除坏死组织，沿肢体长轴做多处长切口达深筋膜，并将深筋膜下切开，以解除张力；敞开所有死腔，以达彻底引流和减压的目的；伤口用双氧水或 1:4000 的高锰酸钾液冲洗，用纱条浸沾上述两种药液，松松填塞伤口，以后每日更换敷料，并用上述氧剂溶液冲洗伤口。如果感染严重，病变发展迅速，保留肢体可能危及伤员生命，或肢体因严重坏死已丧失功能时，应考虑截肢。术后给予大量的广谱抗菌素静脉滴注，至毒血症状消退、脉搏恢复正常为止。

2. 破伤风

破伤风杆菌为专性厌氧、革兰氏阳性芽孢杆菌。在健康人的肠道存有破伤风杆菌，随粪便排出体外。在自然界以芽孢状态存在，尤以土壤中为常见。此菌对环境有很强的抵抗力，能耐煮沸。破伤风杆菌的芽孢在缺氧的环境中发育为增殖体，迅速繁殖并产生大量外毒素。临床症状和体征主要由痉挛毒素引起。破伤风的治疗一方面需针对病原体应用敏感的抗生素，另一方面需要应用特效的破伤风抗毒素，结合对脓毒症的基础治疗，对破伤风杆菌产生的痉挛毒素引起持续肌肉痉挛对症应用镇静药物，对原发病灶应及时切开引流，抗厌氧菌治疗及高压氧舱治疗。

（二）广泛耐药的病原体感染

滥用抗生素造成了广泛耐药病原体的产生，这些病原体引起的感染，因对其无敏感的药物，预后很差。具体来说，首先要查找并清除病灶，如有腹腔、胸腔或软组织间隙脓肿、深静脉置管的污染等，尽可能祛除感染源。其次加强对脓毒症的基础治疗，调理患者的免疫功能。另外很重要的是消毒隔离处置。此类病原体主要是接触传播，对患者的各项治疗均应采用严格的消毒处理，防止这些病原菌引发院内感染暴发事件。

（三）合并传染病的感染

合并传染病的感染病人是重要传染源，因病人体内存有大量病原体，这些病原体可以通过呼吸道、消化道及直接或间接接触传播，因此严防医护人员的职业暴露和医院患者之间的交叉感染。对传染病患者合并外科疾病需要手术时，应在常规手术风险评估和围手术期治疗基础上，遵循有关传染病的临床治疗原则，如结核和艾滋病感染者多合并免疫功能低下，在手术、创伤等打击下更容易发生脓毒症，对这些脓毒症需在普通脓毒症治疗基础上，再应用抗结核、抗反转录病毒及免疫调节等治疗。

创伤后特殊感染是一个复杂的临床问题，涉及多个环节及多因素的影响，尽管已经做了很多的努力，但目前临床对严重创伤感染并发症的控制还是不尽如人意，需要进一步的探索以期取得更好的治疗效果。由于创伤感染控制不是单因素环节，临床上更应强调对严重创伤患者的综合性治疗。

第三节　治疗创伤感染的中医药优势

创伤感染引起了世界各国卫生组织的高度关注，是目前创伤骨科研究的热点和重点，由于病原体变异速度快，突发新的感染病变难以直接干预，而细菌耐药性问题也越来越严重等，如何更有效控制创伤感染，提高创伤救治成功率，降低伤死率和伤残率便成为课题研究的重中之重。中医药治疗感染类疾病具有早期干预、对抗与保护结合、后期调理修复、无耐药性、无菌群失调等优势[10]，治疗创伤感染更具广阔前景，同时也为创伤感染的临床治疗提供了新的途径。

一、中医药的优势

（一）早期干预

中医重视整体观念，强调辨证论治，着重调整机体内在的抗病能力以及邪正双方在体内的消长变化。因此无论感染的是何种病原体，中医都可以在辨证基础上对症治疗，对疾病实现早期干预，削弱病原体毒素对人体脏腑器官的损害，减轻患者症状。有研究分别对中医、西学中和西医三类专家进行中医优势病种调查，结果显示，中医药在治疗病毒感染性病变、病变进入慢性期或缓解期以及原因不明或病因病理复杂的疾病方面，有较为明显优势[11]。

（二）对抗与保护结合

感染性疾病危重证中出现神昏、惊厥、出血等证，这是病原体破坏人体神经血管脏器的反映，若单纯对抗性治疗只能解决"祛邪"的问题，却忽视了属于"扶正"的保护性治疗的重要性。中医的整体观念决定其治疗是对抗病原体与保护脏器组织、保护免疫机能相结合。如感染性休克，中医认为是邪盛正虚欲脱，气机逆乱，阴阳不相顺接所致。马、姜二氏[12]提出排毒解毒与扶正相结合治疗思路，并以西洋参、大黄组成扶正排毒注射液，用于证属邪毒炽盛、气阴耗伤的感染性休克患者的治疗，取得良效。

对抗病原体，中医是通过多途径、多环节、多靶点发挥作用的，如温病学中的清热法、凉血法、化湿法、化瘀法、通下法等，既有一定直接杀灭细菌、病毒的作用，又有对细菌病毒毒素的拮抗和排毒作用。通过提高机体免疫力，调动机体内在因素祛除病邪，多方面、综合性的协同来削弱病原体，解除病原体毒素。

温病学治法中清心开窍、滋养阴液、益气固脱、回阳固脱等法，现代医学认为这些治法具有不同程度的增强心肌功能、增强肺脏呼吸功能、纠正电解质紊乱、减少脑细胞损害等作用。感染性疾病常见免疫功能降低，单纯的对抗治疗有进一步降低机体免疫功能的可能。而中医的扶正祛邪、清热解毒及凉血养阴等治法，在对抗病原体的同时又可增强免疫机能。临床观察[13]表明，当重症感染和机体代偿修复功能受到损伤或衰竭时，应用高敏感、大剂量抗生素难以奏效，加入益气养阴之剂，常可收到意想不到的效果。

（三）后期调理修复的优势

感染性疾病后期病变中，占主要地位的是脏器病理组织的损伤，而抗生素对组织器官的修复是无能为力的，中医将外感病辨证与内伤辨证结合，清除余邪，扶助正气，促进损伤组织的修复，具有调理的优势。

创伤感染后期并发呼吸道感染，此时余邪未尽，咳嗽不已，若仅以抗病原治疗往往会使咳嗽迁延难愈，但采用中医养阴益气法可使其脏腑机能逐渐恢复，咳自愈，表明了中医对感染性疾病后期具有调理的优势。

（四）无耐药性、无菌群失调的优势

抗生素耐药性是当今医学界普遍存在的难题。中药配方具有多重功能，通过调动机体内在抗炎细胞因子及免疫功能，共同抗击病毒和细菌，从整体上改善机体的状态、减轻病理损害、缩短病程、减少并发症，从而起到非特异性治疗作用，因此，在发挥疗效的同时，不易出现抗药性、菌群失调等。

抗生素只对特定生物有效，且必须在规定时间内以特定的剂量施用，若滥用抗生素极可能催生超级细菌而带来严重后果。大量研究发现，杀灭耐药细菌最有效的办法是避免细菌耐药，要达到这一目的，合理使用抗生素是关键，目前在临床应用上尚存在诸多困难，故充分发挥中医药在抗感染中的作用显得更加重要。

二、中医优势来源

(一) 整体观念

中医认为感染是因毒邪内侵、正气虚损所致,感染性疾病的演变过程是一个邪正交争的过程。没有病原体的存在不能发生感染病,而仅有病原体,没有病原体与人体的相互作用,也决不能罹患感染病。依据整体观念,中医对感染病的着眼点重在病原体作用于机体后产生的反应,因此,中医在治疗创伤感染时,最大的优势是不必等到明确引起病变的病原体才有相应的治法,而是依据症状和体征就能审证求因,审因论治,进行早期有效的干预治疗。

(二) 辨证论治

辨证论治是中医临床医学之精髓,是经过数千年的临床实践形成的,以重视个体化诊疗及人体功能状态的判断与调整为特征。如卫气营血、三焦、八纲、六经、脏腑、经络、气血津精辨证等纲领为创伤感染病的防治提供了科学方法。辨病与辨证结合、分期与定位结合、主证和兼证结合等充分体现中医辨证的多层面性。辨证的本质是对疾病处于某一阶段的各种临床表现进行综合分析,从而对疾病的病因、病性、病位以及机体抗病反应能力做出综合性的病理概括。辨病是从特异的病因出发,掌握整个疾病本质及其传变规律,在特定病名下采用证候要素辨证论治,把握证候病机,提取证候要素,病证组合,针对病原体侵袭的主要病变部位及涉及的脏腑组织的相关证候要素,组方遣药，以求病证结合，是辨病与辨证结合的思路与方法的创新。

（三） 源于中医数千年的经验积累

几千年来，中医在防治感染性疾病中不断积累经验，探索新发病的规律，形成了系统的理论，制定出许多治法与方剂，留下大量著作，凸显出自身的独特优势。仅从明末中医第一部治疗感染病专著《温疫论》诞生，到 20 世纪 30 年代青霉素发明之前，中医现存的各种传染病著作就有 500 种以上，为感染性疾病的防治提供了原始依据。

近年来，当人们面对 SARS、人禽流感、甲型 H1N1 流感等疾病时，在新的病毒性疾病出现而感到难以应对时，中医学为这些疾病的治疗奠定了坚实基础。从病理变化、辨证论治理论，到许多既定的证候类型，治疗方法可以参照传统的方药，有效地指导临床处方用药。即使今后再出现一些新的感染性疾病，中医仍然可以在辨证论治理论的指导下，根据目前所遇到疾病的特点，制定相应的治疗方法，探讨新的方药，制定新的治疗方案，以不断提高中医学对这类疾病的治疗效果。

病原体的快速变异性的特性，给感染病的治疗带来许多难题，发挥中医治疗感染病的优势和特色，不断跟踪新的疾病谱，探讨发病规律，创新和完善辨病辨证论治理论，与西医的微观辨病理论相结合，加强针对病原体特效药的研究，共同对抗感染性疾病，是今后的研究方向。

主要参考文献

［1］ 魏征．创伤与感染［J］．解放军医学杂志，1986，11
（05）：333－334

［2］ 韩景绍．创伤感染的防治（一）［J］．河南赤脚医生，
1980，06：1－2

［3］ 梁华平，王正国．创伤感染领域值得注意的几个问题
［A］．2010全国中西医结合危重病、急救医学学术会议
论文汇编2010：30－31

［4］ 梁华平．创伤感染［J］．人民军医，1997，40（1）：12－13

［5］ 王军平，粟永萍．交感神经调节在严重创伤救治中的作用
与展望［J］．第三军医大学学报，2009，31（1）：10－12

［6］ 史忠．创伤感染控制的临床认识［J］．创伤外科杂志，
2011，02：173－176

［7］ Maki DG, Kluger DM, Crnich CJ. The risk of bloodstream
infection in adults with different intravascular devices：a sys-
tematic review of 200 published prospective studies［J］．Mayo
Clin Proc，2006，81（9）：1159－1171

［8］ Andrea MK. Pediatric catheter－related blood stream infec-
tions［J］．AACN C1in，2005，16（2）：185－198

［9］ 陈萍，刘丁，王豪，等．医源性伤害中医院感染的流行
病学调查［J］．中华医院感染学杂志，2009，19（14）：
1829－1830

［10］ 王秀莲．再论中医治疗感染性疾病的优势［J］．天津中
医药大学学报，2011，30（04）：193－195

［11］ 烟建华．中医优势病种专家调查及其理论探源［J］．江
苏中医，2001，22（09）：1－4

［12］马宏博，姜良铎．论排毒解毒与扶正相结合治疗感染性休克［J］．中国中医急症，2003，12（05）：437－438

［13］赵炳南．益气养阴法治疗败血症探讨［J］．辽宁中医杂志，1997，24（12）：341

［14］李曰庆．中医外科学［M］．北京：中国中医药出版社，2007

第二章 中医创伤感染发展简史

第一节 中医创伤感染史演变

远古时代，我们的祖先，在与大自然的搏斗、恶劣的生活环境及频繁的战争中，受到各种形式的创伤，创伤后引发的感染严重威胁着他们的生存。人们在与这些威胁做斗争的过程中，不断探索治疗疾病的方法，从偶然的发现，到有意识的找寻；从点滴的经验，到大家的共识，日积月累，逐渐产生了原始的医药。

一、萌芽期（旧石器新石器时期、夏、商、周、春秋）

（一）时代背景

中华民族是世界上最古老、最富有创造性的民族之一。早在山顶洞人时期，人们在对付大自然灾害及抗击猛兽侵袭时，就已经学会了用树叶、草茎及矿石粉裹敷伤口，逐渐发现具有止血、止痛、消肿、排脓、生肌、敛疮作用的药物，这是原始人类最早的医药之一。

考古发现，仰韶文化时期已有石镰（又称为砭石、砭镰、石针），这种石镰，外形似近代的镰刀，尖锐可以砭刺，凹陷可用于切割。稍后又有骨针和骨刀。据《素问·异法方宜论》记载："东方之域，……其病皆痈疡，其治宜砭石。"说明砭石是用于割痈疡。又如《左传·襄公二十五年》《史记·扁鹊仓公列传》等史书都记载砭石主要用于切割痈疡。这证明中国医学在新石器时代已有了外科工具，并已运用切开排脓等外治法治疗外科感染病证。

夏商时期，原始社会逐渐解体进入奴隶社会，农业、畜牧业有较大发展，青铜器的使用，文字的形成，也促进了医学的进步。在多部医书中有芍药、白芷、桃仁等活血化瘀药物治疗伤病的记载，说明人们对内服药物疗法已有一定的知识。卜辞中有疾手、疾肘、疾胫、疾止、疾骨等骨伤病名记载。甲骨文中亦有对人体各部位及组织名称和一些病名的刻描。

西周春秋时期，是奴隶社会向封建社会过渡的历史阶段，由于铁器的广泛应用，农具的改进，手工业迅速发展等，促进了医学的进步。奴隶的不断起义，地主阶级相互兼并而战争频繁，"日敝于兵，暴骨如莽。"就是卫侯也"折股"，哀公也有"残疾"。医治创伤不仅是平时生活劳动中致伤治疗的需要，也是刀、戈、剑、戟战伤救治的急需。

（二）诊断学萌芽

《周礼·天官》载："疡医，下士八人，掌肿疡、溃疡、金疡、折疡之祝药劀杀之齐。""疡"字，即"伤"字之义。疡医主治的伤病，分别是刀、戈、剑、戟等金属器致伤的"金疡"，统指开放性创伤，骨骼折断的"折疡",一般外科感染包括开放创伤感染引起红、肿、热、痛的"肿疡",肿疡溃破后的"溃疡"。

从《周礼》所述疡医主治的四大症,可知当时已将开放性创伤和骨折分类诊断;而且,对外科感染,包括开放创伤感染的病理过程有了认识,并以不同症状表现分为肿疡期和溃疡期,这种分期至今还有临床意义。

这一时期,已开始按损伤组织的不同部位、受伤的程度,鉴别伤情的轻重。如《礼记·曲礼上》:"头有创则沐,身有疡则浴",头部受伤名曰"创",躯干四肢受伤曰"疡",创和疡(伤)有重轻之别,说明头部受伤的病变往往较身体受伤要重。《礼记·月令孟秋》:"命理瞻伤,察创,视折,审断;决狱讼必端平。"皮肤损伤破裂为"伤";皮肤与肌肉都裂为"创";骨骼折断为"折";皮肤、肌肉、筋骨都离断为"断"。如此将外伤区分为伤、创、折、断四个病名概念区分,鉴别伤情,以指导治疗和预后。其瞻、察、视、审四法即四诊的早期诊法。

(三)治则的产生

西周春秋时期,对开放创伤应用清创疗法的治疗思想已经萌芽。《周礼》所说疡医治疗四种伤病实施"祝药劀杀之齐",是指用药外敷包扎、切开搔刮脓血和用药追蚀死骨腐肉的疗法。这些外治法分别应用于金疡、折疡、肿疡和溃疡的治疗。《礼记》还有"头有创则沐,身有疡则浴"的沐浴疗法。

西周治疡，总的法则是内外并治，《周礼·天官疡医》："凡疗疡，以五毒攻之，以五气养之，以五脏药疗之，以五味节之。凡药以酸养骨，以辛养筋，以咸养脉，以苦养气，以甘养肉，以滑养窍。凡有疡者，受其药焉。"攻，是攻逐瘀血死骨腐肉，具有这种作用的药物多是有毒之药，只能外用，所以"五毒攻之"；养，指养气血；疗，指调理治疗脏腑；节，指疏节舒筋活络。药物的组合则依据酸、辛、咸、苦、甘、滑等性味，分别调养骨、筋、血脉、气血、肌肉和孔窍。内外并治的治疗观点的形成，固然源于对创伤的认识，而当时朴素的唯物自然观——五行、阴阳学说的产生，对其亦有重要的指导意义。

二、成长期（战国、秦、汉、三国、两晋、南北朝）

战国、秦、汉、三国、两晋时期，指导骨科临症医学的简朴解剖生理知识、气血学说、肾主骨学说、经络学说及创伤骨病病因病机的理论基本形成。这一时期，又是我国历史上战乱频繁的年代，兵战的创伤及疮疡感染日益增多，在实践医学方面较前期也有了长足的进步，诸如对开放性创口感染的认识，骨痛疽的诊疗技术，骨折脱位的复位固定法、切开复位法的发明等，直接影响了后世的发展。这一时期，诸子百家争鸣，不少医学著作问世，也涌现不少著名的医家。

（一）主要著作及医家

《黄帝内经》对创伤的病机有了一定的认识，尤其是《灵枢》对痈疽的理论和病机进行了详细的阐述。《足臂十一脉灸经》记载了"折骨绝筋"，即闭合性骨折；《阴阳脉死候》记载了"折骨裂肤"，即开放性骨折。

《五十二病方》，记录了诸伤、痈、骨疽等病名，有"伤者痛"即外伤感染后症状体征的描述，多种治法治疗痈疽方22首。《治百病方》载创伤方剂8首，治痈疽方4首，有些仍为后世沿用。

据《史记·扁鹊仓公列传》记载，战国时期的扁鹊善于治痈疽，运用砭石和刀切割脓肿和骨骼的病变。张仲景在《伤寒杂病论》中论述了外伤、痹痛和痈疽的诊疗。汉末外科医师华佗创造了麻醉法，对痈疽治疗也有独特经验。

葛洪是中国历史上伟大的化学家、药物学家和医学家，也是伟大的哲学家。一生著有《肘后备急方》《神仙传》《抱朴子》等作品。他在《肘后方》及《抱朴子》等著作中，论述了开放创口感染的毒气之说，强调早期处理伤口的重要性；描写了骨折和关节脱位，推荐小夹板的局部固定法和手法整复疗法，开拓了骨折诊断和治疗的新纪元。葛洪还首先记载用药物施行断指再植，记载了危重创伤的致死部位及抢救方法，对中国骨科学的发展做出了划时代的贡献。

刘涓子，晋末刘宋南朝时人，晋安帝时，曾任彭城内史，精于医药，在军中善治金疮痈疽，著有《刘涓子鬼遗方》。本书是中国外科学在痈疽、金疮方面论述较详的第一册方书。全书共载方140余首，其中治金疮跌扑方34首，论及了金疮骨痈疽和肿瘤的辨证论治及外治法。该书是继《灵枢》之后，对疽进行了分类诊断，并介绍对痈疽消肿、溃脓、生肌和收口的用药经验、立法处方的原则，为后世的治疗树立了楷模。

《集验方》于隋唐史书均有记载，宋以后失传。据《外台秘要》所引，《集验方》在痈疽的论治上有独特经验。此外《隋书·经籍志》记载，这一时期成书而后代失传的还有《痈疽部党杂病疾源》三卷，梁·甘睿之撰；《疗痈疽金疮药方》十四卷，梁·甘睿之撰；《疗痈疽毒惋杂病方》三卷，梁·徐嗣伯注；《疗痈疽金疮方》十五卷，梁·徐嗣伯注等。

（二）创伤病机的建立

1. 亡血耗气，气伤则痛，形伤则肿

《素问·阴阳应象大论》认为创伤肿、痛的病机是："气伤痛，形伤肿。故先痛而后肿者，气伤形也；先肿而后痛者，形伤气也。"气受伤则壅闭不通，故疼痛；形为实质组织，受伤后血脉破裂出血而形成肿胀。《内经》依据气血理论，阐述了创伤后痛和肿的病机是气血发生紊乱的结果。

2. 外有所伤，内有所损

《内经》认为，人体外表组织受伤，不仅损伤气血，也必然累及内脏功能，导致内脏发生病变。《素问·经脉别论》依据肝藏魂，肾主水等关系，认为跌仆堕坠而致的惊吓，会导致肝气机紊乱，还影响脾、胃、肾的功能等等。

3. 恶血留内，发为痹痛

创伤后，组织的内出血瘀结，称为"恶血"。恶血停留于肌肉筋骨之内，一面阻滞卫气运行；另一面，阻滞气血，引起局部失养。外邪侵犯，恶血与外邪交结而致痹痛。《内经》指出恶血留滞皮肉筋骨而为瘀，瘀形成，正气虚弱易发生痹、痛、疽、瘤等。

（三）创伤感染外治法

这一时期治疗创伤感染已有了不少外治法，包括外科手术、包扎固定、外用药物止血、洗涤、追蚀和药熨等法。

1. 外科手术——切开排脓、病性清除术和扩创术

战国初期，金属手术刀已应用于临床，为切开排脓的外科技术积累了丰富的经验。《五十二病方》记有治痈"抉取若刀，而割若苇，而刷若肉，若不去，苦"。是说用刀切开排脓要轻快准确。《脉法》强调切割时要注意局部解剖层次、深浅。华佗在前人的经验基础上，发明了麻醉法，据《三国志·蜀书》所记，蜀国大将关羽被毒箭射穿左臂，后创愈而时时疼痛，乃经医生施行扩创刮除骨骼上的箭毒而治愈。"刮骨疗毒"是中国骨科第一例文字记载较确切的扩创手术。

《三国志·魏书》亦记载了中国古代医学治疗慢性骨髓炎的第一个医案，外科名医华佗采取手术取出慢性骨髓炎中的死骨，使其治愈。

2. 洗涤法

《内经》称为"浴之"。据《五十二病方》等书

所载"浴之"应用于创口早期的消毒法，感染病灶的洗涤法（包括痈、疽）。在"诸伤"中记有："稍（消）石直（置）温汤中，以洒痈。"消石即芒硝，主要成分是硫酸钠，用芒硝水冲洗感染创口有消炎杀菌作用，至今还应用于临床。《五十二病方》在痈疽治疗中，记载多首洗涤方剂，说明洗涤法已是当时治疗创口感染及痈、疽的主要方法之一。

3. 包扎固定法

《五十二病方》在"诸伤"及痈疽等骨伤病治疗中，已注意重视局部的包扎固定。《五十二病方》记载："诸伤，风入伤，伤痛痛，治以枲絮（粗麻絮），为独（韇）（包套之意）伤。"又："應（疽），……以余药封而裹，不痛已。"这些包扎固定法，是与外敷药同时施行，《内经》称其疗法为"薄之"，即外敷包扎之意。

4. 膏、丹、散、酒药外用法

治疗目的有止血止痛、消肿散瘀、拔腐溃脓及生肌除瘢等。

（1）膏剂：在《五十二病方》中应用已相当普遍，如用以治伤、治烂疽等。其中应用水银膏治疗外科感染是世界上较早的文献记载。

（2）丹药：东汉郑玄注释《周礼》"疡医"时，曰："今医方有五毒之药，作之，合黄墼（有盖瓦盒），置石胆（胆丸）、丹砂、雄黄、矾石、磁石其中，烧之三日三夜，其烟上著，以鸡羽扫取之以注创，恶肉破骨而尽出。"这种制药方法即炼丹。郑玄方是汉代盛行的丹方。用丹剂注创中以提腐拔毒，也成为后世创伤感染和骨疽的主要外治法。至今，中医外科常用的外用药物"白降丹"，主要药物组成还是沿用两千年前《治百病方》中大风方的方剂，可见其临床疗效经久不减。

（3）散剂：治创伤痈疽，有内服也有外敷，外敷以止血止痛，如《五十二病方》和《治百病方》中治伤的方药，张仲景的"王不留行散"（用法："小疮以粉之，大疮但服之"）也是散剂，并指出其外用和内服的用途。

（4）酒剂：在《五十二病方》多用于内服及冲洗伤口。《治百病方》治瘀方认为可"当出血久瘀"，还可治金创止痛。

（四）创伤感染内治法

在痈疽的内治方面，《五十二病方》记载："礁（疽）病：治白签（蔹）、黄耆、芍乐（药）、桂、畺（姜）、椒、朱（茱）臾（萸）凡七物。骨瞧（疽）倍白芏（蔹），肉瞧（疽）倍黄耆，肾瞧（疽）倍芍药。其余各一。并以三指最（撮）一入栖（杯）酒中，日五六饮之，须已口。"此方应用了温经散寒、托里排脓的治法。后世的内托方药，基本是在此方基础上加减。又如《治百病方》中治溃疡的方药用半夏、白蔹、芍药、细辛、乌头、赤石脂、代赭石、赤小豆、蚕砂等，也是以温经散寒为主。这些治法和用药经验，都为后代对痈的治法提供了借鉴。

张仲景在论治痈的治疗中，主张内服内托加促内消排脓，制"排脓汤"（甘草、桔梗、姜、枣），这一治疗思想，对后世影响深远。

（五）开放性创伤的诊治及并发症

《五十二病方》首次记载了开放创伤并发破伤风，描述了"伤痉"的临床表现："痉者，伤，风入伤，身信（伸）而不能诎（屈）。"后《治百病方》也有"金创内痉"的记载，开拓了中国医学对破伤风防治的先河。

在中医创伤感染的发展期，人们对开放创伤感染的认识也较周代有了进步。《五十二病方》认为伤口被"风"邪感染会引起"痈痛"，并观察到开放创伤感染后有红、肿、热、痛、化脓、溃破，甚至创口生虫，经治后出现肉芽增殖，瘢痕形成而愈合的病理过程。

三国两晋南北朝时期，人们把开放性创伤称为"金疮"，开放性骨折又称"金疮中筋骨"。葛洪对防治伤口感染和破伤风十分重视，在《肘后备急方》中描写了被虎、熊、蛇、虫、牛、马等咬伤的病症，认为这些外伤的伤口，可因"毒气"而导致肿痛化脓，甚至中毒死。有的原有伤口，遇到异物或风、水，也可导致"肿痛烦热"，根据这一认识，葛洪应用药水或盐水冲洗创口以除毒。他选用韭汁、葱白、板蓝所染的青布、葛根等药煎水洗创口，然后再外敷，如"神黄膏"（疗诸恶疮、头疮、百杂疮。黄连、黄柏、附子、水银、藜芦各一两，铅粉二两，七物细筛，以腊月脂一斤，和药调器中，急密塞口。）、石灰之类药物。而每换一次药，都以盐水洗疮。

　　葛洪治金疮，还用止血止痛药制成膏、散，常备急用。据《外台秘要》记："肘后疗金疮膏散三种，宜预备合，以防急疾之要。"其一是续断膏（续断、蛇衔、防风），用于外敷内服，如大的创口，敷口四边，小创口直接敷。葛洪认为用这些药外敷，不仅止血止痛，还可以"不生脓汁"，即有防止感染作用。

　　葛洪开创了创伤原发感染和继发感染均系"毒气"所致的病因学说，新增了《内经》理论。葛洪据此应用药水和盐水洗疮口的方法，使创口的早期处理趋向进步。他所选用的药物，都具有一定的消炎杀菌的效果，盐水对细菌也有抑制作用，用石灰能止血消炎。石灰治伤，一直为后世所推崇。

　　葛洪应用蛇衔膏［葛洪蛇衔膏：疗痈肿、金疮瘀血、产后积血，耳目诸病牛领马鞍疮。蛇衔、大黄、附子、当归、芍药、黄芩、椒、莽草、独活各一两，薤白十四茎。十一药苦酒腌渍一宿，猪脂三斤，煎，绞去滓，温酒服右弹丸一枚，日再。病在外、摩傅之，耳以棉塞之。目病如黍米，注皆中。人用龙衔藤（藤黄）一两合煎。］外敷使断指再植成功。这是对创伤骨科又一重大贡献。他主张常备"蛇衔膏"以随时应用治金疮外伤。

　　南北朝时期外用药的另一特点，是广泛应用外敷药以解毒、生肌祛腐、收口灭瘢。如葛洪"莽草膏"选用乌头、莽草、羊踯躅为膏，手摩止痛；用雄黄、雌黄、水银炼丹，治一切恶疮；或用野葛、黄连、黄柏、雄黄、铅粉、大黄等合膏，外治创口恶疮等。《刘涓子鬼遗方》所列生肌膏（治痈疽金疮。大黄、芎蓣、芍药、黄芪、独活、当归、白芷各一两，薤白二两，生地一两，以猪脂为膏。）外用生肌；还用鸡屎白、芍药、白蔹、白蜂、鹰粪白、衣中白鱼为粉，取名"六物灭瘢膏"，治疡瘢痕。《小品方》也有用辛夷、白附、细辛治瘢。这些方药的应用，丰富了创伤的外用药，并且成为后世方药的基础。如葛洪的"蛇衔膏""雄黄膏"（治恶疮。雄黄、雌黄并末，水银各一两，松脂二两，猪油半斤，乱发如鸡子大。以上合蒸，去滓，内水银，傅疮，日再。）"神黄膏"是后世清热解毒的主要外用药；刘涓子生肌膏的药物，是后代生肌方剂的基本药物，明代陈实功《外科正宗》的"生肌玉红膏"就是在此方基础上加减而成。葛洪在《肘后备急方》和《抱朴子》里已介绍了用松脂炼膏及水银、铅粉的炼丹方法。丹膏的运用，也促进了外用药的进步。

（六）骨痈、疽的概念和诊疗

《灵枢·痈疽》从病因病理、病变部位和临床症状上阐述痈、疽的诊断与鉴别诊断。例如"营卫稽留于经脉之中，则血泣而不行，不行则卫气从之而不通，壅遏而不得行，故热。大热不止，热胜则肉腐，肉腐则为脓。然不能陷骨髓，不为焦枯，五脏不为伤，故命曰痈。""热气淳盛，下陷肌肤，筋髓枯，内连五脏，血气竭，当其痈下，筋骨良肉皆无余，故命曰疽。疽者，上之皮夭以坚，上如牛领之皮。痈者，其皮上薄以泽，此其候也。"这里指出了痈的部位是在"经脉之中"，不至于陷入骨髓，是因营气不通，气血凝滞出现"大热不止"，即现代所称之脓毒症。"其皮上薄而泽"即局部皮肤薄且红肿，由于"热胜"，所以"腐肉则为脓"，是痈的病因病机、部位和主要临床表现，其中临床症状类似现代医学所描述的创伤感染症状。疽是"下陷肌肤，筋髓枯"，病变部位是骨骼，深入骨髓，"上之皮夭（苍白）以坚，上如牛领之皮"指局部皮肤苍白，且皮厚如牛颈之皮，漫肿无头。其溃破后，"当其痈下，筋骨良肉皆无余"。这与慢性骨髓炎、骨结核的症状、体征、部位极为相似。

三国两晋南北朝时期，人们对骨痈疽的诊断和治疗有了显著的提高。前人所描写的骨痈，多是骨疽的急性期症候，而骨疽在病理上是附着于骨的疽，因此到公元四世纪之后，又有"附骨疽（分急、缓）"的病名。另一方面，对一般外科感染的痈、疽、丹毒等外科疾病的辨病和分期治疗也有较大的提高，从而促进了骨痈疽诊断治疗的进步。

1. 诊断的概念和检查法

（1）病名概念——附骨急疽和附骨缓疽：痈、疽的鉴别，在《灵枢》已有论述。《小品方》指出在痈疽中，附骨疽在红肿热痛期又名痈疽，实应称为"附骨急疽"，并须与"贼风"作鉴别。《小品方》载："附骨疽，以其无头附骨成脓故也，又名痈疽。附骨急疽与贼风实相似也。其附骨疽者，由人体盛有热，久当风冷，入骨解中风与热相搏，其始候为欲眠沉重，惚惚耳。急者热多风少，缓者风多热少也。贼风者，其人体平无热中，暴风冷则骨解深痛。附骨疽久者则肿见结脓；贼风久则枯消，或结瘰病以此为异也。"

这里将附骨疽分为急、缓二种。附骨急疽即前人所称之"骨痈"。附骨疽又与贼风作鉴别（贼风症类似风湿或类风湿关节炎）。《小品方》还指出附骨急疽的症状："其痛处壮热，体中乍寒乍热。"与急性骨髓炎或慢性骨髓炎的急性炎症期的临床表现极为相似。

（2）辨脓和并发症的诊断：这一时期，人们也十分注重痈疽有脓与否的辨别，注重预后的诊断，描述了痈疽致死的并发症如败血症等症候，以及一些部位痈疽的预后。

《刘涓子鬼遗方》总结前人的经验，指出辨脓之有否，方能决定治疗措施，说："痈大坚者未有脓，半坚薄半有脓，当上薄者都有脓，便可破之。……若外不别有脓，可当其上数处按之内便隐痛者，肉㱿坚者，未有脓也；按更痛于前者，内脓熟也。"这些精辟的论述至今仍指导临床。

《刘涓子鬼遗方》曰："肿含牵核痛，其状若挛，十日可割，其肉发，身核寒，齿如噤，欲痉如是者，十五日死。"痈疽并发这些症状，类似败血症。又曰："骨痈脓出不可止，壮热，碎骨，六十日死。"可见，当时对骨疽等并发症的观察已比较细致，观察到高热、淋巴结肿大疼痛（牵引痛）、局部脓出不止、创面水肿（肉发）、抽搐、牙关紧闭等败血症的症候。这些临床表现的描述，启迪后世在治疗上的扩展。

《刘涓子鬼遗方》还指出坚痈不治，三岁而死。坚痈即是"石痈"，"三岁而死"之预后，自《刘涓子鬼遗方》以后取得医家共识。

《刘涓子鬼遗方》描述了发于各部位的痈疽及其预后。《集验方》指出痈疽病位"险地"系脑户、舌、咽、喉、五脏俞、五脏系、两乳、心鸠尾、两手鱼际、会阴、大小腿后、九窍等部位，这些"险地"的痈疽"宜令外消，若至小脓犹可，大脓致祸也"。这些经验丰富和发展了痈疽的诊断学内容。

2. 治疗的方法

三国两晋南北朝时期对痈疽的治法应用了外消、内托、排脓、追蚀、生肌和灭瘢的疗法，对骨痈疽按适应症分别施治。这些治法已开辟了中国外科学对痈疽的独特治法之路。

两晋南北朝的医家扩充和增补了药物外敷、外洗促使痈肿消散的传统疗法。如葛洪用黄柏末、吴茱萸、姜、蒜等外敷，用独蒜灸、杨柳皮煮汤熨等法消散肿痛。《小品方》用甘草或芒硝煮水淋洗治代指（代，即指、趾急性骨髓炎）："其状先肿，焮焮热痛，色不黯黑，然后绿爪甲边结脓，剧者爪皆脱落。"还主张用赤小豆薄涂令消散，首创著名的"白麦饭石散"，用鹿角、白蔹、白麦饭石（火煅）为末和酒调敷痈上，"治痈结肿坚如石或大硬色不变，或作石痈者。"

《小品方》治附骨疽法："初得附骨疽即服漏芦汤（疗痈疽、丹疹、毒肿恶肉。漏芦、白及、黄芩、白薇、枳实、升麻、炙甘草、芍药、麻黄去节各二两，大黄三两煎服，若丹毒，须针去血）下之，敷小豆，薄得消也。下利利已，虚而肿处未消者可除大黄，用生地黄及干地黄也。热渐退，余风未歇者，可服五香连翘汤［疗恶肉恶脉、恶核、瘰疬、风结肿气痛。木香、沉香、鸡舌香各二两，麝香半两，熏陆（佩兰）一两，射干、紫葛、升麻、独活、寄生、甘草、连翘各二两，大黄三两，竹沥三升］除大黄也。余热未消，敷升麻膏（升麻、白薇、漏芦、连翘、芒硝、黄芩、蛇含、枳实、枝子、蒴藋）佳。若失时不消，或脓者用火针膏散如治痈法。”

《刘涓子鬼遗方》介绍用“次兑膏”（当归、川芎、白芷、乌头、巴豆、松脂、猪脂为膏）或“五黄膏”（雄黄、雌黄、黄连、黄柏、黄芩、青木香、白芷、头发、丁香、狼跋子）外敷消散，用“木占斯散”［疗痈疽消脓。木占斯（又名炭皮，为樟木寄生）、桂心、人参、细辛、败酱、干姜、厚朴、甘草、防风、桔梗、栝楼各一两（为散内服）。疮未溃去败酱，已溃发脓内败酱。］内服消肿排脓。论曰：“凡痈，高而光大者，不大热，其肉正平无尖而紫者；不须攻之（指不用切割），但以竹叶黄芪汤（黄芪、甘草、麦冬、黄芩、芍药、当归、人参、石膏、川芎、半夏、生姜、生地、大枣、淡竹叶）申其气耳；痈平而痛八味黄芪敷之；……候手按之，随手即起者疮熟也，须针之，针法要脓，以急消息；……五日后，痛欲著痂者，即服排脓内塞散（治大疮热退，脓血不止，疮中肉虚疼痛。防风、茯苓、白芷、桔梗、远志、甘草、人参、川芎、当归、黄芪、厚朴、附子、桂心、赤小豆。为末，酒冲服方寸匕，日三，夜一）……破后败坏不差者，作猪蹄汤洗之；……痈坏后有恶肉者，宜猪蹄汤（治痈疽发背。猪蹄一具，黄芪、黄连、芍药各三两，黄芩二两，蔷薇根、狼牙根各八两。煎水洗疮，洗后则生肉膏。）洗去秽，次敷食肉膏散，尽后，敷生肉膏散〔治风温痛疽诸恶疮，经年不差，其著（蚀）胸臆背日大，不可视，恐见肺髓者，皆主之。丹砂末、雄黄末、附子、天雄、干地黄、大黄、当归、秦艽各二两，乌头、桂心、黄连、松脂、茵芋各四两，蜀椒一升，干姜二两，巴豆一百枚，蜈蚣四条，石南草二两。为末，浸酒一宿，猪脂和为膏〕及摩四边，好肉速生。"

《集验方》强调切开排脓要彻底，切口需在痈疽下方，注重引流，指出："按之即复者有脓，当上破之，脓出不尽，稍深蚀骨，骨碎出，当以鱼导侧际。从下头破，令脓出尽，出尽则骨生愈矣。若恶肉不尽者，食恶肉药去之。……或骨疽，亦名胫疮，深烂青黑，四边坚强，中央脓血恶汁出，百药疗不差。汁渍好肉处皆肿，亦有碎骨从中出者，可温赤龙皮汤（即榭皮煮水外洗）洗之，……溃肉多者，敷白蔺茹散（蔺茹、矾石、雄黄、麝香，又名麝香膏。外用药）食去之，……止后常敷家猪屎散得差也。"这是说切开排脓要注意位置以利引流，并介绍治骨疽的方法方药。

对排脓，除上述刘涓子等内服外洗、外敷促溃外，这时期多用灸法、火针烙、切割和角法。《刘涓子鬼遗方》强调："所破之法，应在下逆上破之，令脓得易出，用排针；脓深难上肉厚而生脓，火针。"并指出脓的引流，采用纸条作引流条纳于脓肿内；同时指出脓出后不可立即合口，如果合口快则预后不良。

这时期，在应用针法、灸法及切割排脓时，已十分注意适应证，即要辨清有脓与否。另对石痈、血瘤等已指出不能针割，葛洪《肘后方》已告诫凡肉瘤禁用针灸。

《集验方》说："凡痈有脓当破。无脓但气肿，若有血慎不可破、针灸也。按之四边坚，中软，此为有脓深也。一边软亦有脓。都坚者，为疽核，或但有气也；都软者，此有血，血瘤也。当审坚软虚实为要。若坚疽（石疽）积久后若更变熟，偏有软处，不可破者，且当暖裹置耳，若灸刺破疗，必暴剧不可救。"这里指出石痈、血瘤是针灸疗法的禁忌证，同时亦丰富了针灸学内容。

恶肉死骨除尽后，即用药促使生肌收口。这一疗法，有内服和外敷生肌膏之类药物。内服方除前述外，《深师方》的"内塞散"用参、芪、薏苡仁、地黄、白芍等，认为可以"疗痈疽溃漏，血脉虚竭，……口未闭倍薏苡仁，脓多倍黄芪。"

在诸多生肌膏中，以《范汪方》的生肌膏对后世影响较大。"范汪生肌膏"选用白芷、地黄、当归、川芎、白蔹、附子、甘草、蜀椒等组成。此方也是在《治百病方》中的"千金膏药方"加味而成，后世的方剂也多在此基础上衍生而出。

三、发展期（隋、唐、五代、十国）

隋、唐和五代十国是我国历史上比较统一繁荣的时期，由于战乱时间不长，人民得以休养生息，生产发展迅速，科学文化和医学都有了较大的发展，外科疮疡同样亦有发展。

（一）主要著作及医家

1.《诸病源候论》和《备急千金要方》

（1）《诸病源候论》：隋大业中，巢元方奉诏集体编著《诸病源候论》，是我国第一部病因病理学专著，其中论述金疮的症候有 23 种，书中对开放性创口和开放性骨折感染的病因病理症状论述较为详细，明确提出了对开放性骨折应早期施行清创手术治疗，介绍了包括对异物清除、血管结扎、骨折固定、分层缝合的清创技术。

（2）《备急千金要方》：此书是唐代名医孙思邈所著，骨科方面，主要辑录了唐以前治伤的药方，也有孙氏治内伤的经验，书中论治痈疽的诊治经验丰富。

2. 蔺道人及其《仙授理伤续断秘方》

本书为中国创伤骨科的奠基之作，学术思想源于《内经》和《难经》，以气血学说为立论依据，继承了前人的理论和实践经验，以主要的篇幅介绍了骨折损伤内外用药，奠定了骨科辨证、立法、处方和用药的基础，是辨证论治在骨科具体应用的典范。对开放性骨折，主张首先冲洗伤口。

（二）病因病机理论的发展

隋唐在中国医学发展史上是整理研究前人经验发展理论的重要时期。巢元方等在病因病机理论上的创新，突破了前人的定论，发现和描述了真正的病原体在骨科方面，对创伤，特别是开放创伤感染的病因病机，巢氏等也有科学的创见；对骨痈疽的病因病机，巢氏也发展了前人的学说，使中国骨科学病因病机的理论有了更具体的内容。

1. 创口化脓的病因病机

开放创口及开放性骨折化脓感染乃至不愈合的病

因病机，《诸病源候论》做了精辟的论述。该书于《金疮病诸候》中论述金疮化脓感染各种病因，归纳有五个方面：

（1）金疮遇风水——受污染："金疮着风候"指出："中水者侧肿，多汁或成脓。""金疮中水候"称："夫金疮裹缚不密，为风水气所中，则疼痛不止，而肿痛，内生青黄汁。"这风水气是看不见的致病因素的统称。指出金疮"为风水气所中"，则易化脓感染。

（2）包扎不严——再污染、生虫："金疮虫出候"记："夫金疮久不瘥，及裹缚不如法，疮内败坏，故生虫也。"上述"裹缚不密"引起中风水气，在此指出已感染的病灶如果包扎不妥，则导致生虫。在"土落脚趾内候"还指出："此由脚趾先有疮，而土落疮里，更令肿痛，亦令人憎寒壮热。"指出原有病灶再受污染会继发感染加剧，甚至导致"憎寒壮热"。生虫是创口感染的病源之一。巢氏的见解已接近真正的病原体。其继发感染的认识，是继承葛洪的学识。

（3）金疮寒温失调——包扎不当：创口局部寒温不宜，过冷过热，会引起荣卫不和，血脉凝，局部组织（肉、筋、骨）由此失去气血的营养；抗邪的能力减低，容易致邪，引起化脓而成为痈疮。"金疮痈肿候"载："夫金疮冬月之时，衣厚絮温，故裹（包扎）欲薄；夏月之时，衣单日凉，故裹欲厚。重寒（裹薄遇寒）伤荣（营），重热（裹厚过热）伤卫；筋劳结急，肉劳惊肿，骨劳折沸，难可屈伸（得不到活动）；血脉劳者，变化作脓，荣卫不通，留结成脓。"指出寒温不适可导致局部创口感染化脓。

（4）金疮清创不彻底——内有异物："箭镞金刃入肉及骨不出候"认为："箭镞金刃中骨，骨破碎者，须令箭镞出，似应除骨尽，乃敷药。不尔，疮永不合，纵合常疼痛。"在介绍清创缝合术中还强调："若碎骨不去，令人痛烦，脓血不绝。"（"金疮伤筋断骨候"）指出创口内异物未除、碎骨未去，会引起感染化脓。"碎骨不去，其人必凶。"（"金疮成痈肿候"）

（5）金疮缝合不当——留结为痈："金疮成痈肿候"介绍创口缝合的方法时还指出："但亦不晓，略作一行，阴阳闭塞，不必作脓，荣卫不通，留结为痈。"形成痈肿感染，也有缝合不当的原因。

上述创口感染或继发感染的五大因素，从病理分析上看，巢氏指出寒温不调和缝合不当是荣卫不通，而其他原因引起的感染的病理机理阐释较为简单，但所述创口感染的五大因素，至今还有临床指导意义。对于开放性骨折感染不愈合，《诸病源候论》指出："夫金疮，有久不瘥者，脓汁不绝，肌肉不生者，其疮内有破骨断筋，伏血腐肉，缺刃竹刺，久而不出，令疮不愈，喜出青汁。"指出开放创口或开放性骨折感染后长期不愈合的原因是内有坏死组织、死骨和异物。这一科学论断已被现代医学所证实。

2. 骨痈疽的病因病机

隋唐时代发展了《内经》关于痈、疽的病因病机学说，指出骨疽的形成是五脏不调、营卫气虚而寒邪侵犯，继而出现邪正交争，寒热错杂的病理变化。

《诸病源候论》首先论述痈的三大病理阶段，列"痈候""痈行脓候""痈溃后候"，即肿疡期、成脓期和溃疡期。指出痈的产生是经络受寒邪，营卫不通，气血凝滞，蕴积生热，寒热不散，积聚成痈；附骨痈形成也是遇寒之邪，"与热气相搏，伏结近骨成痈。"痈成经久不消则腐肉为脓；痈溃有五种险恶症候——"五逆"（《寒热病篇》曰：五脏身有五部：伏兔一，腓二，背三，五脏之四，项五。此五部有痈疽者死。是亦五逆之属也。）是五脏焦躁，胃气虚弱所致。

疽，《诸病源候论》认为是五脏不调，营卫虚，寒邪侵犯，营血、卫气凝聚，而寒热交结而成疽。附骨疽则是"由当风入骨解，风与热相搏；复遇冷湿……伏结壅遏，附骨成疽。"如果疽经久不愈，"致脓汁不尽，则疮内生虫，而变成瘘也"。

（三）开放性创伤和开放性骨折的诊疗

1. 辨证求因的诊断法

"盗血"指开放创伤愈合后继发动脉出血，是临床易见的并发症。由于创口感染或虽愈合而病灶未愈，动脉血管壁感染变性（巢氏说"由肌未定"），突然的肌肉收缩（可因精神刺激及运动）引起感染的动脉壁破裂而大出血。巢氏指出"不可妄破"，否则会引起出血不止而死亡。

对于开放性创伤和开放性骨折，《诸病源候论》已列出"金疮初伤候""金疮伤筋断骨候""金疮成痈肿候"和"金疮久不瘥候"等。在这些症候的阐释中，已将开放性创伤分列为早期的并发症、化脓感染期和慢性骨髓炎期。充分应用了辨证求因、审因论治的理论。

2. 治疗方法的发展

（1）清创手术疗法：前期对开放创口处理经验的积累，以及扩创手术的应用，为隋代的清创手术疗法积累了实践基础，《诸病源候论》对创口感染五大病因的认识，是清创手术疗法形成的理论基础。

《诸病源候论》总结清创手术疗法的原则，可归纳为四点：一是要在创伤早期，二是要清除异物，三是要正确地分层缝合，四是要正确包扎。

隋代医家针对开放性骨折清创缝合术的四大原则及手术方式，与现代医学对开放骨折施行清创术的原则是一脉相承的。《诸病源候论》书中介绍的外科技术，还有肠吻合术和血管结扎术，并在开放骨折的清创手术中提出了对骨折行"碎骨便更缝连，其愈后直不屈伸"，其意是对大块的骨折片复位缝合固定，缝合后伸直，暂不要屈伸。这是骨折施行内固定治疗思想的萌芽。

蔺道人也主张对开放骨折可行扩创复位，然后再缝合或不缝合。

公元610年，中国骨科对开放性骨折已施行了清创复位缝合术，这是中国骨科发展史上的光辉成就，较之其他国家医学应用清创手术要早一千多年。

（2）洗涤法和固定法：隋唐时代对开放创口的处理方法，较普遍地是使用洗涤法。

酒和盐水以及有除毒去秽的药液洗创口，已被临床所习用。当时常用洗创口的药物如葱白、薤白、黄连、蒲公英、雄黄、地榆等。

蔺氏主张，对开放骨折先煎水洗，后复位固定。《理伤续断秘方》规定第一法是煎水洗。这比葛洪的药液洗疮提得更具体明确。经煎的药液，与天然的水有所区别，这是由于认识到创口受污染会化脓而采取的措施。他提出："一、煎水洗；二、相度损处；三、拔伸；四、或用力收入骨；五、捺正；六、用黑龙散（山甲、丁香皮、土当归、百草霜、枇杷叶根）通；七、用风流散填疮；八、夹缚；九、服药；十、再洗；十一、再用黑龙散通；十二、或再用风流散填疮口；十三、再夹缚；十四、仍前用服药治之"等十四项防治措施。

这是蔺氏治疗开放性骨折的十四法。前九法是清创复位外固定法，后五法是换药法。蔺氏也重视清创，除强调用药液水洗外，还强调："凡伤重者，必须用药水泡。"如果创口"在发内者，须剪去发敷之"。还说："先煎葱汤或药汁淋洗，拔伸整擦，令骨相续平后，却用生姜汁或生地汁和水调稀，却将熟帛或皮纸，量损处大小，薄摊于上贴之。次以木皮，如指大片，疎排令周匝，将小绳三度缚之要紧。"

蔺氏对创口主张根据具体情况，可用风流散填涂，或者"却用针线缝合其皮"。也就是有缝合的，也有不缝合的，外敷药后小夹板外固定。

蔺氏冲洗创口的药物用法及药效是："洗药：凡伤重者，用此方煎汤洗之，然后敷药。生葱切（一般用生姜），荆芥，土当归，上三味煎汤温热淋洗。"又方："如伤重，先用洗，后却用乌龙角贴。"即用接骨木、石南叶、白芷、白杨皮、生葱、何首乌、土当归、荆芥、藁本等药。此方是蔺氏主要的外敷药。这些冲洗创口和填创口的药物，都具有解毒、止血、止痛的作用，是创口清洁消毒剂和防治感染的药剂。对骨折则行复位后夹板外固定治疗。

（3）感染创口治法：巢元方在《诸病源候论·金疮久不瘥候》中强调清除异物死骨对开放性骨折感染治疗的意义。这是隋代对感染开放骨折治疗的重大成就。

《近效方》和《救急方》则应用诸如：雄黄、杏仁、蒜外敷，以及用桑枝、生葱洗或敷局部创口。孙思邈指出："凡金疮深，不用早合。若合则以滑石末粉则不合。"强调了引流的重要。还介绍用生桑白皮包创口，让汁流入创口内，以除毒。

此外，这时期所用的金疮生肌药，对后世影响较大的有《古今录验》的生肌散，即用当归、黄柏、甘草。蔺道人的桃红散："治积年不效，朽烂疮口，金疮箭射，打碎皮破，血出不止，可将此药干撒，次日别用药水洗净再撒，大能散血结口。"方用石膏、白矾、血竭、黄丹、松香、五倍子、轻粉、龙骨等。此方到明清时期被广泛使用，各伤科书均为推崇。

（四）骨痈疽诊疗的进步

隋唐时期对骨痈疽的论述内容较前朝丰富。这一时期，关于痈疽论治的专著不断出现，如《诸病源候论》《千金要方》《千金翼方》和《外台秘要》均列有痈疽的专篇。

1. 诊断的进步

《诸病源候论》对疽的分类，有按病情缓急的，也有按发病部位的，包括筋、骨、肉。依据前人的分类，凡是导致骨骼病变的疽，称为"附骨疽"；病程缓慢者称为"缓疽"；局部表现坚硬如石有根者称为"石疽"。

对于附骨疽的临床表现，《诸病源候论》论述了它的症状和体征。这些症状和体征可概括为：

（1）多发于大关节：成年人则好发于髋、膝、髂骨、臂等部位，儿童好发于肱骨、肘关节及脊椎骨。

（2）早期症状是局部疼痛、关节活动受限，"捋之应骨痛"，渐次出现局部皮肤紧张。如是儿童，或稍微运动拉抱触到所病关节即疼痛加剧；或某一肢体不能运动。若是成年人，则出现局部麻痹痛、运动不便。

孙思邈指出骨疽的另一重要体征："又凡骨疽者，久疮不差，差而复发，骨从孔中出，名为骨疽。"

《诸病源候论》论述骨疽的症状、体征及发病年龄、部位较为详细，对中医的创伤感染发展有重大影响和深远意义。

2. 治疗的方法

这个时期对骨痈疽的治法，基本上是继承了六朝时代所形成的方法，即外消、内托、排脓、追蚀和生肌等法及方药。

四、提高期（宋、辽、金、元）

宋、辽、金、元近四百年间，是中国医学临床学科迅速发展和提高的历史时期。"太医院"中分科之细前无古人，创伤骨科成立在世界医学史上也是先驱者。随着医学的不断发展和提高，涌现了不少专著。如《太平圣惠方》总结前期的经验，论述了痈疽"五善七恶"的辨证法，在理论上强调了辨证论治，对后世影响深远。此外还有《圣济总录》《世医得效方》《回回药方》《卫济宝书》《集验背疽方》《外科精要》《外科精义》，等等。

（一）感染创口的辨证诊断

宋、元以论治痈疽为主的外科学发展，也促进了对开放创口感染诊断的发展。

《太平圣惠方》首先总结了唐代对痈疽的诊察经验，概括为"五善七恶"。（疮疡之症，齐氏、陈氏有五善七恶之论。又云：五善见三则瘥，七恶见四则危。窃谓前症各有所属之经，各有所主之方。盖五善属六腑，气血无亏，人能调摄，不治自愈。七恶乃五脏亏损，失于滋补所致，非疮疡自有也，调治失宜，必致不起。如动息自宁，饮食知味，乃胃气和平，一善也。便利调匀，乃肠胃调和，二善也。脓溃肿消，水鲜不臭，乃邪气去，而胃气平复，三善也。神采精明，语言清亮，乃心肺气血无亏，四善也。体气平和，脾胃无亏，五善也。作渴发热，或泄泻淋闭者，属胃火内淫，一恶也，竹叶黄芪汤；气血俱虚，八珍加黄芪、麦门冬、山茱萸；未应，佐以加减八味丸料。溃而肿痛尤甚，脓色臭败者，属胃虚火炽，二恶也，人参黄芪汤；未应，十全大补汤加麦门冬、五味子。目视不正，黑睛紧小，白睛青赤，瞳子上视者，属肝肾虚火，三恶也，六味丸料加山栀、麦门冬、五味子；未应，八珍汤加山栀、麦门冬、五味子。喘粗气短，恍惚嗜卧者，属脾肺虚火，四恶也，六君子加姜枣；未应，用补中益气汤加麦门、五味；若心火刑肺，人参平肺散；阴火伤肺，六味丸料加五味子煎服。溃后肩背不便，四肢沉重者，属脾胃亏损，五恶也，补中益气汤加山茱萸、山药、五味子；如不应，用十全大补汤加山茱萸、山药、五味子。食不下咽，服药而呕，食不知味者，属胃气虚弱，六恶也，六君子汤加木香、砂仁；未应，加附子。声嘶色败，唇鼻青赤，面目浮肿者，脾肺俱虚，七恶也，用补中益气汤加姜、枣；未应，加附子。若腹痛泄泻，咳逆昏愦者，阳气虚寒之恶症也，用托里温中汤；次以六君子汤加附子、姜、桂。若溃后发热，恶寒作渴，怔忡惊悸，寤寐不宁，牙关紧急；或头痛目赤，自汗盗汗，寒战切牙，手撒身热，脉洪大，按之微细，浓衣仍寒，此气血虚极传变之恶症也。若手足逆冷，肚腹疼痛，泄泻肠鸣，饮食不入，呃逆呕吐者，此阳气虚寒之恶症也。若无汗恶寒，口噤足冷，腰背反张，项颈强直，此血气虚极，传变之恶症也，急用参、芪、归、术、附子救之。夫小儿患之，因胃气虚弱；或脓血出多，虚邪内作；或乳母失调，血气不和，致儿为患，能审其所致之因而主之，亦有复生者，若更与攻毒，乃促其亡也。）在"七恶"之中有"脓血大泄，肿焮尤盛，脓色败臭，痛不可近"等急性炎症期的论述，有"喘粗短气，恍惚嗜睡，目视不正，黑睛紧小，白睛青赤，瞳子上视"等类似败血症的临床表现记载，以及"不能下食，服药而吐，声嘶色脱，唇鼻青赤，面目四肢浮肿"等全身衰竭的症候。《太平圣惠方》所列金疮的并发症有伤筋断骨、肠出、中风痉、烦闷、下血虚竭、久不差、中风和生肌等，总括了开放创伤主要的并发症。

对局部感染创口的观察已比较细致，如《卫济宝书》在论述生肌收口用药时说"长肉之法，须恶肉尽乃可下，下而看淫，淫生而有红黄者吉，淫生而无肉意青黑者凶。……大凡无淫肉不生，淫上有一层，淫如黄绵，在肉之上也。"《圣济总录》和《外科精要》等方书，对痈和金疮的辨证都有类似论述，元代齐德之进一步总结了这些经验，特别强调脉症合参的整体诊察。

齐德之抨击了当时一些外科医生诊治的片面性。他说："大方脉（内科），……必先诊脉，后对症处药。独疮科之流，多有不诊其脉候，专攻治外，或有症候疑难，别召方脉（内科）诊察，于疮科之辈，甘当浅陋之名，意其小哉。如是原夫疮之生，皆由阴阳不和，气血凝滞，若不诊候，何以知阴阳勇怯（虚实解）血气聚散邪？"他把疮分为四种：内生的痈疽、外生的痈疽、金疮和骨肉损伤的骨折；主张通过脉诊、望诊和按诊，辨别疮肿有脓无脓和寒热虚实。齐德之认为："诸疮疽，脓水清稀，疮口不合，聚肿不赤，肌寒肉冷，自汗色脱者，气血之虚也。肿起色赤，寒热疼痛，皮肤壮热，脓水稠黏，头目昏垂者，气血之实也。"齐氏发展了《内经》的辨证思想，他所提出的诊断和鉴别诊断的学术观点和辨证经验以及误诊危害，对后世医家的发展和提高具有一定的影响。辨别

疮疽虚实的方法，同样适用于骨科开放创伤感染的
辨证。

（二）开放性创伤的治法

1. 早期处理——扩创术和止血药

（1）扩创术：宋、元时期对开放性创伤的早期处
理，仍沿用隋、唐的清创方法，如去除异物，"要在
血气未寒，急施治法"，用桑白皮尖茸擦为线，或用
麻线缝合伤口，并且都主张在伤口涂贴药物之前，用
盐水洗净，或用烧葱汁外涂。

危亦林吸取隋代清创缝合手术的经验，也特别强
调清创时去除碎骨的重要性。危氏指出在扩创手术过
程中，对锐利的骨尖，应剪去，以免刺破肌肉等周围
组织，并且主张手术在麻醉下进行，较之《诸病源候
论》的疗法有了进步。另一方面，危亦林也继承了蔺
道人对开放骨折的处理方法，即扩创复位后，用药敷
贴，外用夹板固定法。"以二十五味药和调糊药，糊
在桑白皮上，夹在骨肉上，莫令差错，三日一洗。"
这说明他对开放性骨折的治法也是秉承了蔺道人的
经验。

（2）扩展止血等外用药：《太平圣惠方》和《圣
济总录》都辑录了唐以前止血止痛的方药。宋代的止
血药有更大的进步，如应用罂粟壳止血止痛治伤，
《雅堂杂抄》载："治金疮及刀斧伤，用独壳大粟研为
干末，敷之，立止。或仓卒用生粟壳亦得。"《博济
方》用龙骨、黄丹等药物止血。颁行全国通用的《太
平惠民和剂局方》又介绍了"花蕊石散"，将花蕊石、

硫黄煅成粉末，"治一切金刃煎锒伤中，及打扑伤损，应急于伤处掺药"以止血止痛。《世医得效方》用血见愁、苎麻、百草霜和蒲黄止血止痛。朱丹溪介绍了张元素的"没药散"，用锡粉、枯矾、乳香、没药等为末，治刀箭伤，止血止痛。后世著名的"如圣金刀散"即在此方基础上加松香、白矾，去乳香、没药、锡粉而成。

2. 感染创口的辨证论治

对于感染创口，则采取"淋渫"洗疮法以祛秽解毒，首先用刀剪清除坏死组织，再用活血药物以生肌收口的方法治疗，并逐步强调了内外并治、辨证论治。

淋渫（渫音泄，除去的意思）法，是宋、元时期盛行的治疗金疮、跌伤瘀血、骨折和痈疽的方法。该疗法是自《五十二病方》后十多个世纪来实践验证行之有效的疗法。宋、元时期运用淋渫法治金疮大量选用清热解毒、祛腐和活血的药物。如《太平圣惠方》介绍的淋渫方药，有白矾、白芷、当归、桑白皮等；《博济方》用黄连汤洗疮口；《卫济宝书》和《外科精要》用黄连、黄芩、狼牙根、大黄、白芷、川芎等洗化脓疮口；《世医得效方》用黄柏、半夏洗金疮，并强调一日一洗，洗后渗药。

对于化脓、坏死的肌、皮、骨等，主张用刀、剪切除，然后应用生肌的膏、散敷贴。如《太平圣惠方》的"太乙膏"，用白芷，乳香、没药、苍术、白胶香、炒石膏、黄丹等和桐油煮成膏，治金疮以祛腐生肌；《圣济总录》的"生肌乳香膏"用紫草、当归、头发灰、木鳖子、乳香、没药、生乌头、生附子、苏木、秦艽、松脂、黄丹等炼膏，外用生肌定痛、收口。又如《济生方》的"生肌散"用寒水石、龙骨、轻粉和黄丹，《外科精义》在此方上又加乌贼骨、密陀僧、枯矾、滑石等生肌收口药，《瑞竹堂经验方》又在此方基础上加黄柏、黄连、降真香、槟榔、血竭、麝香等。明、清及近代常用的"祛腐生肌散""生肌玉红膏"等方药，基本上吸取了宋、元时期的用药经验并加减而成。

　　此外，由于基础理论水平的提高，宋、元时期已逐渐注重对感染创口的辨证。《圣济总录》指出："毒既化为脓，而按之内虚肌肉不平者，热气虽尽，寒气不除，经络不足以温之故也。若不速治，则复生恶肉。恶液尽去，无不差矣。"这段话既指出生肌必需温其气血、皮肉，也阐明感染创口反复坏死脱落的病机。因此，宋元时期对于"气血虚微，肌寒肉冷，脓汁清稀"的症候，都选用人参、北芪、当归、川芎、白芷等扶元固本，补血活血；乳香、没药、山甲、角刺等活血排脓止痛，也用刘涓子的"排脓内塞散"加减内服治疗。

（三）三大治疗原则的应用和发展

　　唐代治疗创伤的三大原则，即活血化瘀、养血舒筋和培元补肾（或称健脾补肝肾）。到了宋代，又经过近四百年的广泛实践，至元末，经危亦林等人由博而约的总结，这三大治疗原则逐渐确立下来。

　　活血化瘀法，即散瘀血、理新血、续筋骨，宋、元时期应用的活血化瘀法又分为攻下逐瘀、凉血活血、行气活血法。养血舒筋法，损伤中期，肿已消，气血出现不足的症状用此法。培元固肾法，创伤晚期耗伤肝肾，出现肝肾或及脾之虚损者，可用此法。

（四）骨痈疽的诊疗

1. 诊断学的发展

宋、辽、金、元时期对痈疽的诊断，强调了整体观念，八纲辨证；至于病名症候的概念，基本上是继承了前期的论述。

《太平圣惠方》首先总结了唐代有关痈疽"五逆"的诊断，发展为"五善七恶"之说，强调了痈疽等局部的疾患须脉证合参、内外诊察的整体观。及至《集验背疽方》和《外科精要》《外科精义》，更强调脉证合参、以八纲辨证为痈疽诊断的宗旨，即使局部的肿疡、溃疡，也依据八纲进行辨证诊断，从而提高了八纲辨证的临床应用水平。

《圣济总录》载曰："痈疽诸疮，气血虚微，肌寒肉冷，脓汁清稀，毒气不出，疮久不合，或聚肿不赤，结硬无脓。"这种"脓汁清稀，疮久不合或聚肿不赤，结硬无脓"是属于气血虚寒的证候。若痈疽发热恶寒，攻刺疼痛，疮色紫赤焮肿，是"邪毒内鼓，寒热交攻"的实证、败症。如果痈疽溃后而"有白眼青黑而眼小，服药而呕，腹痛渴甚，膊项中不便，音嘶色败者，是为五逆。其余热渴，利呕，与脓溃不愈，皆以余毒攻去，荣卫伤坏，津液未复"，是余毒未清正气已伤的逆证。此虚证、实证、逆证三类型证候，在痈疽的病理过程中多见。

2. 治疗的经验

宋代外科学的发展和提高主要是在痈疽的论治方面，既总结了前人的经验，又强调了内外并治和辨证论治，强调外治法必须严格掌握适应证。

（1）外治法的发展及倾向：前期对痈疽习用的切开排脓（针割）、烙法、灸法排脓、角吸排脓以及洗涤、敷药、追蚀、生肌等疗法，宋、元时期在临床应用上又有了发展，称为"针、烙、角、纤、淋浴、贴熁"，而统称"攻疗诸法"。

1）灸、烙、角、引流、淋浴和贴熁　灸法治痈疽，在宋代十分盛行。《集验背疽方》中灸法为主要外治法。《外科精要》中列灸法十论，主张于痈疽初起即用蒜并灸，既可排脓，又可托里，并结合外敷、洗涤等治疗。

烙法即《内经》的"焠针"，自汉以后，历代沿袭应用于治痈疽排脓，已成定法。特别针对痈疽脓深，用火针烙破脓腔以排脓。从现代医学观点来看，火针烙法，既可无菌，亦可止血，"实为良法"。但烙法痛苦甚大，所以《圣济总录》特别强调"既至脓成，即当决意，不可疑惧痛"。用铁器烧红，皮肉近之焦破，动作迅速，穿透亦快。水角法也是排脓的一种方法，是以空气负压吸引脓血的方法。该治法晋代已经应用，当时称为"吸筒"。

《普济本事方》有药纤出脓方："治痈疽已有疮眼，未出脓，痛不可忍，用此药纤，即脓出：巴豆一个，去皮膜，不去心油，盐豉十四个，口中含去皮令软，同研烂，入真麝少许。如难圆，入少稀糊捏作饼子，或鼠粪尖，或圆子，临时看疮口纴之。只以纸捻子送入药，便不用纸捻子，须臾必痛，忍之。良久脓出。"

"药纴"是宋代广为应用的溃脓、引流结合的疗法。许氏此法，可谓宋、元时期外治法经验之代表。《太平圣惠方》和《圣济总录》均有药纴的方药。"纴"即织布的机缕，与现代所用的纱布引流条属同一性质。将有追蚀作用的药物置于纱布条上，插入疮口、瘘管内，既能溃腐，又能引流。《卫济宝书》有用"以油捻子塞之"的方法，也是引流之法。

"贴熁"指用热的药膏敷贴促其消散溃脓。《太平圣惠方》和《圣济总录》的"痈疽门"均有专论。

2）追蚀法和生肌法 痈疽溃后，恶肉未净，既可以用刀剪去除，也可以用药物贴敷以腐蚀，又称为"纴"。《圣济总录》指出在针烙排脓后，必须"涂引脓膏纴敷之"。所谓"纴药"就是如刘涓子"麝香膏"之类蚀恶肉引脓血的药物。

此时期一般应用刘涓子丹砂膏加减，以蚀恶肉；用得较多的药物有轻粉、白矾、砒石、密陀僧、木鳖子、白蔹、儿茶等，并配合活血止痛药。汉代郑玄的处方应用也较广泛。

一般应用的蚀恶肉方药，都具有长新肉的作用，如丹砂膏。外用药物促进肌肉生长治疗疽疮，是自汉以来的传统治疗方法。

《圣济总录》阐述了痈疽溃后生肌肉的病因病理，认为痈疽溃后肌肉不长，是由于"毒既化脓，而按之内虚肌肉不平者，热气虽尽，寒气不除，经络不足以温之故也，若不速治，则复生恶肉，变为冷疮。此需内温其气血，外温其皮肉，内外得温，新肌自生，恶液尽去，无不差矣。"精辟地指出了肌肉不生是"经络不足以温之故"，经络要温，必须"内温气血，外温皮肉"。李东垣更进一步阐释脾主肌肉，如脾胃气衰，则肌肉不生。这些论述，为临床内外兼治，促进生肌，提供了用药的理论依据。

宋、元时期医家应用生肌收口药如鸡内金、龙骨、牡蛎、乌贼骨、紫草等等，并配伍活血药物组成方剂。

（2）内消法和内托法：内消和托里法，是在整体观念指导下内外并治，八纲辨证治痈疽的内治法。内消以消散外邪，托里以扶正祛邪。

内消法是应用药物内服、外洗、外敷以促痈疽消散、溃破。宋、元时期，内消法已成为痈疽的主要治法之一。

内消法也可结合药物外敷或淋洗以促痈疽消散。沈括说："疔肿毒痈疽，未溃令消，已溃令速愈，草乌头屑水调，鸡羽扫肿上，有疮者先以膏药贴定，无令药（指乌头）着疮（指溃口）。人有病疮甚者，涂之，坐中便见皮皱，稍稍而消，初涂病人觉冷如冰，疮乃不痛。"

《圣济总录》说："痈疽诸疮，气血虚微，肌寒肉冷，脓汁清稀，毒气不出，……外证不见者，并宜托里，邪气外敷，脓汁早成，毒有所泄而不内攻也。"

刘涓子的排脓内塞散去附子，在《太平圣惠方》中名为"排脓生肌散"。宋、元时期应用托里排脓之法较广泛，《普济本事方》有用黄芪、甘草、皂角刺、乳香、当归、赤芍酒煎服"令发背自溃"，还用一味皂角刺以"托里排脓"。后世医家在排脓内塞散的基础上，加上皂角刺、乳香、山甲等，成为历代较通用的"托里排脓汤"。

五、成熟期（明、清）

明、清时期，科学文化进步，农业和手工业迅速发展，商业十分兴旺，资本主义也开始了萌芽。这些都促进了医学冲破封建主义束缚而发展。清朝骨科分为"疮疡科"和"正骨科"。疮疡科包括金疮痈疽，正骨科治疗骨折脱位及跌打损伤，后又称"伤科"。

在这个历史时期，医家总结前人的经验，不少正骨、伤科的专著如雨后春笋般产生，如《普济方·诸疮肿》《疡医准绳》《医宗金鉴·外科心法要诀·正骨心法要旨》《正体类要》《外科枢要》《痈疽验方》《外科心法》《外科验方》等等。因经络学说的发展，前人经验的积累，这一时期产生了以八纲辨证和以经络、穴位论治的薛己学派和少林寺学派。明代气血学说和命门学说的发展，促成了"折伤专主血论""瘀不去则骨不能接"和"肾实则骨有生气"的观点形成，成为中国古代医学创伤骨病的生理、病理理论；对创伤骨病的诊治，注重不同部位、不同经络的辨证论治，这些丰富的理论及实践使中国古代医学发展达到了全盛时期。

（一）开放性创伤和开放性骨折的诊疗经验

1. 开放性创伤的早期处理

（1）清创手术的发展：《普济方》和《疡医准绳》记载的穿破骨折清创缝合疗法依旧是转录前人的记述。明、清时期，对隋唐产生的开放骨折清创缝合技术，虽有应用，但无大的发展。

异远真人在《跌损妙方》中记录了喉断裂和阴部撕裂的缝合技术。赵廷海在《续刻救伤秘旨》中较详细地介绍了补唇方法和开放骨折的清创缝合法。赵氏云："夫刀伤虽易实难，筋断腹破，皮连骨削，刺入骨间，箭镞断在肉内。……皮开而长者，必用细针将两边新破皮慢慢扯合，以针撿好，内外搭药，不可用膏药贴盖，恐败血成脓，肉烂难敛。……箭镞断骨间，须用麻药服之，使不知痛，庶可钳出。……指节或骱骨（指骨、足趾骨）被伤而偏者，或连皮屈折者，必要伤时理正，若至溃则不可整矣。打开看时，内有碎骨断发等类，必要尽行取出，速以药敷好。"可见，开放骨折的清创缝合法，明清虽传承下来，但却忽视了早期的清创，疾病认识和具体操作也无多大的进步，只是注重了麻醉技术。

（2）止血带的应用：杨清叟于《外科集验方》提出了对金疮要用绳或绢带缚住"血路"止血，然后再在创口掺止血药。"治金疮重者，筋断脉绝，血尽人亡（指大动脉断裂，出血多，所以脉绝、血尽、人亡），如要断血（止血），须用绳及绢带缚住人手臂却以此方（指洪宝丹）从手臂上，用茶调敷住血路，然后却用断血药掺口"。杨氏应用止血带，较之危亦林单纯用敷药、包扎止血，提高一步。后来，王肯堂据此理又制"截血膏"；19 世纪末，余听鸿在其医案里记录的截臂手术，也应用了杨氏的止血带方法。

（3）应用止血药的经验：多数医家对金疮的早期治疗，仍是采用以止血药掺伤口为主的治法。所选用的止血药，有伤科常用的收敛止血并清热解毒的方药，如洪宝丹，又名寸金、四黄散、截血膏：天花粉三两，赤芍二两，姜黄、白芷各一两为末。据《外科集验方》载，此方能止血，也可用茶调敷"血路"以截血，还可治"金疮及诸热症赤肿"，又"能凉肌生肉，去死肌烂肉，及能破血退肿"。薛己也认为此方能治"伤损焮肿"。又如"桃花散"，此方原出于元代《如宜方》，用陈年石灰半斤，大黄一两，同炒，石灰变红色似桃花状，去大黄备用。《百一选方》又用牛胆和石灰。后来江考卿又将陈年石灰加牛胆浸泡，取出石灰和大黄炒如桃花色，并去大黄取粉末备用。"洪宝丹"和"桃花散"是明清止血方中伤科各家应用最多者。此外，外科方书多用"如圣金刀散"，此方由张洁古的"没药散"衍变而来，选用松香、枯矾、白矾为末，外用以止血。此方止血效果尚可，消炎则不如前方。陈实功也认为此药"掺伤处纸盖绢扎止后（指血止），三四日必焮痛作脓，换掺生肌散"。少林派则少用此方，或用则加象皮、龙骨、陈年石灰，名

"金疮铁扇散"。少林寺派除应用前两首止血药外，常用灯芯草填塞止血或用田七、血见愁、旱莲草、苎麻叶根、韭菜根、五倍子等药物。

2. 开放性创口感染的辨证论治

（1）红肿期的外治法：对开放创口感染进行外洗、外敷生肌类膏、散，已成为传统的疗法。明、清时期洗金疮的方药，多选用蔺道人的"黑龙散""风流散"和"仙正散"以及宋、元时期常用洗金疮的方药等。《外科集验方》有"熏洗方"［桑白、白芷、赤芍、乌药、左缠藤（忍冬藤）、荆芥、橘叶、藿香、乌臼叶根等］。《疡医准绳》和陈实功则用"如意金黄散"（天花粉、黄柏、大黄、姜黄、白芷、厚朴、陈皮、甘草、苍术、南星），或"加味太乙膏"（肉桂、白芷、当归、玄参、赤芍、生地、大黄、木鳖、阿魏、轻粉、槐枝、柳枝、血余、黄丹、乳香、没药），或"生肌玉红膏"［白芷、甘草、归身、血竭、轻粉、白占（铅粉）、紫草、麻油］。少林寺派则多用桃花散加黄柏、黄连或"拔毒生肌散"（炉甘石、寒水石、乳香、没药、大黄、蓖麻子、麝香、冰片、滑石、赤小豆），外用"三黄散"洗脓血（金银花、归尾、大黄、黄芩、黄柏、赤芍、荆芥、薄荷、山慈姑、甘草、防风、黄连）。在金疮红肿期应用的外用药，多以清热解毒为主，强调药水冲洗以解毒除秽。

（2）溃疡期的辨证内外兼治法：金疮经外洗、外敷未愈而化脓后，发生溃疡。薛己在《外科枢要》中论述了"溃疡"的治疗，指出脓成不溃，或疮口不敛，都是阳气虚弱；肌肉不生，则是脾胃、气血两虚。

《正体类要》所载金疮溃疡期的主要症状治法有如下几项：

1）促溃　《正体类要》记："腐肉不溃，或恶寒不溃，用补中益气汤。"（气虚）

"发热而不溃，用八珍汤。"（阴血虚）

"若用克伐而不溃，用六君子汤加当归。"（脾胃气虚）

"其外皮黑，坚硬不溃者，或新肉不能而致死者，皆失于不预补脾胃也。"（见正体主治大法）

2）生肌　《正体类要》曰："新肉不生，若患处夭白，脾胃气虚也，用六君芎归。"（气血不足，补气养血）

"脓稀白而不生者（指生肌），脾肺气虚，用补中益气汤。"

"患处绯赤，阴血虚也，用四物参术。"（补气益血）

"脓稀赤而不生者，心脾血虚也，用东垣圣愈汤。"（即四物汤加参、苗）

"脓秽而不生者，阴虚邪火也，用六味地黄丸。"

"寒热而不生，肝火动也，用加味逍遥散；晡热而不生，肝血虚也。用八珍，牡丹皮；四肢困倦，精神短少而不生者，元气内伤也，用补中益气汤。"（见正体主治大法）

上述是薛己有关金疮溃疡期辨证论治的主要论述。后世医家多遵循薛己的学说，可见其临床应用价值。薛己金疮溃疡学说概而言之，金疮不溃，即坏死不脱落，有气虚、血虚、气血两虚、脾胃气虚的类型；新肉不生有气虚（患处夭白、脓稀）、血虚（患处绯赤、脓稀赤、晡热）、阴虚邪热（脓秽、寒热）等不同证候类型。治疗除用当归膏外治外，应分别以补中益气、八珍、圣愈、六味地黄、十全大补等方剂内托，以促溃、促生肌。

关于溃疡期的生肌问题，明、清时期各家均有论述，治疗或以内托为主，外治为辅；或以外治为主并辅以必要的内托，但均一致围绕气血的盛衰进行辨证论治的。

杨清叟："阳动则阴随，气运则血行；阳滞则阴凝，气弱则血死，血死则肌死。……必调其阳和其阴，然后气血匀，二者不可偏废；只调阳不和阴，则气耗而血凝，肌必不活。"主张气血双调，亦即内治外敷兼之。

薛己："凡疮聚于筋骨之间，肌肉之内，皆血气虚弱，用十全大补壮其脾胃，则未成自散，已成自溃，又何死肉之有。……夫肌肉者，脾胃之所生，收敛者，气血之所使也，但当纯补脾胃，不宜泛敷生肌之剂。"主张以补气益血内托为主。薛己此说，后世医家御尾相随。

汪机也认为："溃后收敛迟速者，乃气血衰虚使然。世人但知生肌用龙、竭；止痛用乳没，予谓不然。生肌之法，当先理脾胃助气血为主。"

张景岳是内科的温补派，他论述疮疡时认为："肿痛多实，溃疡多虚，此其常也。……此虽未见虚证，或肿疡未溃亦宜即从托补，何也？恐困苦日久，无损自虚，若能平固元气，则毒必易化脓，必易溃口，必易敛，即大羸溃，犹可望生。若必待虚证叠出，或既溃不能收敛，而后勉力支持，则轻者必重，重者必危，能无晚乎。"张景岳无虚先补之论，较薛己之说，有过之而无不及。

陈实功是力主外治的外科专家，在生肌问题上，他认为："玉红膏生肌生肉堪夸"，然在"生肌玉红膏"的使用时，也主张："内兼服大补脾胃暖药，其腐肉易脱，新肉即生，疮口自敛。"

少林寺学派中的王瑞伯，也赞同薛己补元气促生肌之说，主张用六君子、补中益气、八珍等方内托促生肌。

薛己补脾胃，益元气，补血生肌的学术观点，实质上是《内经》"脾主肌肉"的理论，经17个世纪实践验证的具体应用，也是明代以前历代经验实践的总结。李东垣等人已经阐述了脾胃是元气的后天来源，所以补脾胃也是培元固本在溃疡治疗上的具体实践。

在脾主肌肉和气血学说的指导下，历代在生肌问题上积累了丰富的内外兼治的用药经验。上述是明、清时期对内治法由博而约的总结。在外用药方面，明清时期也继承了前人的经验，选用的生肌外用药多以活血为主。然而，各个历史时期的用药都有其不同之处，可因当时的药物来源、医家所处环境、临床经验体会和学术上的不同观点而异，但是在理论上是一致的。据不完全统计，自西汉《治百病方》至《医宗金鉴》，历代使用的生肌药方共 30 首，其中应用当归的有 27 首，白芷 25 首，生地 20 首，川芎 11 首，乳香、没药 12 首（乳香、没药是宋以后的应用），芍药 10 首，其次多用者是血竭、儿茶、龙骨、象皮、紫草等。可见，外用生肌药历代也是以四物汤为主，充分说明了中国医学对感染创口促进生肌的治疗是运用养血活血的方法，体现了"扶正祛邪"的治疗法则和整体治疗观。

（二）骨痈疽

明、清时期，在骨痈疽论治方面，显著的特点是在病机上强调了肾的作用，在诊断上重视内外合参、八纲辨证及病位的诊断。在治疗上，明确提出骨疽必须清除死骨才能治愈，内治主张温补之法。

1. 病因病机的论述

对于骨痈疽的病因，明、清时期基本遵前人学说，在病机上则有进一步的发挥。

《外科集验方》发展《内经》关于痈疽系因外邪引起气血凝滞的"积微"，名为"流注"。"流注"内侵骨骼则形成骨痈疽。杨清叟认为："流注者，气血凝滞。故气流而滞，则血注而凝。……流注起于伤寒，伤寒表未尽，余毒流于四肢经络，涩于所滞，而后为流注也。……然表未尽，余毒附骨而为骨痈。夫流注者，伤寒之余毒也。骨痈者，又流注之败症也。"指出流注起于伤寒，流注败坏，余毒入内则成骨痈。还指出若误用寒凉药，"则愈附骨而不能愈，……故名附骨疽。"

杨氏还进一步指出，流注之所以形成骨疽，是由于肾虚所致，说："又有流注，大如匏瓠覆碗，见于胸背，其证类发而甚恶。……大抵诸证，皆源于冷，故为痛者，骨痛也。骨者，肾之余，肾虚则骨冷，骨冷所以痛。所谓骨疽，皆起于肾者，亦以其根于此也。"

明代对骨疽的认识，指出病源上与先天禀赋有关。汪机在《外科理例》中指出："多骨疽患一二年不愈，常落出骨一片，或细骨，或有蛀蚀眼，或三五月落骨一片。此骨非营气不从而生，乃母受胎复感精气而成。"指出这种骨疽的死骨，不仅仅是因营不荣养所致，亦有先天禀赋的原因。陈实功也赞同汪氏此说，认为："多骨疽者，由疮溃久不收口，乃气血不能运行至此，骨无荣养所致。细骨由毒气结聚化成，大骨由受胎时精血交错而结，日后必成此疽也，但肾主骨。"陈氏说的"细骨""大骨"是指多骨疽中腐败之骨。小的死骨是毒气结成，大块的死骨则与先天禀赋有关。汪、陈此论，发前人之未发。汪、陈二氏依据"肾主骨"的理论观点，结合自己长期的临床实践观察，提出了"多骨疽"与先天禀赋有关的说法。这种认识，提示了慢性骨髓炎与机体的免疫功能有关，对当今临床治疗有重要的指导意义。

对骨痛疽的病理认识，杨清叟已较细致地阐释了类似急性骨髓炎转变到慢性骨髓炎的整个病理过程。他指出："然表未尽则余毒附骨而为骨痛。……而治之无法，又复投以凉药，……则毒气滞，……则愈附骨而不能愈矣，……留连周期，辗转数岁，冷毒朽骨，出尽自愈。其不愈者，……其骨腐者，多为副骨，尤或可痊。正骨腐者则终身废疾。"骨疽形成后，治疗不当，形成死骨；如果死骨出尽则自行痊愈。如果不愈，死骨内留，继续腐蚀骨骼，所腐蚀的骨骼是"副骨"（指慢性骨髓炎骨膜反应形成的骨），尚可治愈；如果"正骨"（指原有的骨骼）腐烂了（病理性骨折），则终身残疾。后来，陈达公又指出："有大腿边旁长强穴间，忽疼痛高肿，变成痈疽，久则肉内生骨；以铁钳取出，已而又生，人以为多骨疽也。谁知是湿热毒所化乎。……主湿壅添热盛而化骨，日久迁延，……既生骨，后必须烂骨，外取未可全恃解散。谁知不然，盖多骨症无形所化，非肉内真生骨也，似骨而非骨耳。"陈氏进一步指出的骨疽"既生骨，后必须烂骨"，这种新生骨"似骨而非骨"的理论，阐明了骨疽有新骨生，必有死骨成这一病理过程。这与现代临床所见的慢性骨髓炎的病理过程是一致的。

2. 部位诊断和辨证论治

明、清时期对痈疽的诊断既强调脉证合参、八纲辨证，也重视按不同部位、不同经络进行诊断。

宋代由于外科学的发展，逐渐重视不同部位痈疽的特点；元代朱丹溪以经络学说为指导，提倡以不同经络部位论治痈疽；及至明代经络学说对临床各科的广泛指导，"治病必分经络脏腑"促进了以部位、经络论治痈疽的发展。这种诊断法，先是赵宜珍在《外科方》论述了各部位痈疽，并绘以图像24幅，后各医家均以部位名痈疽，以所处经络指导辨证论治。

明、清时期医家对痈疽的诊断，无论什么部位、经络，都以肿疡期和溃疡期进行辨证，而溃疡期的辨证除脉证合参，全面诊察外，局部的变化，脓的色泽、气味、多少、稠稀等情况，都是辨证诊断的重要依据。这些经验，对今日之临床仍有重要指导意义，兹举数例如下：

薛己说："疮疡之症，当察经之传受，病之表里，人之虚实，而攻补之。假如肿痛热温，大便秘结者，邪在内也，疏通之。肿㿏作痛，寒热头疼痛者，邪在表也，发散之。㿏肿痛甚者，邪在经络也，和解之。微肿微痛而不作脓者，气血虚也，补托之。漫肿不痛，或不作脓，或脓作而不溃者，气血虚甚也，峻补之。色暗而肿痛，或脓成不出，或腐肉不溃者，阳气虚寒也，温补之。"薛氏此论，承前启后，是明、清时期对肿疡辨证的代表性论述。

对于溃疡期，明人注重辨局部形状和脓液。如杨清叟字斟句酌，把溃疡局部的辨证概括为言简意赅的几句话：

"外形如粟，中可容谷；外貌如钱，里可着拳。"
"恶毒脓管，寸长深满；脓血胶粘，用药可痊。"
"臭秽无丝，血败气衰；阳绝阴盛，神仙难医。"

外形像粟粒紫红高突，内有脓腔（容谷）；如果像铜钱一样平坦暗红，疽下有死肌腐肉（可着拳不痛）；恶毒盛的脓管，就是一寸长也有很多脓液，脓管也很深。如果脓血胶黏，说明正气尚旺，用药可以治愈；若脓液臭秽或清稀无丝，是气血败坏、阳绝阴盛之证，则痊愈无望。杨氏对骨疽的死骨排出征兆很有经验，《外科集验方》载："脓白而清者，碎骨初脱，肉深难取；脓黄而浓者，碎骨将出。"

溃疡期辨脓液，是历代辨别气血虚实的重要依据，从脓的色、味、质、量进行鉴别诊断。又如，《疡医准绳》记："大凡痈疽借气血为主。若患而不起，或溃而不腐，或不收敛，及脓少或清，皆气血之虚也，宜大补之。"陈实功也说："已成肿坚色紫不作脓，不腐溃，唯口干多烦躁者逆。"王维德指出："脓之来必有气血，气血之化，必由温也。"可见，脓液有无与气血的盛衰是息息相关的。

3. 治疗的经验

明、清时期对骨痈疽的治疗，基本上是继承前人的方法，在处方用药上进一步简约，趋向统一。

（1）外治法：骨痈初起或转成骨疽，明、清时期提倡灸、熨，取除死骨及生肌等法。

1）灸法和熨法　灸法和熨法治痈疽，始于汉，兴于晋、唐，盛行于宋。孙思邈用灸法治骨疽，"骨疽百方疗不差方，可疮上以艾灸之。"至明代，因对骨疽的病因病机认为是虚寒、肾不足所致，因此，用灸法、熨法内消排脓及促其排死骨成为一大治法。

薛己论骨疽治法："脓已成，即针之使毒不得内侵，带生（不麻醉）用针，亦无妨。如用火针，亦不痛，且使易敛。其隔蒜灸，能解毒行气；葱熨使能助阳气行壅滞。……余常用之大效，其功不能尽述，惟气血虚脱者不应。""多骨疽，……外以附子并（灸）、葱熨法，祛散寒邪，补接荣气，则骨自脱，疮自敛也。"由于薛己外科上的学术观点对明清外科界影响甚大，因此后世各医家均应用薛氏经验治骨疽。如陈实功也认为："多骨疽者，……先补脾肾，次用艾附并灸之，令温暖腐毒朽骨自然脱落尽，生肌收口而愈。"《外科心法要诀》也认为："有因肾虚之人，生疮久溃，……有多骨出之不休者，名曰骨胀，难愈。以上二因，治法皆同。俱宜隔附子并艾灸，以宣寒凝，令骨促脱。"又治股部附骨疽："外用隔蒜片灸之起泡，艾爆有声为吉；灸之无泡，骨中不觉热者属逆。"可见，灸法治骨疽，能促进腐肉死骨的排出，是骨疽的重要治法，一些医家在应用上又与针烙法合用而称"雷火神针"。

2）取死骨法　骨疽治疗，必须去除死骨方能治愈，已成为明代诸家的公论。因此，临床上出现了多种取死骨法。

①切开清除死骨法　杨清叟在论骨疽的死骨形成过程及治法时，指出："肉浅可取，以利刀取之。"陈士铎在《石室秘录》论多骨疽的治法也主张："或失治，即长一骨，横插皮间作痛。必须取出此骨，始愈。以铁铗钳出之外，以生肌膏贴之。"这种治疗观点和方法是积极的，可惜明、清时期外科各家应用不多，《医宗金鉴》也未予总结。

②追蚀法　此法是历代应用药物清除腐肉死骨的传统方法。薛己说："大凡痈疽疮肿溃后，腐肉凝滞必取之，乃推陈出新之意也。"这个时期的追蚀法方

药，正如张景岳所说为"外通用方"，如"替针丸"（治脓不溃：丁香、硇砂、没药、乳香。）"针头散"（追蚀腐肉。赤石脂、轻粉、麝香、乳香、丁香、生砒、黄丹、蜈蚣，为末，散之疮上。）"透骨丹"（蟾蜍、硼砂、轻粉、巴豆、蜗牛、麝香、白芷、黄芩、当归、赤芍、独活、甘草、蜂房，为末，如米粒大，纳入疮口。）等。《医学正传》介绍的"取剩骨法"，《外科大成》的"去腐灵药"和"白降丹"（朱砂、雄黄各二钱，水银一两，硼砂五钱，火硝、食盐、白矾、皂矾各一两五钱。），都是前人的经验方药。后二者是郑玄"五毒攻之"处方的发展。

③生肌法　薛己强调用生肌药必须待腐肉去尽。生肌药物的论述同上。

（2）内治法：内消痈、疽是历代外科医家的追求，尤其在宋代甚为强调，因而积累了繁多的方药。明、清时期，对骨痈、疽应用内消的方药已由博而约。如：杨清叟主张对骨痈应温经散寒、祛邪化瘀，首先内服"营卫返魂汤"（何首乌、当归、木通、赤芍、白芷、茴香、土乌药、陈枳壳、甘草），外敷"冲和膏"（川紫荆皮、独活、赤芍、白芷、石菖蒲），后用"回阳玉龙膏"（治陈发背、冷流注、鼓椎风、久损痛、冷痹、风湿、脚气，冷肿无红者，冷痛不肿者，诸阴证第一药也。草乌三两，南星一两，白芷一两，赤芍一两，肉桂半两，用热酒调涂）。他认为"营卫返魂汤"可使"阳脉回，肿处红活，骨有生气，寒气不能附为疽"。对于流注腿膝所致的附骨疽早期，又主张用蔺道人的"五积散"加川乌、牛膝、槟榔、木瓜，并于患肢局部下方酒调敷"回阳玉龙

膏", "以住骨痛回阳气"。杨氏认为"冲和膏"是
"发背流注之第一药也"。对骨痛的治疗, 杨氏告诫不
能用寒凉药。他指出: "虽知是骨痛, 而治之无法,
又复投之凉药, 烈之毒刃, 则毒气滞, 凉药触铁器,
则愈附骨而不能愈矣。" 薛、汪等人的治法与杨氏相
似, 张景岳、陈实功虽提出可用"大防风汤"(人参、
白术、防风、羌活、黄芪、熟地、杜仲、官桂、甘草、白芍、
牛膝、附子、川芎), 然其药物组成与"五积散"相似。

对溃疡期亦即骨痛溃后的论治, 明、清各医家都
是力主补肾助阳。此法初是杨清叟提出"肾实则骨有
生气", 且力主用大附子以助阳。《外科枢要》曰:
"多骨疽者, 由疮疡久溃, 气血不能营于患处, 邪气
陷袭, 久则烂筋腐骨而脱出, 属足三阴亏损之症也,
用补中益气汤以固根本。若阴火发热者, 佐以六味丸,
壮水之主, 以镇阳光。阳气虚寒者, 佐以八味丸, 益
火之源, 以消阴翳; 外以附子并葱熨法, 散寒邪, 接
荣气, 则骨自脱, 疮自敛也。夫肾主骨, 若肾气亏损,
其骨渐肿, 荏苒岁月, 溃而出骨。"汪氏此论, 明、
清各家皆相引述。

由于明代已注重分部位论述, 发于不同部位的骨
疽在治疗上也各具特点, 这也是明代辨证论治进步之
处。例如, 发于膝关节的骨疽, 《外科集验方》称为
"鼓椎风", 论曰: "鼓椎风起于中湿, 或伤寒余毒,
又起于流注之坏证, 或起于风寒湿痹。此证有三, 一
是两膝相碰, 行步振摇, 膝驼胫骨微肿; 二是膝驼胫
骨交接处, 大如椎, 腿股肉消皮缩裹骨; 三是上腿肿

大，下肢冷峭。盖膝属肝，肝经有风寒湿气，则血脉不流而作此，遂为膝寒所涩，凝流不动，下肢之血脉，有去无返，是以愈瘦愈冷，而筋愈缩；上腿之血脉，有积无散，是以愈肿愈热而肉愈瘦。……肉凝者为烂，烂则冷毒腐骨，……未破则肌肉尚未死，急以此药（回阳玉龙膏），热酒调敷膝上腿处，…… 又以冲和（即冲和膏）涂下腿，引其血气，……内则用追风丸（即沉香、牛膝、当归、薏苡仁、白芷、羌活、防风、川乌、赤芍、天麻、草乌、肉桂、干姜、丁皮、乳香、没药、木香、木瓜组成）倍加乳香以伸筋。薛己称此证为鹤膝风，也认为是"亏损足三阴经，风邪乘虚而入"所致，也主张用温补法治疗。陈实功把鹤膝风归为附骨疽一类。王维德把鹤膝风列为阴疽一类，主张用阳和汤（熟地一两、麻黄五分、鹿角胶三钱、白芥子二钱、肉桂一钱、甘草一钱、炮姜炭五分，此方主治骨槽风、流注、阴疽、脱疽、鹤膝风、乳癌、结核、石疽、贴骨疽及漫肿无头、平塌自陷、一切阴凝等证）治疗；并介绍用新白芷酒制成膏，每日服二钱，外敷白芥子治疗。《幼幼集成》认为："小儿鹤膝，因禀受肾虚，气血不充，以致肌肉瘦削，形如鹤膝，外色不变，膝内作痛，屈伸艰难，……十全大补汤加苍术、黄柏、防己。属本性者（指肝肾虚）以六味地黄丸加鹿茸补其精血，仍须调补脾胃，以助生化之源。"对于臀部所发的疽症，王维德力主温补，《全生集》记："贴骨疽，患在环跳穴，又名缩脚疽，皮色不异，肿硬作痛者是也。外用白芥子……或大戟、甘遂二末白蜜调涂，内服阳和汤。"发于环跳的贴骨疽，类似髋关节结核。髋关节结核典型的临床体征是关节挛缩，所以称"缩脚疽"。关于骨、关节结核，明以前有缓疽的论述，明代又称"流注""缓疽""附骨痰"等；在治疗上，除上述有关鹤膝风的论治外，一般医家认为尚属难治之症。

明、清时期，对骨痈疽的病机都认为是肾虚所致。"肾实则骨有生气"，成为这类疾病的病机理论核心。肾虚的病机理论，从近年对"肾"的研究，初步揭示中国骨科在 14 世纪至 18 世纪对骨感染疾病的认识，是与机体免疫机制及内分泌系统的功能关系的知识。汪机、陈实功等人认为多骨疽与先天禀赋有关的论述，甚有意义。

六、枯木期（鸦片战争、民国）

1840 年鸦片战争后，随着西方文化的侵入，中医受到歧视，伤科面临危机。人们常将伤科医生视为"走江湖、卖膏药之下九流"，中医伤科处于花叶凋零、自生自灭的枯木期。

在此期间，伤科著作甚少，论及金疮、骨痈疽的书籍有许克昌《外科证治全书》、赵濂《医门补要》、余听鸿《外科医案纂编》、高思镜《外科医镜》、马培之《外科传薪集》和张觉人辑《张氏外科十三方考》等。其他的论著如唐容川《血证论》《验方新编》等也论及骨伤科的治疗。这个时期虽有上述一些著作，但在学术上进步不大，基本上以继承前期的经验为主要内容。

唐容川《血证论》一书，对气血学说有较大的发挥，提出"离经之血便是瘀"的观点；运用救脱、治瘀和补阴生津液养血治血证。可惜因认识所限，在治疗上仅局限于内服药物疗法。

对骨痈疽的论治，多是继承前期的经验。王维德论治骨痈疽的经验被广为推广。王氏所制"阳和汤"和"阳和解凝膏"（香油十斤、新鲜大力子根叶梗三斤、活白凤仙梗四两，入油煎枯去渣，次附子、桂枝、大黄、当归、肉桂、官桂、草乌、川乌、地龙、僵蚕、赤芍、白芷、白蔹、白及各二两，川芎四两，续断、防风、荆芥、五灵脂、木香、茴香、陈皮各一两，再煎药枯沥渣，隔宿油冷，见过斤两，每油一斤加炒透黄丹七两搅和，文火慢熬至滴水成珠不粘为度，……取乳香、没药末二两，苏合香油四两，麝香一两研细末入膏搅和，半月后摊贴烂溃疡阴疽冻疮。）成为这一时期治骨疽、石疽的通用方。

总之，新中国成立前近百年间，中国医学受到严重的摧残，晚清时期封建主义的禁锢，严重阻滞了医学的发展。迄至民国，北洋军阀和国民党政府为了迎合帝国主义的文化侵略，对祖国医学采取取缔的反动政策，导致中医濒于灭亡，靠祖传或师承技术人才难以形成学科队伍。但这一时期，西方医学迅速发展，传入中国，带来不少较中医骨科先进的技术，诸如物理检查诊断技术、创伤抢救技术、矫形外科以及在中国失传的或发展不起来的骨折手术技术等，特别是 X 线和化学药物的应用，使中国骨科向现代化迈进。

七、逢春期（新中国成立后）

新中国成立后，党和政府采取一系列行政措施和科学方法，在大力发展西医的同时，振兴中医事业。从中央到地方先后开办中医院、中医研究所，组建中医院校，发展中药生产；对老中医的经验进行继承、整理和研究；还通过师带徒或中医院校培训，使其后继有人；号召西医学习中医，中西医结合等等，使濒于失传的中国传统医学得到了挽救。

第二节　中医创伤感染的现代研究进展

中医在治疗创伤感染方面主要还是对前人的经验进行系统总结，辨证论治。突出的进展主要体现在中医辨病用药的科学化，即中药的细胞分子学研究、动物实验研究、临床实验研究等；创伤感染后引发并发症及辨证分型的研究，包括高热、全身炎症反应综合征、脓毒症、内毒素血症、DIC、创伤感染性休克及多器官功能障碍等；治疗创伤感染的药物的增多及剂型的改变，诸如双黄连粉针剂、清开灵注射液、美宝湿润烧伤膏等。现将创伤感染治疗的理法方药，系统总结如下。由于治则、治法、常用方剂及药物篇幅较大，另立单章介绍。

一、创伤感染的分类

创伤感染在中医学上的基本概念之前已有论述，

总体来说即人体皮肉、筋骨、脏腑等组织受到外界各种创伤性因素的破坏，并受到内部或外部邪气的侵袭，引起的局部或全身感染的疾病。根据创伤的性质和特点有不同的分类方法。

根据受伤部位的皮肤或黏膜是否破损，可分为闭合性损伤和开放性损伤两类。闭合性损伤不易引起感染，若患者体弱多病，内有瘀血停滞，日久化热，也会引起局部或全身炎症；开放性损伤，外邪可从伤口侵入，容易发生感染，变证多端。开放性损伤按创口深浅还可分为软组织创伤感染和骨创伤感染。

有人按溃创伤口形成病因分为三型：①外力所致开放性损伤致感染，古称金创、金疮等。②从内向外溃破而成，古称溃疡，多由痈、疽穿溃而成。③体内因素合并长时间外部压力等因素引起创伤感染。我们认为应再加上医源性创伤感染，因清创不当，手术操作不规范等所致感染临床亦常见。

二、创伤感染的病因病机

（一）病因

引起创伤感染的因素包括内因和外因两方面。内因主要与年龄、体质、先天禀赋不足及七情内伤有关；外因主要与外感风、寒、暑、湿、燥、火六淫邪气、邪毒感染及医源性损伤有关。

（二）病机

1. 邪正盛衰

创伤感染与其他任何疾病一样，自始至终都存在着邪正斗争的基本矛盾，它不但决定疾病证候"邪气盛则实""精气夺则虚"的特性，而且还直接影响着疾病的预后与转归。正气旺盛，临床多为阳证，实证，发展顺利，预后良好。全身症状有高热、烦躁、便结、溲赤、苔黄、舌红、脉实有力等。局部症状因病而异，如邪实正盛的阳证疮疡，局部高肿根束，焮热灼痛，脓出稠厚，易溃易敛；正气不足则表现为阴证、虚证；正虚邪实则容易逆变，预后不良。全身症状见面黄神倦，或潮热盗汗，舌红或淡，脉虚无力等；局部多见患处色白、平塌或坚硬结肿，不红不热，不痛或微痛，溃后脓水清稀淋漓，久不收口，迁延难愈，或毒盛内陷脏腑而为败症。外科疾病过程中，邪正盛衰的变化受治治用药的影响较大，如阳证疮疡初期，一味地内服大剂量寒凉尅伐药物，常使正气内伤，气血凝滞而毒聚不散。又如疮疡脓成，无论阳证、阴证，不用托法，或溃后排泄不畅，不及时切开引流均可致毒留肌肤、筋骨，甚而内攻脏腑；重症或久病伤正之后，或热毒伤阴，或脓泄大伤气血，阳证实证可转为阴证虚证，从而导致正邪关系的本质发生动态变化。

2. 气血凝滞

气血凝滞是指气血生化不足或运行障碍而致其功能失常的病理变化。当致病因素造成局部气血凝滞，可出现疼痛、肿胀、结节、肿块、出血、皮肤增厚、紫斑等。气血阻滞于人体，阻于肌肤则刺痛、肿胀、瘀斑、血肿；阻于筋骨则酸胀疼痛；阻于经脉则肢体拘急活动不利，甚则麻木冷痛。气血凝滞，郁而化热，热胜肉腐，血肉腐败，则蒸酿液化为脓。

外科疾病的发生与否，与人体的气血盛衰有着密切的关系。气血盛者，即使外感六淫邪毒，内伤七情也不一定发病；反之则易发病。此外，气血的盛衰直接关系着疮疡的起发、破溃、收口等，对整个病程的长短有着一定的影响。如气血充足，疮疡不仅易于起发、破溃，而且也易于生肌长肉而愈合；如气虚者则难于起发、破溃；血虚者则难以生肌收口。

3. 经络阻塞

经络是传导毒邪的通路，具有运行气血、联络人体内外各组织器官的作用，故体表的毒邪可由外传里，内攻脏腑；脏腑内在病变可由里达表，均是通过经络的传导而形成的。

4. 脏腑失和

人体是一个完整统一的有机体，创伤感染疾病虽然绝大多数发于体表的皮、肉、脉、筋、骨的某一部位，但与脏腑有着一定的联系。如脏腑功能失调，可以导致疮疡的发生，《素问·至真要大论》说："诸痛痒疮，皆属于心。"《外科启玄》亦云："凡疮疡，皆由五脏不和，六腑壅滞，则令经脉不通而生焉。"故有"有诸内必形诸外""有诸外必本诸内"之说。

脏腑内在的病变可以反映于体表，而体表的毒邪通过经络的传导也可以影响脏腑而发生病变。如创伤感染治疗不当，毒邪攻心，蒙闭心包，扰乱神明，则出现神昏谵语。

（三）创伤感染病理过程

创伤感染后若误诊误治，易发生变证，临床易出现局部感染、全身炎症反应综合征、脓毒症、多器官功能障碍综合征、DIC、休克等。有不少学者认为创伤感染病理过程与卫气营血辨证各阶段证候的表现存在大致的对应关系。李月彩等[3]将这个关系归纳如图：

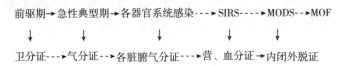

此外，还有人[4]把创伤感染的病机及其转归归纳如下：

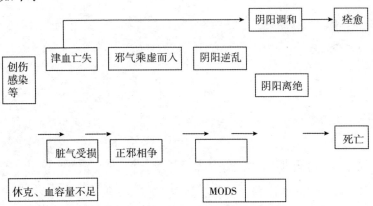

主要参考文献

［1］韦以宗. 中国骨科技术史［M］. 上海：上海科学技术文献出版社，1983

［2］王和鸣. 中医伤科学［M］. 北京：中国中医药出版社，2004

［3］李月彩，李成福. 中医外感热病学对感染性全身炎症反应综合征的认识［J］. 中国中西医结合急救杂志，2002，9（2）：63 – 64

［4］姚咏明，柴家科，林洪远. 现代脓毒症理论与实践［M］. 北京：科学出版社，2005：1182 – 1212

第三章　中医治疗创伤感染的原则

创伤感染的中医治则依然遵循中医治疗疾病的基本原则，它是在整体观念和辨证论治精神指导下而制定的治疗疾病的准绳，对临床立法、处方、用药等具有临床指导意义。

第一节　治病求本

治病求本是中医学治病的主导思想，是指在治疗疾病时，必须辨析出疾病的病因病机，抓住疾病的本质，并针对疾病的本质进行治疗。病因病机是对疾病本质的抽象认识，因其涵盖了病因、病性、病位、邪正关系、机体体质及机体反应性等，因而是疾病本质的概括。故"求本"，实际上就是辨清病因病机，掌握证候，确立病位。这是整体观念与辨证论治在治疗观中的体现。

一、正治反治

在错综复杂的疾病过程中，疾病有本质与征象一致者，有本质与征象不一致者，故有正治与反治的不同。

正治与反治，是指所用药物性质的寒热、补泻效用与疾病的本质、现象之间的从逆关系而言。

（一）正治法

正治法，是指采用与疾病的证候性质相反方药的一种治疗原则，由于采用的方药与疾病证候性质相逆，如热证用寒药，故又称"逆治"。

正治法适用于疾病的征象与其本质相一致的病证。实际上，临床上大多数疾病的外在征象与病变本质是相一致的，如热证见热象、寒证见寒象等，故正治法是临床最为常用的治疗原则。正治法主要包括：

1. 寒者热之

是指寒性病证出现寒象，应用温热方药的治法，即以热药治寒证。如疮疡初期复感风寒外邪者，可配合辛温解表方药治之。

2. 热者寒之

是指热性病证出现热象，应用寒凉方药的治法，即以寒药治热证。如疮疡初、中期热毒炽盛应用苦寒清里的方药治之。

3. 虚者补之

是指虚损性病证出现虚象，选用具有补益作用的方药的治疗方法，即以补益药治虚证。如疮疡后期人体气血虚弱，正不胜邪，应用补益气血药物扶正祛邪。

4. 实者泻之

是指实性病证出现实象，采用攻逐邪实的方药的治疗方法，即以攻邪泻实药治实证。如疮疡患者高热腑气不通者用承气汤类泻之。

（二）反治法

反治法是指采用与病证外在假象一致的方药的治疗原则。由于采用的方药性质与病证中假象的性质相同，故又称为"从治"。

反治法适用于疾病的征象与其本质不完全吻合的病证。因此类情况较少，故反治法的应用也相对较少。究其实质，用药虽然是顺从病证的假象，却是逆反病证的本质，故仍然是在治病求本思想指导下针对疾病的本质而进行的治疗。反治法主要包括以下内容：

1. 热因热用

即以热治热，是指用热性药物来治疗具有假热征象的病证。它适用于阴盛格阳的真寒假热证。如疮疡后期格阳证，由于阴寒充塞于内，逼迫阳气浮越于外，故可见身反不恶寒，面赤如妆等假热之象，但因阴寒内盛是病本，故同时也见下利清谷、四肢厥逆、脉微欲绝、舌淡苔白等内真寒的临床表现，因此当用温热方药以治其本。

2. 寒因寒用

即以寒治寒，是指用寒性药物来治疗具有假寒征象的病证。它适用于阳盛格阴的真热假寒证。如疮疡中期热厥证，由于里热盛极，阳气郁阻于内，不能外达于肢体起温煦作用，并格阴于外而见手足厥冷、脉沉伏之假寒之象。但细究之，患者手足虽冷，但躯干部却壮热而欲掀衣揭被，或见恶热、烦渴饮冷、小便短赤、舌红绛、苔黄等里真热的征象。这是阳热内盛，深伏于里所致。其外在寒象是假，内热盛极是病之本，故须用寒凉药清其内热以治其本。

3. 塞因塞用

即以补开塞，是指用补益药物来治疗具有闭塞不通症状的虚证。它适用于因体质虚弱，脏腑精气功能减退而出现闭塞症状的真虚假实证。如疮疡后期，气血虚弱，脾气不足，出现纳呆、脘腹胀满、大便不畅时，是因为脾气虚衰无力运化所致，当采用健脾益气方药治疗，使其恢复正常的运化及气机升降，则症自减。因此，以补开塞，主要是针对病证本质系虚损不足的治疗方法。

4. 通因通用

即以通治通，是指用通利的药物来治疗具有通泻症状的实证。它适用于因实邪内阻出现通泄症状的真实假虚证。如疮疡病人出现食滞内停，阻滞胃肠，致腹痛泄泻，泻下物臭如败卵时，治疗不仅不能止泄，相反应当消食导滞而攻下，推荡积滞，使食积去而泄自止。这是针对病证本质系邪实的治疗方法。

二、标本缓急

标与本是相对而言，标本常用来阐释事物的现象与本质之关系，中医学中常用来概括病变过程中矛盾的主次先后关系。

作为对举的概念，不同情况下标与本所指不同。如就邪正而言，正气为本，邪气为标；就病机与症状而言，病机为本，症状是标；就疾病病势而言，病势危重者为本，病势缓和者为标；就疾病先后言，旧病、原发病为本，新病、继发病是标；就病位而言，脏腑精气病为本，肌表经络病为标，等等。

辨别疾病的标本，有利于从复杂的疾病矛盾中找出和处理其主要矛盾或矛盾的主要方面，方能抓住治疗的关键，在复杂多变的疾病过程中，常有标本主次的不同，因而治疗上就有先后缓急之分。

（一）缓则治本

缓则治其本，多用于病情缓和，病势迁延，暂无急重病状的情况下。此时必须先行治疗疾病之本，因标病产生于本病，本病得治，标病自然随之而去。如疮疡后期体质虚弱者，伤口反复难愈，其本因气血虚弱，正气不足，无力化腐生肌，应当先用补益气血之补法以托毒收敛生肌。

（二）急则治标

病证急重时的标本取舍原则是标病急重，则当先治、急治其标。标急的情况多在疾病过程中出现的急危重症状，或卒病而病情非常严重时。如病因明确的剧痛，可先缓急止痛，痛止则再图其本。又如病人大出血，会危及生命，故不论出血的病因为何，均应紧急止血以治标，待血止，病情缓和后再治其本。

另外，在先病为本而后病为标的关系中，有时标病虽不危急，但若不先治将影响本病整个治疗方案的实施时，也当先治其标病。如疮疡的治疗过程中，病人骤患轻微感冒，也当先治感冒，方使先病的治疗方案顺利实施。

（三）标本兼治

当标本并重或标本皆非急证时，宜标本兼治。如疮疡中期热邪炽盛，阴液受伤而致大便燥结不通，此时邪热内结为本，阴液受伤为标，治宜标本兼治，采用泻热攻下与滋阴通便同用。又如脾虚失运，水湿内停，此时脾虚是本，水湿为标，治当补脾祛湿同用。再如素体气虚，抗病力低下，反复感冒，如单补气则易留邪，纯发汗解表则易伤正，此时治宜益气解表同治。

总之，病证之变化有轻重缓急、先后主次之不同，因而标本的治法应用也就有先后与缓急、单用或兼用的区别，这是中医治疗的原则性与灵活性有机结合的体现。区分标病与本病的缓急主次，有利于从复杂的病变中抓住关键，做到治病求本。

第二节　调平阴阳

阴阳失衡是疾病的基本病机，纠正阴阳的偏盛偏衰，损其偏胜，补其偏衰，使之恢复机体阴阳的相对平衡，即调平阴阳，此系中医治疗大法。

一、损其偏盛

即"实则泻之"，适用于人体阴阳中任何一方偏盛有余的实证。

（一）泻其阳盛

据阴阳对立制约原理，"阳胜则热"的实热证，宜用寒凉药物以泻其偏盛之阳热，此即"热者寒之"之意。若在阳偏盛的同时，由于"阳胜则阴病"，每易导致阴气的亏减，此时不宜单纯清其阳热，而须兼顾阴气的不足，即是在清热的同时，配以滋阴之品，也就是祛邪为主兼以扶正。

（二）损其阴盛

"阴胜则寒"的寒实证，宜用温热药物以消解其偏盛之阴寒，此即"寒者热之"之意。若在阴偏盛的同时，由于"阴胜则阳病"，每易导致阳气的不足，此时不宜单纯地温散其寒，还须兼顾阳气的不足，即在散寒的同时，配以扶阳之品，同样是祛邪为主兼以扶正之法。

二、补其偏衰

即"虚则补之"，适用于人体阴阳中任何一方虚损不足的病证。调补阴阳，有据阴阳相互制约原理的阴阳互制之调补阴阳，又有据阴阳互根原理的阴阳互济之调补阴阳，阴阳两虚者则宜阴阳并补。

（一）阴阳互制之调补阴阳

当阴虚不足以制阳而致阳气相对偏亢的虚热证时，治宜滋阴以抑阳，即唐代王冰所谓"壮水之主，以制阳光"（《素问·至真要大论》注语），《素问·阴阳应象大论》称之为"阳病治阴"。这里的"阳病"指的是阴虚则阳气相对偏亢，治阴即补阴之意。当阳虚不足以制阴而致阴气相对偏盛的虚寒证时，治宜扶阳以抑阴，即王冰所谓"益火之源，以消阴翳"（《素问

·至真要大论》注语），《素问·阴阳应象大论》称之为"阴病治阳"。这里的"阴病"指的是阳虚则阴气相对偏盛，治阳即补阳之意。

（二）阴阳互济之调补阴阳

对于阴阳偏衰的虚热及虚寒证的治疗，明代张介宾还提出了阴中求阳与阳中求阴的治法，他说："善补阳者，必于阴中求阳，则阳得阴助而生化无穷；善补阴者，必于阳中求阴，则阴得阳升而泉源不竭"（《景岳全书·新方八阵》），此即阴阳互济的治法。即据阴阳互根的原理，补阳时适当佐以补阴药谓之阴中求阳，补阴时适当佐以补阳药谓之阳中求阴。其意是使阴阳互生互济，不但能增强疗效，同时亦能限制纯补阳或纯补阴时药物的偏性及副作用。如疮疡患者肾阴虚衰而相火上僭的虚热证，可用滋肾阴的六味地黄丸少佐肉桂以阳中求阴，滋阴制火，即是其例。

（三）阴阳并补

对阴阳两虚者则可采用阴阳并补之法治疗。但须分清主次而用，阳损及阴者，以阳虚为主，则应在补阳的基础上辅以滋阴之品；阴损及阳者，以阴虚为主，则应在滋阴的基础上辅以补阳之品。

应当指出，阴阳互济之调补和阴阳并补两法，虽然用药上都是滋阴、补阳并用，但主次剂量不尽相同，且适应的证候亦有别。

（四）回阳救阴

此法适用于阴阳亡失者。亡阳者，当回阳以固脱；亡阴者，当救阴以固脱。由于亡阳与亡阴实际上都是一身之气的突然大量脱失，故治疗时都要兼以峻剂补气，常用人参等药。

此外，对于阴阳格拒的治疗，则以寒因寒用，热因热用之法治之。阳盛格阴所致的真热假寒证，其本质是实热证，治宜清泻阳热，即寒因寒用；阴盛格阳所致的真寒假热证，本质是寒盛阳虚，治宜温阳散寒，即热因热用。

总之，应用阴阳学说以指导治疗原则的确定，其最终目的在于选择有针对性的调整阴阳之措施，以使阴阳失调的异常状态复归于阴阳平衡的正常状态。

第三节　扶正祛邪

正邪相搏中双方的盛衰消长决定着疾病的发生、发展与转归，正能胜邪则病退，邪能胜正则病进。因此，治疗疾病的一个基本原则，就是要扶助正气，祛除邪气，改变邪正双方力量的对比，使疾病早日向好转、痊愈的方向转化。

扶正法，即扶助正气，增强体质，提高机体的抗邪及康复能力，适用于各种虚证，即所谓"虚则补之"。而益气、养血、滋阴、温阳、填精、增水、补精以及补养各脏的精气阴阳等，均是扶正治则下确立的具体治疗方法。在具体治疗手段方面，除内服汤药外，还可有针灸、推拿、气功、食疗、形体锻炼等。

祛邪法，即祛除邪气，消解病邪的侵袭和损害、抑制亢奋有余的治疗方法。适用于各种实证，即所谓"实则泻之"。而发汗、涌吐、攻下、消导、化痰、活血、散寒、清热、祛湿等，均是祛邪治则下确立的具体治疗方法。其具体应用的方法也同样是丰富多样的。

扶正与祛邪两者相互为用，相辅相成，扶正增强了正气，有助于机体祛除病邪，即所谓"正胜邪自去"；祛邪则在邪气被祛的同时，减免了对正气的侵害，即所谓"邪去正自安"。

扶正祛邪法在应用上要熟谙以下原则：①攻补应用合理，即扶正用于虚证，祛邪用于实证；②把握先后主次，即对虚实错杂证，应根据虚实的主次与缓急，决定扶正祛邪应用的先后与主次；③扶正不留邪，祛邪不伤正。具体应用如下：

一、单独应用

（一）扶正

扶正法适用于虚证或真虚假实证。扶正的应用，当分清虚证所在的脏腑经络等部位及精气血津液阴阳中的何种虚衰，还应掌握用药的峻缓量度。虚证一般宜缓图，少用峻补，免成药害。

（二）祛邪

祛邪法适用于实证或真实假虚证。祛邪的应用，当辨清病邪性质、强弱、所在病位，而采用相应的治法。还应注意中病则止，以免用药太过而伤正。

二、同时应用

扶正与祛邪的同时使用，即攻补兼施，适用于虚实夹杂的病证。由于虚实有主次之分，因而攻补同时应用时亦有主次之别。

（一）扶正兼祛邪

即扶正为主，辅以祛邪。适用于以正虚为主的虚实夹杂证。

（二）祛邪兼扶正

即祛邪为主，辅以扶正。适用于以邪实为主的虚实夹杂证。

三、先后应用

扶正与祛邪的先后应用，也适用于虚实夹杂证。主要是根据虚实的轻重缓急而变通使用。

（一）先扶正后祛邪

即先补后攻。适用于正虚为主，机体不能耐受攻伐者。此时兼顾祛邪反而更伤正气，故当先扶正以助正气，正气能耐受攻伐时再予以祛邪，可免"贼去城空"之虞。

（二）先祛邪后扶正

即先攻后补。适用于以下两种情况：一是邪盛为主，兼扶正反会助邪；二是正虚不甚，邪势方张，正气尚能耐攻者。此时先行祛邪，邪气速去则正亦易复，再补虚以收全功。

总之，扶正祛邪法的应用，应知常达变，灵活运用，视具体情况而选择不同的用法。

第四节　同病异治和异病同治

"同病异治"和"异病同治"是体现中医辨证论治的两种形式，针对辨证结果进行治疗是中医治病求本的关键。"本"者，疾病之病机病理也，亦即"同病异治"和"异病同治"的病理基础，辨证论治的"证"之核心，是中医治疗学特色之一。

一、同病异治

在同一疾病中，在疾病发展的不同阶段，其病理证型不同，针对不同证型治疗，即所谓"同病异治"。如疮疡初期尚未成脓，用消法使之消散；而在中期脓成不溃或脓出不畅，用托法以托毒外出；后期体质虚弱者，则用补法以恢复正气，使疮疡早日愈合。

二、异病同治

在不同的疾病中，若出现相同的病机病理证型，则可以应用同一种治疗方法，即所谓"异病同治"。如胃下垂、肛门下垂、子宫下垂、重症肌无力，皆可用补气升提的补中益气汤治疗，因为它们的病机及证型均为中气下陷。

第五节　因时、因地、因人制宜

"人以天地之气生"，是指人是自然界的产物，自然界天地阴阳之气的运动变化与人体息息相通，因此人的生理活动、病理变化必然受着诸如时令气候节律、地域环境等因素的影响。患者的性别、年龄、体质等个体差异，也对疾病的发生、发展与转归产生一定的影响。因此，在治疗疾病时，必须根据这些具体因素做出分析，区别对待，从而制订出适宜的治法与方药，即所谓因时、因地和因人制宜，也是治疗疾病所必须遵循的一个基本原则。

一、因时制宜

根据时令气候节律特点，制订适宜的治疗原则，称为"因时制宜"。因时之"时"一是指自然界的时令气候特点，二是指年、月、日的时间变化规律。《灵枢·岁露论》说："人与天地相参也，与日月相应也。"揭示年月季节、昼夜晨昏时间因素，对人体的生理活动与病理变化产生一定影响，因此，要注意在不同的天时气候及时间节律条件下的治疗宜忌。今之"气象医学"和"时间医学"亦凸显中医特色。

以季节而言，由于季节间的气候变化幅度大，故对人的生理病理影响也大。如夏季炎热，机体处于阳盛之时，腠理疏松开泄，则易于汗出，即使感受风寒而致病，辛温发散之品亦不宜过用，以免伤津耗气或助热生变。至于寒冬时节，人体阴盛而阳气内敛，腠理致密，同是感受风寒，则辛温发表之剂用之无碍；但此时若病热证，则当慎用寒凉之品，以防损伤阳气。即如《素问·六元正纪大论》所说："用寒远寒，用凉远凉，用温远温，用热远热，食宜同法。"即用寒凉方药及食物时，当避其气候之寒凉；用温热方药及食物时，当避其气候之温热。又如暑多挟湿，故在盛夏多注意清暑化湿；秋多干燥，故在秋季宜加轻宣润燥之品等。

以月令而言，《素问·八正神明论》说："月始生，则血气始精，卫气始行；月郭满，则血气实，肌肉坚；月郭空，则肌肉减，经络虚，卫气虚，形独居。"并据此而提出"月生无泻，月满无补，月郭空无治，是谓得时而调之"的治疗原则。即提示治疗疾病时须考虑每月的月相盈亏圆缺变化规律，这在针灸治疗中较为常用。

以昼夜而言，日夜阴阳之气比例不同，人亦应之。因而某些病证，如阴虚的午后潮热，湿温的身热不扬而午后加重，脾肾阳虚之五更泄泻等，也具有日夜时相特征，亦当考虑在不同的时间实施治疗。针灸中的"子午流注针法"即是根据不同时辰而有取经与取穴的相对特异性，是择时治疗的最好体现。

二、因地制宜

根据不同的地域环境特点，制订适宜的治疗原则，称为"因地制宜"。不同的地域，地势有高下，气候

有寒热湿燥，水土性质各异。因而，在不同地域长期
生活的人就具有不同的体质差异，加之生活与工作环
境、生活习惯与方式各不相同，生理活动与病理变化
亦不尽相同，因地制宜就是考虑这些差异而实施治疗。
如我国东南地区，气候温暖潮湿，阳气容易外泄，人
们腠理较疏松，易感外邪而致感冒，且一般以风热居
多，故常用桑叶、菊花、薄荷一类辛凉解表之剂；即
使外感风寒，也少用麻黄、桂枝等温性较大的解表药，
而多用荆芥、防风等温性较小的药物，且分量宜轻。
而西北地区，气候寒燥，阳气内敛，人们腠理闭塞，
若感邪则以风寒居多，以麻黄、桂枝之类辛温解表多
见，且分量也较重。也有一些疾病的发生与不同地域
的地质水土状况密切相关，如地方性甲状腺肿、大骨
节病、克山病等地方性疾病。因而治疗时就必须针对
疾病发生在不同的地域背景而实施适宜的治疗方法与
手段。今之"地理医学"正凸显中医的特色。

三、因人制宜

根据病人的年龄、性别、体质等不同特点，制订
适宜的治疗原则，称为"因人制宜"。不同患者有其
不同的个体特征，应根据每个患者的年龄、性别、体
质等不同的个体特征来制定适宜的治则。如清·徐大
椿《医学源流论》指出："天下有同此一病，而治此
则效，治彼则不效，且不惟无效，而及有大害者，何
也？则以病同人异也。"今之"体质医学"凸显中医
的特色。

（一）年龄

年龄不同，则生理功能、病理反应各异，治宜区别对待。如小儿生机旺盛，但脏腑娇嫩，气血未充，发病则易寒易热，易虚易实，病情变化较快。因而，治疗小儿疾病，药量宜轻，疗程多宜短，忌用峻剂。青壮年则气血旺盛，脏腑充实，病发则由于邪正相争剧烈而多表现为实证，治疗侧重于攻邪泻实，药量亦可稍重。而老年人生机减退，气血日衰，脏腑功能衰减，病多表现为虚证，或虚中夹实。因此多用补虚之法，或攻补兼施，药量应比青壮年少，中病即止。

（二）性别

男女性别不同，各有其生理、病理特点，治疗用药亦当有别。妇女生理以血为本，以肝为先天，病理有经、带、胎、产诸疾及乳房、胞宫之病。月经期、妊娠期用药时当慎用或禁用峻下、破血、重坠、开窍、滑利、走窜及有毒药物；带下以祛湿为主；产后诸疾则应考虑是否有恶露不尽或气血亏虚，从而采用适宜的治法。男子生理上则以精气为主，以肾为先天，病理上精气易亏而有精室疾患及男性功能障碍等特有病证，如阳痿、阳强、早泄、遗精、滑精以及精液异常等，宜在调肾基础上结合具体病机而治。

（三）体质

因先天禀赋与后天生活环境的不同，个体体质存在着差异，一方面不同体质有着不同的病邪易感性，另一方面，患病之后，由于机体的体质差异与反应性不同，病证就有寒热虚实之别或"从化"的倾向，因而治法方药也应有所不同。偏阳盛或阴虚之体，当慎用温热之剂；偏阴盛或阳虚之体，则当慎用寒凉之品；体质壮实者，攻伐之药量可稍重；体质偏弱者，则应采用补益之剂。

三因制宜的原则，体现了中医治疗上的整体观念以及辨证论治在应用中的原则性与灵活性，只有把疾病与天时气候、地域环境、患者个体诸因素等加以全面的考虑，方能提高疗效。

主要参考文献

[1] 孙广仁．中医基础理论［M］．北京：中国中医药出版社，2005

[2] 王和鸣．中医伤科学［M］．北京：中国中医药出版社，2004

[3] 姜良铎．中医急诊学［M］．北京：中国中医药出版社，2003

第四章　中医治疗创伤感染的法则

创伤感染发生后，正邪交争决定着疾病的发展和转归。感染初期，若人体抗病能力较强，正能胜邪，可拒邪于外，热壅于表，使邪热不能鸱张，渐而肿势局限，感染消散，即形成初期尚未化脓的消散阶段。反之，如果人体抗病能力较差，正不胜邪，热毒深壅，滞而不散，久则热胜肉腐，肉腐而成脓，导致脓肿形成，即为感染中期（成脓期）阶段。此时若治疗得当，及时切开引流，脓液畅泄，毒从外解，形成溃疡，腐肉逐渐脱落，新肉生长，最后疮口结痂愈合；或者抗病能力尚强，可使脓肿自溃，脓毒外泄，同样腐脱新生，伤口结痂愈合，这一过程即为感染的后期（溃疡期）。若在感染的初、中期，人体气血两虚，抗病能力低下，则不能托毒外达，可致疮形平塌，肿势不能局限，难溃，难腐等；如再未能得到及时处理，可使毒邪走散，扩散全身，形成"走黄""内陷"，频现恶逆之证，而危及生命。感染后期，毒从外解，病邪衰退，理应逐渐趋向痊愈，若由于气血大伤，脾胃生化功能不能恢复，加之肾阳亦衰，可致生化乏源，阴阳两竭，同样可使毒邪内陷，危及生命。

创伤感染治疗分内治法与外治法，二者常结合应用。危急的病证，还须配合西药及支持疗法。创伤感染内治法的总则为消、托、补。初期尚未成脓时，用消法使之消散，并针对病因、病情应用清热解毒、和营化瘀、行气、解表、温通、泻下、理湿等法则，其中清热解毒为创伤感染最常用的治法；中期脓成不溃或脓出不畅，用托法以托毒外出，托法又分透托法和补托法；后期正气虚弱者，用补法恢复正气，使疮口早日愈合，通常有益气、养血、滋阴、助阳等法则。具体施治时应根据全身和局部情况，按病情的变化和发展，抓住主要矛盾，立法用药。创伤感染外治法应根据初、中、后期分别辨证用药。初期宜箍毒消肿，阳证者可选用金黄散（膏）、玉露散（膏）、太乙膏、千捶膏，可加掺红灵丹、阳毒内消散，或用清热解毒、消肿止痛的新鲜草药捣烂外敷；阴证可选用回阳玉龙散（膏）、阳和解凝膏，加掺黑退消、桂麝散、丁桂散；半阴半阳证选用冲和散（膏）。中期脓熟时宜切开排脓。后期宜提脓祛腐，生肌收口，阳证用八二丹、九一丹提脓祛腐，阴证用七三丹、五五丹提脓祛腐；若疮口太小或成瘘漏时，宜用白降丹、千金药线腐蚀；疮面胬肉高突时用平胬丹；脓腐干净用生肌散、八宝丹，并根据具体情况配合使用垫棉法或扩创法，加速疮口愈合。

　　以上内外治法是治疗创伤感染的总则，但由于发病原因不同，病情变化不一，因此在临床具体应用时，治法较多，其中创伤感染类疾病常用的内治法包括清热法、温通法、和营法、行气法、通下法、内托法、补益法和固脱法等。

第一节 内治法

一、清热法

清热法指采用寒凉的药物，使内蕴之热毒得以清解的治法，又可细分为清热法和解毒法。在具体应用时，必须分清热之盛衰、火之虚实。实火，宜清热解毒，热在气分者，当清热泻火；邪入营血者，当清营凉血。阴虚火旺者，当养阴清热解毒。

（一）清热泻火法

适用于红肿或皮色不变，灼热肿痛的阳证，可见皮损焮红灼热、脓疱、糜烂等，伴发热，口渴，喜冷引饮，大便燥结，小便短赤，苔薄黄或黄腻，脉数或滑数等症状。但在临床上，清热解毒法与清热泻火法有时不能截然分开，常合并应用。

（二）清营凉血法

常用于焮红灼热的外科疾病，皮肤见红斑、瘀点、灼热，可伴有高热，口渴不喜饮，舌红，苔黄腻，脉弦数或弦滑数等症。

（三）解热解毒法

疮疡中期热毒炽盛，症见大热渴饮，身热面赤，胸闷烦热，温毒上攻头面，气血壅滞，头面红肿热痛，咽喉肿痛，口舌生疮，舌苔黄燥，便秘溲赤等。

以上三法在热毒炽盛时可同时应用。

（四）清心开窍法

若热毒内传而见烦躁不安，神昏谵语，舌红绛，苔焦黑而干，脉洪数或细数，当用清心开窍法。

【应用宜忌】应用清热药切勿太过，必须兼顾胃气，如过用苦寒，势必损伤胃气，而致嗳气、反酸、便溏、纳呆等。尤其在疮疡溃后更宜注意，过投寒凉药物易延缓疮口愈合。

二、温通法

温通法即应用温经通络、散寒化痰等药物，驱散阴寒凝滞之邪以治疗寒证的治法。临床应用时，分温经通阳、散寒化痰和温经散寒、祛风化湿法等。

（一）温经通阳、散寒化痰法

适用于体虚寒痰阻于筋骨，出现患处隐隐酸痛，漫肿不显，不红不热，口不作渴，形体恶寒，小便清利，苔白，脉迟等内寒现象者。

（二）温经散寒、祛风化湿法

适用于体虚风寒湿邪袭于筋骨，出现患处酸痛麻木，漫肿，不红不热，恶寒重，发热轻，苔白腻，脉迟紧等外寒现象者。

（三）温开法

可用于疮疡后期，若寒邪痰浊内闭，症见突然昏倒，牙关紧闭，不省人事，苔白脉迟者。

【应用宜忌】阴虚有热者不可施用本法，因温燥之药能助火劫阴，若应用不当，能造成其他变证。

三、和营法

和营法指应用调和营血的药物，使经络疏通，血脉调和流畅，从而达到疮疡肿消痛止目的的治法。疮疡的形成虽与多种致病因素有关，但其病理多因"营气不从，逆于肉里"而成，故和营法在外科内治法中应用广泛。

（一）活血化瘀法

凡经络阻隔，瘀血凝滞，肿疡或溃后肿硬疼痛不减，结块色红较淡或不红或青紫者，皆可应用，而以急性化脓性炎症性疾病迁延至慢性炎症阶段最为适宜。

（二）凉血止血法

疮疡疾病过程中，热毒炽盛，经血妄行，溢于脉外者，宜用此法。

【应用宜忌】和营法在临床上常需与其他治法合并应用，若有寒邪者，宜与祛寒药同用；血虚者，宜与养血药同用；痰、气、瘀互结为患，宜与理气化痰药同用；和营祛瘀的药品，一般性多温热，所以火毒炽盛的疾病慎用，以防助火，宜加凉血止血药物；对气血亏损者，破血药也不宜过用，以免伤血。

四、行气法

行气法是指应用理气的药物使气机流畅、气血调和，从而达到消肿散坚止痛目的的治法。气血凝滞是外科病理变化中的一个重要环节，局部肿与痛即是由气血凝滞所致，故外科疾患中因气血凝滞者最为多见。

气为血帅，血随气行，气行则血行，所以行气法多与活血药配合使用。外科病中由肝气郁结而发者亦多见，气机郁结导致气血凝滞，故用疏肝解郁法，使肝气条达，气机舒畅，气血流行有常。

（一）行气止痛法

疮疡疾病过程中气机郁滞所致疼痛，肿块坚硬，不红不热，或肿势皮紧内软，随喜怒而消长等，宜用此法。

（二）破气散结法

疮疡早期气血结聚，脉络闭塞，致使皮肌局部肿硬，形如结节，皮色不变，触之板硬，边缘清晰等，宜用此法。

【应用宜忌】行气药多香燥辛温，易耗气伤阴，故气虚、阴虚或火盛的患者慎用。此外，行气法在临床上常与祛痰、和营、化瘀等法配合使用。

五、通下法

通下法指应用泻下药物，使蓄积在脏腑内的毒邪得以疏通排出，从而达到除积导滞、逐瘀散结、泻热定痛、邪去毒消目的的治法。根据兼症不同，通下法可分为泄热、扶正、增液、化瘀、导赤及开窍六种。

（一）泄热通下法

又称苦寒攻下法，适用于创伤感染中期皮损焮红灼热、肿块疼痛剧烈，邪热传至阳明，内结肠腑见壮热烦躁，大便秘结，腹胀满，硬痛拒按，苔老黄，甚则焦黑起刺，脉沉实者。

（二）扶正通下法

适用于创伤感染后期阳明腑实伴气阴两虚证，症见皮损高热肿痛，大便秘结，自利清水，脘腹胀满，身热口渴，神疲少气，舌苔焦黄，脉虚者。

（三）增液通下法

适用于创伤感染中后期阳明腑实兼阴液亏损者。阳明气热少津，津液枯耗，以致大便秘结不通，此乃无水舟停。症见大便秘结不通，脘腹胀满，口干唇燥，舌红苔黄，脉细数。

（四）化瘀通下法

适用于创伤感染中瘀血阻络合并阳明腑实证，症见少腹硬满，大便秘结，黑便，小便自利，谵语烦渴，发热如狂，饮水不咽，舌质紫绛，脉沉实等。本法实为攻下与活血化瘀的配合，对于本法的应用，应视瘀血内结的程度而选择活血化瘀的药物，所用药物应避免温燥之性，通常用丹皮、丹参、赤芍、桃仁、水蛭、䗪虫、琥珀等。

（五）导赤通下法

适用于创伤感染中期阳明腑实、小肠热盛证。由于小肠腑气不通，左尺脉搏出现牢坚，小便热赤而有刺痛感，时觉烦热口渴，此为心火移于小肠的缘故，因心与小肠为表里，心火下移于小肠，而阳明实热仍结滞不去。

（六）开窍通下法

适用于热入心包、阳明腑实之证。此系气营同病，多由腑实失下，邪热内陷，顺传心包而成，但腑实不去，热无从泄，必将内闭外脱。症见身热肢厥，神昏谵语，舌謇语涩，腹满便秘，饮不解渴，舌质绛红，脉沉滑数。

【应用宜忌】应用通下法时，必须严格掌握适应证，年老体衰、妇女妊娠或月经期宜慎用。使用时应中病即止，不宜过量，否则会损耗正气，尤其在化脓阶段，过下之后，正气一虚，则脓腐难透，疮势不能起发，反使病情恶化。若用之不当，能损伤肠胃，耗伤正气，易使毒邪内陷。

六、内托法

内托法指应用透托和补托的药物，使疮疡毒邪移深就浅，早日液化成脓，并使扩散的证候趋于局限，邪盛者不致脓毒旁窜深溃，正虚者不致毒邪内陷，从而达到脓出毒泄、肿消痛止目的的治法。临床应用时，内托法分为透托法和补托法两类。

（一）透托法

适用于肿疡已成，毒盛而正气不虚，尚未溃破或溃而脓出不畅，多用于实证。

（二）补托法

适用于肿疡毒势方盛，正气已虚，不能托毒外出，以致疮形平塌，根盘散漫，难溃难腐，或溃后脓水稀少，坚肿不消，并出现精神不振，面色无华，脉数无力等症者。

【应用宜忌】透脓法不宜用之过早，肿疡初起未成脓时勿用。补托法在邪实毒盛的情况下不可施用，否则不但无益反而滋长毒邪，使病势加剧，而犯"实实"之戒。此外，因脓由气血凝滞、热胜肉腐而成，故内托法常需与和营、清热等法同用。

七、补益法

补益法指采用补虚扶正的药物，使体内气血充足，消除各种虚弱现象，恢复人体正气，助养新肉生长，促进疮口早日愈合的一种治法。补益法可分为益气、养血、滋阴、温阳等四法，适用于具有气虚、血虚、阳虚、阴虚症状者。

（一）补益气血法

适用于创伤感染疮形平塌散漫，顶不高突，成脓迟缓，溃疡日久不敛，脓水清稀，神疲乏力，苔薄白，质淡，脉细弱者。

（二）益气法

若呼吸气短，语声低微，疲乏无力，自汗，饮食不振，舌淡苔少，脉虚无力者，应以益气为主。

（三）养血法

若面色苍白或萎黄，唇色淡白，头晕眼花，心悸失眠，手足发麻，脉细无力者，宜以养血为主。

（四）滋阴法

创伤感染症见口干咽燥，耳鸣目眩，手足心热，午后潮热，形体消瘦，舌红少苔，脉细数者，以滋阴法治之。

（五）温阳法

创伤感染肿形散漫，不易酿脓腐溃，溃后肉色灰暗，新肉难生，舌淡，苔薄，脉微细，以温阳法治之。

【应用宜忌】疾病有气虚或血虚、阴虚或阳虚，也有气血两虚、阴阳互伤者，应用补法时宜以见不足者补之为原则。如失血过多者，每能伤气，气虚更无以摄血，故必须气血双补；又如孤阴则不生，独阳则不长，阴阳互根，故温阳法中每佐一二味滋阴之品，滋阴法中常用一二味温阳药。此外，一般阳证溃后多不用补法，如需应用，也多以清热养阴醒胃方法，当确显虚象之时方加补益之品。补益法若用于毒邪炽盛，正气未衰之时，不仅无益，反有助邪之弊。若火毒未清而见虚象者，当以清理为主，佐以补益之品，切忌大补。若元气虽虚，胃纳不振者，应先以健脾醒胃为主，尔后再进补。

八、固脱法

创伤感染后期，容易发生亡阳亡阴证型的"脱证"，类似于西医的感染性休克。发生脱证的原因较为复杂，或因热毒炽盛，灼耗阴液，阴竭而元气无所依附而致；或因邪闭太甚而素体正虚，以致邪陷正脱；或由大汗、剧烈吐泻、亡血而致阴竭阳脱或气随血脱。脱证进一步发展，则"阴阳离决，精神乃绝"而死亡。临床上治疗脱证的方法大致归纳为益气敛阴法和回阳固脱法。

（一）益气敛阴法

适用于亡阴者，又称阴脱，主要表现为身热骤降，汗多气短，肢体尚温，神情疲倦或烦躁不安，口渴尿少，舌光红少苔，脉散大无力或细数无力，为邪热耗伤阴液，或因汗、吐、泻、亡血太过而致阴液大伤，阴竭而元气无所依附所致，也称为气阴外脱。

（二）回阳固脱法

适用于亡阳者，又称阳脱，即阳气外脱，主要表现为四肢逆冷，全身冷汗淋漓，面色苍白，神情淡漠或神识朦胧，气息微弱急促，舌淡而润，脉微细欲绝，为阳气衰竭不能内守而外脱之象。

【应用宜忌】固脱法中应注意虚实真假，《景岳全书》说："至虚之病，反见盛势；大实之病，反有羸状。"前者是指真虚假实，若误用攻伐之品，则虚者更虚。后者是指真实假虚，若误用补益之剂，则实者更实。

以上各种内治疗法，各有其适应证，但病情变化错综复杂，在具体应用时常数法合并使用。因此，治疗时应根据全身和局部情况、病程阶段，按病情变化和发展，抓住主要矛盾，辨证选方用药，才能取得满意的疗效。

第二节　外治法

外治法是运应用药物和手术或配合一定的器械等，直接作用于创伤感染病变部位以达到治疗目的的治疗方法。《理瀹骈文》说："外治之理，即内治之理；外治之药，即内治之药。所异者法耳。"指出了外治法与内治法只是在给药途径上的不同，外治法使药物直接作用于皮肤和黏膜，通过局部吸收，从而达到治疗的目的，这是外科独具而必不可少的重要治法，正如《医学源流论》所说："外科之法，最重外治。"

外治法的应用同内治法一样，要进行辨证施治，根据疾病不同的发展过程，选用不同的治疗方法。对不同的证候，采用不同的处方。兹将常用的方法归纳为药物疗法和其他疗法。

一、药物疗法

药物疗法，即用药物制成不同的剂型施用于患处，使药物直达病所，从而达到治疗目的的治疗方法。药物疗法有膏药、油膏、箍围药、掺药、草药等。

（一）膏药

膏药古代称薄贴，现称硬膏。膏药是按配方用若干药物浸于植物油中煎熬，去渣存油，加入黄丹再煎，利用黄丹在高热下经过物理变化，凝结而成的制剂，俗称药肉。也有不用煎熬，经捣烂而成的膏药制剂，再用竹签将药肉摊在纸或布上。膏药总的药效，因其富有黏性，敷贴患处，能固定患部，使患部减少活动；保护溃疡疮面，可以避免外来刺激和细菌感染。膏药使用前加温软化，趁热敷贴患部，使患部得到较长时间的热疗，改善局部血液循环，增加抗病能力。至于具体的药效，则依据所选药物功用的不同，对肿疡消肿定痛，对溃疡起到提脓去腐、生肌收口等不同作用。膏药适用于疮疡初起、已成、溃后各个阶段。

（1）太乙膏：药性偏清凉，功能消肿、清火、解毒、生肌，适用于创伤感染之阳证。

（2）阳和解凝膏：药性偏温热，功能温经和阳、祛风散寒、调气活血、化痰通络，适用于创伤感染阴证伤口未溃者。

（3）千捶膏：药性偏寒凉，功能消肿、解毒、提脓、去腐、止痛，初起贴之能消散，已成脓贴之能溃，溃后贴之能去腐，适用于创伤感染之阳证。

（4）咬头膏：具有腐蚀性，功能蚀破疮头，适用于创伤感染脓成，不能自破，以及不愿接受手术切开排脓者。

【应用宜忌】创伤感染伤口使用膏药，有时可能引起皮肤焮红，或起丘疹，或发生水疱，瘙痒异常，甚则溃烂等现象，此因皮肤过敏，形成膏药风（接触性皮炎），或伤口感染脓水过多，由于膏药不能吸收脓水，淹及伤口，浸淫皮肤，而致湿疮。凡见此等情况，皆可改用油膏或其他药物。此外，膏药不可去之过早，否则疮面不慎受伤，再次感染，复致溃腐，或使疮面形成红色瘢痕，不易消退，有损美观。

（二）油膏

油膏是将药物与油类煎熬或捣匀成膏的制剂，现称软膏。目前，油膏的基质有猪脂、羊脂、松脂、麻油、黄蜡、白蜡及凡士林等。在应用上，其优点有柔软、滑润、无板硬黏着不舒的感觉，尤其对病灶在凹陷折缝之处者，创伤感染伤口大面积的溃疡，使用油膏更为适宜，故近代医者常习用油膏代替膏药。油膏适用于创伤感染伤口糜烂结痂渗液不多者。

（1）金黄膏、玉露膏：适用于创伤感染阳证。

（2）冲和膏：适用于创伤感染半阴半阳证。

（3）回阳玉龙膏：适用于创伤感染阴证。

（4）生肌玉红膏：功能活血祛腐、解毒止痛、润肤生肌收口。适用于创伤感染腐肉未脱，新肉未生之时，或日久不能收口者。

（5）红油膏：功能防腐生肌，适用于大多数创伤感染伤口。

（6）生肌白玉膏：功能润肤生肌收敛，适用于创伤感染腐肉已净，疮口不敛者。

【应用宜忌】凡皮肤湿烂，疮口腐化已尽，摊贴油膏，应薄而勤换，以免脓水浸淫皮肤，不易干燥。目前调制油膏大多应用凡士林作基质，凡士林系矿物油，也可刺激皮肤引起皮炎，如见此等现象应改用植物油或动物油。若对药物过敏者，则改用其他药。油膏用于溃疡腐肉已脱、新肉生长之时，摊贴宜薄，若过于厚涂则使肉芽生长过剩而延缓疮口愈合。

（三）箍围药

箍围药古称敷贴，是借药粉具有箍集围聚、收束疮毒的作用，从而促使创伤感染初起轻者可以消散；即使毒已结聚，也能促使疮形缩小，趋于局限，以便早日成脓和破溃；就是在破溃后，余肿未消者，也可用它来消肿，截其余毒。

凡创伤感染不论初起、成脓及溃后，肿势散漫不聚，而无集中之硬块者，均可使用本法。由于箍围药的药性有寒、热的不同，所以在应用时也应分别使用，方能收到预期效果。

（1）金黄散、玉露散：药性寒凉，功能清热消肿、散瘀化痰，适用于创伤感染红、肿、热、痛的一切阳证。金黄散对肿而有结块者，尤其对急性炎症控制后形成慢性迁移性炎症时更为适宜。玉露散对焮红、灼热、漫肿无块等效果更佳。

（2）回阳玉龙膏：药性温热，功能温经活血、散寒化痰，适用于创伤感染不红不热的一切阴证。

（3）冲和膏：药性平和，功能行气疏风、活血定痛、散瘀消肿，适于疮形肿而不高，痛而不甚，微红微热等证。

【应用宜忌】凡创伤感染初起，肿块局限者，一般宜用消散药。阳证不能用热性药敷贴，以免助长火毒。阴证不能用寒性药敷贴，以免寒湿痰瘀凝滞不化。箍围药敷后干燥之时，宜时时用液体湿润，以免药物剥落及干板不舒。

（四）掺药

将各种不同的药物研成粉末，根据制方规律，并按其不同的作用，配伍成方，用时掺布于膏药或油膏上，或直接掺布于病变部位，谓之掺药，古称散剂，现称粉剂。掺药的种类很多，用于治疗外科疾患，范围很广，溃疡和肿疡的消散、提脓、收口等均可应用。由于疾病的性质和阶段不同，应用时应根据具体情况选择用药，可掺布于膏药上、油膏上，或直接掺布于疮面上，或黏附在纸捻上再插入疮口内，或将药粉时时扑于病变部位，以达到消肿散毒、提脓去腐、腐蚀平胬、生肌收口、定痛止血、收涩止痒、清热解毒等目的。

1. 消散药

消散药具有渗透和消散作用，掺布于膏药或油膏上，贴于患处，可以直接发挥药力，使创伤感染蕴结之毒移深居浅，肿消毒散。适用于创伤感染初起，而肿势局限于一处者。

（1）阳毒内消散、红灵丹：具有活血止痛、消肿化痰之功，适用于一切阳证。

（2）阴毒内消散、桂麝散、黑退消：具有温经活血、破坚化痰、散风逐寒之功，适用于一切阴证。

【应用宜忌】若病变部肿势不局限者，选用箍围药较宜。

2. 提脓去腐药

该类药具有提脓去腐之功效，能使创伤感染内蓄之脓毒早日排出，腐肉迅速脱落。一切疮面在溃破之初，必须先用提脓去腐药。若脓水不能外出，则攻蚀越深，腐肉不去则新肉难生，不仅增加患者的痛苦，并影响疮口的愈合，甚至造成病情变化而危及生命。因此，提脓去腐是处理创伤感染早期的一种基本方法。

凡创伤感染初期，脓栓未溶，腐肉未脱，或脓水不净，新肉未生的阶段，均宜使用此类药。

提脓去腐的主药是升丹，升丹以其配制原料种类多寡之异，而有小升丹和大升丹之分。小升丹又称三仙丹，其配制的处方中只有水银、火硝和明矾三种药物。大升丹的配制处方除上述三种药品外，尚有皂矾、朱砂（硫化汞）、雄黄（三硫化二砷，含砷70%）及铅等。升药又可依其炼制所得成品的颜色有异而分为"红升"和"黄升"两种。两者的物理性质、化学成分、药理作用和临床用法等大同小异。升丹是中医外科中常用的一种药品，其主要化学成分为汞化合物，如氧化汞、硝酸汞等，红升丹中还含有氧化铅，其中的汞化合物有杀菌消毒作用，且有毒。药理研究证实，汞离子能和病菌呼吸酶中的硫氢基结合，使之固定而失去原有活力，使病原菌不能呼吸趋于死亡；硝酸汞是可溶性盐类，加水分解而成酸性溶液，对人体组织有缓和的腐蚀作用，可使与药物接触的病变组织蛋白质凝固坏死，逐渐与健康组织分离而脱落，具有"去腐"作用。目前采用的是一种小升丹，临床使用时，若疮口大者，可掺于疮口上；疮口小者，可黏附在药线上插入；亦可掺于膏药、油膏上盖贴。升丹因药性太猛，须加赋形剂使用，常用的有九一丹、八二丹、七三丹、五五丹、九黄丹等。在腐肉已脱，脓水已少的情况下，更宜减少升丹含量。此外，尚有不含升丹的提脓去腐药，如黑虎丹，可用于对升丹过敏者。

【应用宜忌】升丹属有毒刺激药品，凡对升丹过敏者应禁用。对大面积疮面应慎用，以防过多的吸收而发生汞中毒。凡见不明原因的高热、乏力、口有金属味等汞中毒症状时，应立即停用。若病变在眼部、唇部附近者，宜慎用，以免强烈的腐蚀有损容貌。此外，升丹放置陈久，可使药性缓和而减轻疼痛。升丹为汞制剂，宜用黑瓶贮藏，以免氧化变质。

3. 腐蚀药与平胬药

腐蚀药又称追蚀药，具有腐蚀组织的作用，掺布患处，能使创伤感染伤口病理组织得以腐蚀枯落。平胬药具有平复胬肉的作用，能使疮口增生的胬肉回缩。故凡创伤感染未溃或破溃后，疮口太小，引流不畅，或疮口僵硬，或胬肉突出，或腐肉不脱等不利收口时，均可使用。由于腐蚀平胬组方的药物不同，药性作用有强弱，在临床上需根据其适应证而分别使用。

（1）白降丹：适用于感染疮口太小，脓腐难去，用桑皮纸或丝绵纸做成裹药，插入疮口，使疮口开大，脓腐易出。如肿疡脓成不能穿溃，同时素体虚弱，而不愿接受手术治疗者，也可用白降丹少许，水调和，点放疮顶，代刀破头。

（2）平胬丹：适用于疮面胬肉突出，掺药其上，能使胬肉平复。

【应用宜忌】腐蚀药一般含有汞、砒成分，因汞、砒的腐蚀力较其他药物大，在应用时必须谨慎。尤其在头面、指、趾等肉薄近骨之处，不宜使用过烈的腐蚀药物。即使需要应用，必须加赋形剂减低其药力，以免伤及周围正常组织，待腐蚀功成，即应改用其他提脓去腐或生肌收口药。对汞、砒过敏者，则应禁用。

4. 生肌收口药

生肌收口药均具有解毒、收涩、收敛、促进新肉生长的作用，掺布疮面能使疮口加速愈合。疮疡溃后，当脓水将尽，或腐脱新生时，若仅靠机体的修复能力来长肉收口则较为缓慢。因此，生肌收口也是处理溃疮的一种基本方法。

凡创伤感染腐肉已脱、脓水将尽时，皆可使用此类药物。常用的生肌收口药，如生肌散、八宝丹等，不论阴证、阳证，均可掺布于疮面上应用。

【应用宜忌】脓毒未清、腐肉未净时，若早用生肌收口药，则不仅无益，反增溃烂，延缓治愈，甚或导致迫毒内攻之变。若已成漏管之证，即使用之，勉强收口，仍可复溃，此时需配以手术治疗，方可治愈。若溃疡肉色灰淡而少红活，新肉生长缓慢，则宜配合内服补养药和食物营养，内外兼施，以助新生。

5. 止血药

止血药具有收涩凝血的作用，掺布于出血处，外用纱布包扎固定，可以促使创口血液凝固而止血。适用于溃疡或创伤出血，凡属小络损伤而出血者，可以使用。

（1）桃花散：适用于溃疡出血。

（2）圣金刀散：适用于创伤性出血。

【应用宜忌】若大出血时，必须配合手术与内治等方法急救，以免发生失血性休克。

6. 清热收涩药

清热收涩药具有清热收涩止痒的作用，掺扑于皮肤病糜烂渗液不多的皮损处，可达到消肿、干燥、止痒之目的。适用于一切急性或亚急性创伤感染伤口渗液不多者。

（1）青黛散：其清热止痒的作用较强，故多用于皮肤大片潮红丘疹而无渗出液者。

（2）三石散：收涩生肌作用较好，皮肤糜烂，稍有渗出液而无红热之时，可直接干扑于皮损处，或先涂上一层油剂后再扑三石散，外加包扎。

【应用宜忌】一般不用于表皮糜烂、渗出液较多的皮损处，用后反使渗液不能流出，容易导致自身过敏性皮炎。亦不宜用于多毛发的部位，因药粉不能直接掺扑于皮损处，同时粉末与毛发易黏结成团而无益于治疗。

7. 酊剂

酊剂是将各种不同的药物，浸泡于乙醇溶液内，最后倾取其药液，即为酊剂。一般用于创伤感染未溃者。红灵酒有活血、消肿、止痛之功，用于未溃之时，如已溃，疮口上方也可使用。

【应用宜忌】一般酊剂有刺激性，所以凡感染伤口破溃后，或皮肤病有糜烂者，均禁用。酊剂应盛于遮光密闭容器中，充装宜满，并在凉暗处保存。

（五）草药

草药药源丰富，使用方便，价格低廉，疗效较好，民间使用草药治疗外科疾病积累了很多的经验。一切创伤感染伤口具有红肿热痛的阳证或创伤浅表出血者均可应用。

（1）蒲公英、紫花地丁、马齿苋、芙蓉花叶、野菊花叶、七叶一枝花、丝瓜叶等，具有清热解毒消肿之功，适用于阳证感染。用时将鲜草药洗净，加食盐少许，捣烂敷患处，一日调换 1 ~ 2 次。

（2）旱莲草、白茅花、丝瓜叶等，有止血之功，适用于浅表损伤之止血。用时洗净，捣烂后敷出血处加压包扎，白茅花不用捣烂可直接敷用。

【应用宜忌】用鲜草药外敷时，必须先洗净，捣烂外敷，或用 1:5000 高锰酸钾溶液浸泡后捣烂外敷，敷后应注意干湿度，干后可用冷开水时时湿润，以免患部干绷不舒。

二、其他疗法

其他疗法有垫棉法、引流法、药筒拔法、针灸法、熏法、熨法、热烘疗法、滚刺疗法、洗涤法等，现将临床常用的垫棉法和引流法介绍如下。

（一）垫棉法

垫棉法是用棉花或纱布折叠成块以衬垫疮部的一种辅助疗法。它是借着加压的力量，使溃疡的脓液不致下袋而潴留，或使过大的溃疡空腔皮肤与新肉得以黏合而达到愈合的目的。适用于感染脓出不畅有袋脓者，或疮孔窦道形成脓水不易排尽者，或溃疡脓腐已尽，新肉已生，但皮肉一时不能黏合者。

如袋脓者，使用时将棉花或纱布垫衬在疮口下方空隙处，并用宽绷带绷住固定。对窦道深而脓水不易排尽者，用棉垫压迫整个窦道空腔，并用绷带扎紧。溃疡空腔的皮肤与新肉一时不能黏合者，使用时可将棉垫按空腔的范围稍为放大，满垫在疮口之上，再用阔带绷紧。至于腋部、腘窝部的疮疡，最易形成袋脓或形成空腔，延缓疮口愈合或虽愈合而易复溃，故应早日使用垫棉法。具体应用时，需根据不同部位，在垫棉后采用不同的绷带予以加压固定，如项部用四头带，腹壁多用多头带，会阴部用丁字带，腋部、腘窝部用三角巾包扎，小范围的用阔橡皮膏加压固定。

【应用宜忌】　在急性炎症红肿热痛尚未消退时不可应用，否则有促使炎症扩散之弊。应用本法，若未获得预期效果时，则宜采取扩创引流手术。

（二）引流法

引流法是在脓肿切开或自行溃破后，运用药线、导管或扩创等法使脓液畅流，腐脱新生，防止毒邪扩散，促使溃疡早日愈合的治法。引流法包括药线引流、导管引流和扩创引流等。

1. 药线引流

药线俗称纸捻或药捻，大多采用桑皮纸，也可应用丝绵纸或拷贝纸等。按临床实际需要，将纸裁成宽窄长短适度，搓成大小长短不同线形药线备用。药线的类别有外黏药物及内裹药物两类，目前临床上大多应用外黏药物的药线。它是借着药物及物理作用，插入溃疡疮孔中，使脓水外流；同时利用药线之线形，使坏死组织附着于药线而使之外出；此外，尚能探查脓肿的深浅，以及有无死骨的存在。探查有无死骨是利用药线绞形之螺纹，如触及粗糙骨质者，则说明疮疡已损骨无疑。采用药线引流和探查，具有方便、痛苦少、患者能自行更换等优点。目前将捻制成的药线经过高压蒸气消毒后应用，使之无菌而更臻完善。适用于溃疡疮口过小，脓水不易排出者，或已成瘘管、窦道者。

药线引流法常用的有外黏药物法和内裹药物法。外黏药物法分为两种：一种是将搓成的纸线临用时放在油中或水中润湿，蘸药插入疮口；另一种是预先用白及汁与药和匀，黏附在纸线上，候干存贮，随时取用。目前大多采用前法。外黏药物多用含有升丹成分的方剂或黑虎丹等，因有提脓祛腐的作用，故适用于溃疡疮口过深过小、脓水不易排出者。内裹药物法是将药物预先放在纸内，裹好搓成线状备用。内裹药物多用白降丹、枯痔散等，因其具有腐蚀化管的作用，故适用于溃疡已成瘘管或窦道者。

【应用宜忌】药线插入疮口中，应留出一小部分在疮口之外，并应将留出的药线末端向疮口侧方或下方折放，再以膏药或油膏盖贴固定。如脓水已尽，流出淡黄色黏稠液体时，即使脓腔尚深，也不可再插药线，否则延缓收口的时间。

2. 导管引流

古代导管用铜制成，目前多采用塑胶管或橡皮管。导管引流较之药线引流更易使脓液流出，从而达到脓毒外泄的目的。适用于创伤感染后脓腔较深、脓液不易畅流者。

应用时将消毒的导管轻轻插入疮口，达到底部后，再稍退出一些即可。当管腔中已有脓液排出时，即用橡皮膏固定导管，外盖厚层纱布；当脓液减少后，改用药线引流。

【应用宜忌】导管应放置在疮口较低的一端，以使脓液畅流。导管必须固定，以防滑脱或落入疮口内。

管腔如被腐肉阻塞，可松动引流管或轻轻冲洗，以保持引流通畅。

3. 扩创引流

扩创引流即应用手术的方法来进行引流。适用于创伤感染后有袋脓或破溃后形成空腔者。

应用时在消毒局麻下，对脓腔范围较小者，只需用手术刀将疮口上下延伸即可；如脓腔范围较大者，可作十字形扩创。

【应用宜忌】扩创后，须用消毒棉花按疮口大小，蘸八二丹或七三丹嵌塞疮口以祛腐，并加压固定，以防止出血，以后可按溃疡处理。

主要参考文献

[1] 陈潮祖. 中医治法与方剂 [M]. 北京：人民卫生出版社，2009

[2] 李曰庆. 中医外科学 [M]. 北京：中国中医药出版社，2007

第五章　中医治疗创伤感染的方剂

第一节　清热剂

一、清气分热剂

白虎汤

【组成】石膏 50g　知母 18g　炙甘草 6g　粳米 9g

【功用】清热生津，除烦止渴。

【主治】疮疡气分热盛证。局部红肿热痛，壮热面赤，烦渴引饮，汗出恶热，脉洪大有力。

【用法】水煎服。

【应用】

1. 辨证要点　本方为治阳明气分热盛证的基础方。临床应用以身大热，汗大出，口大渴，脉洪大之"四大"为辨证要点。

2. 加减变化　若气血两燔，引动肝风，见神昏谵语、抽搐者，加羚羊角、水牛角以凉肝熄风；若兼阳明腑实，见神昏谵语、大便秘结、小便赤涩者，加大黄、芒硝以泻热攻积；消渴病而见烦渴引饮，属胃热者，可加天花粉、芦根、麦门冬等以增强清热生津之力。

3. 现代应用　本方常用于感染性疾病，如创伤感染初期高热汗出等属气分热盛者。

4. 应用宜忌　表证未解的无汗发热，口不渴者；脉见浮细或沉者；血虚发热，脉洪不胜重按者；真寒假热的阴盛格阳证等均不可误用。

竹叶石膏汤

【组成】竹叶6g　石膏50g　半夏9g　麦门冬20g　人参6g　炙甘草6g　粳米10g

【功用】清热生津，益气和胃。

【主治】疮疡余热未清，气津两伤证。局部肿痛，身热多汗，心胸烦闷，气逆欲呕，口干喜饮，或虚烦不寐，舌红苔少，脉虚数。

【用法】水煎服。

【应用】

1. 辨证要点　本方为治疗热病后期，余热未清，气阴耗伤的常用方。临床应用以身热多汗，气逆欲呕，烦渴喜饮，舌红少津，脉虚数为辨证要点。

2. 加减变化　若胃阴不足，胃火上逆，口舌糜烂，舌红而干，可加石斛、天花粉等以清热养阴生津；胃火炽盛，消谷善饥，舌红脉数者，可加知母、天花粉以增强清热生津之效；气分热犹盛，可加知母、黄连，增强清热之力。

3. 现代应用 本方常用于感染性疾病属气津两伤者，胃热阴伤者亦可应用。

4. 应用宜忌 本方清凉质润，如内有痰湿，或阳虚发热，均应忌用。

二、清营分热剂

清营汤

【组成】水牛角_{先煎}30g 生地黄15g 玄参9g 竹叶心3g 麦冬9g 丹参6g 黄连5g 金银花9g 连翘心6g

【功用】清营解毒，透热养阴。

【主治】疮疡热入营分证。局部肿胀疼痛，身热夜甚，神烦少寐，时有谵语，日常喜开或喜闭，口渴或不渴，斑疹隐隐，脉细数，舌绛而干。

【用法】水煎服，水牛角镑片先煎，后下余药。

【应用】

1. 辨证要点 本方为治疗热邪初入营分证的常用方。临床应用以身热夜甚，神烦少寐，斑疹隐隐，舌绛而干，脉数为辨证要点。

2. 加减变化 若寸脉大，舌干较甚者，可去黄连，以免苦燥伤阴；若热陷心包而窍闭神昏者，可予安宫牛黄丸或至宝丹合用以清心开窍；若营热动风而见痉厥抽搐者，可配用紫雪，或酌加羚羊角、钩藤、地龙以熄风止痉；若兼热痰，可加竹沥、天竹黄、川贝母之属，清热涤痰；营热多系由气分传入，如气分热邪犹盛，可重用金银花、连翘、黄连，或更加石膏、知母，及大青叶、板蓝根、贯众之属，增强清热解毒之力。

3. 现代应用　本方常用于创伤感染败血症属热入营分者。

4. 应用宜忌　使用本方应注意舌诊，《温病条辨》说："舌白滑者，不可与也"，并在该条自注中说："舌白滑，不惟热重，湿亦重矣，湿重忌柔润药"，以防滋腻而助湿留邪。

三、清血分热剂

犀角地黄汤

【组成】水牛角_{先煎}30g　生地黄 24g　芍药 12g
牡丹皮 9g

【功用】清热解毒，凉血散瘀。

【主治】疮疡热入血分证。

1. 热扰心神，身热谵语，舌绛起刺，脉细数。

2. 热伤血络，斑色紫黑、吐血、衄血、便血、尿血等，舌红绛，脉数。

3. 蓄血瘀热，喜忘如狂，漱水不欲咽，大便色黑易解等。

【用法】水煎服，水牛角镑片先煎，后下余药。

【应用】

1. 辨证要点　本方是治疗创伤感染热入血分证的常用方。临床应用以各种失血，斑色紫黑，神昏谵语，身热舌绛为辨证要点。

2. 加减变化　若见蓄血、喜忘如狂者，系热燔血分，邪热与瘀血互结，可加大黄、黄芩，以清热逐瘀与凉血散瘀同用；郁怒而夹肝火者，加柴胡、黄芩、栀子以清泻肝火；用治热迫血溢之出血证，可酌加白茅根、侧柏炭、小蓟等，以增强凉血止血之功。

3. 现代应用　本方常用于感染性败血症、弥散性血管内凝血（DIC）等属血分热盛者。

4. 应用宜忌　本方寒凉清滋，对于阳虚失血，脾胃虚弱者忌用。

第二节　解毒剂

一、解热毒剂

黄连解毒汤

【组成】黄连 9g　黄芩 6g　黄柏 6g　栀子 9g

【功用】泻火解毒。

【主治】创伤感染中期三焦火毒证。局部红肿热痛，大热烦躁，口燥咽干，错语不眠；或热病吐血、衄血；或热甚发斑，或身热下利，或创伤痈肿疔毒，小便黄赤，舌红苔黄，脉数有力。

【用法】水煎服。

【应用】

1. 辨证要点　本方为苦寒直折，清热解毒的基础方。临床应用以大热烦躁，口燥咽干，舌红苔黄，脉数有力为辨证要点。

2. 加减变化　便秘者，加大黄以泻下焦实热；吐血、衄血、发斑者，酌加玄参、生地、牡丹皮以清热凉血；疗疮肿毒者，加蒲公英、金银花、连翘，增强清热解毒之力。

3. 现代应用　本方常用于创伤感染败血症、脓毒症等热毒者。

4. 应用宜忌　本方为大苦大寒之剂，久服或过量易伤脾胃，非火盛者不宜使用。

二、解肿毒剂

普济消毒饮

【组成】黄芩_{酒炒}15g　黄连_{酒炒}15g　陈皮_{去白}6g　生甘草6g　玄参6g　柴胡6g　桔梗6g　连翘3g　板蓝根3g　马勃3g　牛蒡子3g　僵蚕2g　升麻2g

【功用】清热解毒，疏风散邪。

【主治】创伤感染。恶寒发热，头面红肿焮痛，目不能开，咽喉不利，舌燥口渴，舌红苔白兼黄，脉浮数有力。

【用法】水煎服。

【应用】

1. 辨证要点 本方为治疗创伤感染的常用方剂。临床应用以头面红肿焮痛，恶寒发热，舌红苔白兼黄，脉浮数为辨证要点。

2. 加减变化 若大便秘结者，可加酒大黄以泻热通便；若上焦风热甚，咽喉肿痛者，去人参，加薄荷。

3. 现代应用 本方常用于各类创伤感染性疾病，属风热邪毒者。

4. 应用宜忌 感染属阴证及脾胃虚寒者忌用。

仙方活命饮

【组成】白芷 3g 贝母 6g 防风 6g 赤芍药 6g 当归尾 6g 甘草节 6g 皂角刺_炒6g 穿山甲_炙6g 天花粉 6g 乳香 6g 没药 6g 金银花 9g 陈皮 9g

【功用】清热解毒，消肿溃坚，活血止痛。

【主治】创伤感染阳证肿毒初起。红肿焮痛，或身热凛寒，苔薄白或黄，脉数有力。

【用法】水煎服。

【应用】

1. 辨证要点 凡创伤感染初起属于阳证者均可应用。临床应用以局部红肿焮痛，甚则伴有身热凛寒，脉数有力为辨证要点。

2. 加减变化 红肿痛甚，热毒重者，可加蒲公英、连翘、紫花地丁、野菊花等以加强清热解毒之力；

便秘者，加大黄以泻热通便；血热盛者加牡丹皮以凉血；气虚者加黄芪以补气；不善饮酒者可酒水各半或用清水煎服。本方除煎煮取汁内服外，其药渣可捣烂外敷。

3. 现代应用　本方常用于治疗创伤感染化脓性炎症、深部脓肿等属阳证、实证者。

4. 应用宜忌　本方只可用于痈肿未溃之前，若已溃断不可用；本方性偏寒凉，阴证疮疡忌用；脾胃本虚，气血不足者均应慎用。

五味消毒饮

【组成】金银花 15g　野菊花 6g　蒲公英 6g　紫花地丁 6g　紫背天葵子 6g

【功用】清热解毒。

【主治】创伤感染初起，症见发热恶寒，局部红肿热痛，舌红苔黄，脉数者。

【用法】水煎服。

【应用】

1. 辨证要点　创伤感染初起应用，外用内服均可。临床应用以局部红肿热痛，身热凛寒，脉数为辨证要点。

2. 加减变化　如热重，可加黄连、连翘之类清泄热毒；血热毒盛，加赤芍、牡丹皮、生地黄等，以凉血解毒。

3. 现代应用　本方常治创伤急性感染有热肿毒证

候者。

4. 应用宜忌 本方性偏寒凉，阴证疮疡忌用；脾胃本虚，气血不足者均应慎用。

第三节 开窍剂

一、凉开剂

安宫牛黄丸

【组成】牛黄 30g 郁金 30g 水牛角 30g 黄连 30g 朱砂 30g 冰片 7.5g 麝香 7.5g 珍珠 15g 山栀 30g 雄黄 30g 黄芩 30g

【功用】清热解毒，开窍醒神。

【主治】创伤感染中后期邪热内陷心包证。高热烦躁，神昏谵语，舌謇肢厥，舌红或绛，脉数有力。

【用法】以上 11 味药物加适量炼蜜制成大蜜丸。每丸重 3g，口服，成人一次 1 丸，一日 1 次；小儿 3 岁以内 1 次 1/4 丸，4~6 岁 1 次 1/2 丸，每日 1 次。昏迷不能口服者，鼻饲给药。

【应用】

1. 辨证要点 本方为治疗创伤感染热陷心包证的常用方，亦是凉开法的代表方。凡神昏谵语属邪热内陷心包者，均可应用。临床应用以高热烦躁，神昏谵语，舌红或绛，苔黄燥，脉数有力为辨证要点。

2. 加减变化　用《温病条辨》清营汤煎汤送服本方，可加强清心解毒之力；若创伤感染逆传心包者，可用金银花、薄荷或银翘散加减煎汤送服本方，以增强清热透解作用；若邪陷心包，兼有腑实，症见神昏舌短、大便秘结、饮不解渴者，宜开窍与攻下并用，以安宫牛黄丸2粒化开，调生大黄末9g内服，先服一半，不效再服；热闭证见脉虚，有内闭外脱之势者，急宜人参煎汤送服本方。

3. 现代应用　本方常用于颅脑外伤及创伤感染之脓毒症引起的高热神昏等属热闭心包者。

4. 应用宜忌　本方孕妇慎用。

紫雪丹

【组成】寒水石1.5kg　石膏1.5kg　磁石1.5kg　滑石1.5kg　玄参500g　羚羊角150g　水牛角150g　升麻250g　沉香150g　丁香30g　青木香150g　甘草_炙240g

【功用】清热开窍，熄风止痉。

【主治】创伤感染中后期热闭心包及热盛动风证。症见高热烦躁，神昏谵语，痉厥，口渴唇焦，尿赤便闭，舌质红绛，苔黄燥，脉数有力或弦数。

【用法】口服，成人每次1.5~3g，每日2次；周岁小儿每次0.3g，5岁以内小儿每增1岁，逆增0.3g，每日1次；5岁以上小儿酌情服用。昏迷不能口服者，鼻饲给药。

【应用】

1. 辨证要点　本方为治疗创伤感染热闭心包，热盛动风证的常用方。临床应用以高热烦躁，神昏谵语，痉厥，舌红绛，脉数实为辨证要点。

2. 加减变化　伴见气阴两伤者，宜以生脉散煎汤送服本方，或本方与生脉注射液同用，以防内闭外脱。

3. 现代应用　本方常用于治疗各种创伤发热感染性疾病，如败血症、肝昏迷热毒炽盛所致的高热神昏抽搐者。

4. 应用宜忌　本方服用过量有损伤元气之弊，甚者可出现大汗、肢冷、心悸、气促等症，故应中病即止。孕妇禁用。

至宝丹

【组成】水牛角 30g　生玳瑁 30g　琥珀 30g　朱砂 30g　雄黄 30g　牛黄 0.3g　龙脑 0.3g　麝香 0.3g　安息香 30g　金、银箔各 50 张

【功用】化浊开窍，清热解毒。

【主治】创伤感染中后期痰热内闭心包证。症见神昏谵语，身热烦躁，痰盛气粗，舌绛苔黄垢腻，脉滑数。

【用法】以上诸药加适量炼蜜制成大蜜丸，每丸重 3g。口服，成人每次 1 丸，每日 1 次，小儿减量。昏迷不能口服者，鼻饲给药。

本方与安宫牛黄丸、紫雪丹均可清热开窍，治疗

热闭证，合称"开窍三宝"。其中安宫牛黄丸长于清热解毒，适用于邪热偏盛而身热较重者；紫雪丹长于熄风止痉，适用于兼有热动肝风而痉厥抽搐者；至宝丹长于芳香开窍，化浊辟秽，适用于痰浊偏盛而昏迷较重者。

【应用】

1. 辨证要点　本方是治疗创伤感染痰热内闭心包证的常用方。临床应用以神昏谵语，身热烦躁，痰盛气粗，舌绛苔黄垢腻，脉滑数为辨证要点。

2. 加减变化　本方清热之力相对不足，可用《温病条辨》清营汤送服本方，以加强清心解毒之功；若湿热酿痰，蒙蔽心包，热邪与痰浊并重，症见身热不退、朝轻暮重、神识昏蒙、舌绛上有黄浊苔垢者，可用《温病全书》菖蒲郁金汤（石菖蒲、炒栀子、鲜竹叶、牡丹皮、郁金、连翘、灯芯草、木通、淡竹茹、紫金片）煎汤送服本方，以清热利湿、化痰开窍；如营分受热，瘀阻血络，瘀热交阻心包，症见身热夜甚、谵语昏狂、舌绛无苔或紫暗而润、脉沉涩者，则当通瘀泄热与开窍透络并进，可用《重订通俗伤寒论》犀地清络饮（水牛角汁、丹皮、连翘、淡竹沥、鲜生地、生赤芍、桃仁、生姜汁、鲜石菖蒲汁、鲜茅根、灯芯草）煎汤送服本方；如本方证有内闭外脱之势，急宜人参煎汤送服本方。

3. 现代应用　本方常用于急性创伤感染证属痰热内闭者。

4. 应用宜忌　本方芳香辛燥之品较多，有耗阴劫液之弊，故神昏谵语由阳盛阴虚所致者忌用。孕妇慎用。

二、温开剂

苏合香丸

【组成】白术 30g　光明砂 30g　麝香 30g　诃黎勒皮 30g　香附子 30g　沉香 30g　青木香 30g　丁香 30g　安息香 30g　白檀香 30g　荜茇 30g　水牛角 30g　薰陆香 15g　苏合香 15g　龙脑香 15g

【功用】芳香开窍，行气止痛。

【主治】创伤感染后期寒闭证。突然昏倒，牙关紧闭，不省人事，苔白，脉迟者。

【用法】丸剂，口服，成人每次 1 丸，小儿酌减，每日 1～3 次，温开水送服。昏迷不能口服者，可鼻饲给药。

【应用】

1. 辨证要点　本方为温开法的代表方，又是治疗创伤感染寒闭证属于寒凝气滞证的常用方。临床应用以突然昏倒，不省人事，牙关紧闭，苔白，脉迟为辨证要点。

2. 现代应用　本方常用于急性创伤感染出现肝昏迷等证属寒闭或寒凝气滞者。

3. 应用宜忌　本方药物辛香走窜，有损胎气，孕妇慎用；脱证、热闭者禁用。

第四节　理气活血剂

一、行气止痛剂

柴胡疏肝散

【组成】柴胡6g　陈皮6g　川芎4.5g　香附4.5g
枳壳4.5g　白芍4.5g　甘草$_{炙}$1.5g

【功用】疏肝行气，活血止痛。

【主治】创伤感染肝郁气滞痛证。局部肿胀游走
性疼痛，胸膈痞闷善太息，脘腹胀痛，脉弦。

【用法】水煎服。

【应用】

1. 辨证要点　本方临床应用以创伤感染气滞疼
痛，胸膈痞闷，胁肋胀痛为辨证要点。

2. 加减变化　若气郁偏重者，可重用香附，酌加
木香、厚朴等以助行气解郁；血瘀偏重者，重用川芎，
酌加桃仁、赤芍、红花等以助活血祛瘀；火郁偏重者，
酌加山栀、黄芩、黄连以助清热泻火。

3. 现代应用　本方常用于创伤感染后气滞疼
痛者。

金铃子散

【组成】 金铃子 30g　延胡索 30g

【功用】 疏肝泄热，活血止痛。

【主治】 创伤感染肝郁化火证。胸腹胁肋诸痛，时发时止，口苦，舌红苔黄，脉弦数。

【用法】 为末，每服 6～9g 酒或开水送下；亦可作汤剂，水煎服。

【应用】

1. 辨证要点　本方为治疗创伤感染肝郁化火之胸腹胁肋疼痛的常用方，亦是治疗气郁血滞而致诸痛的基础方。临床应用以胸腹胁肋诸痛，口苦，苔黄，脉弦数为辨证要点。

2. 加减变化　本方所治疼痛范围甚广，可根据具体病位适当加味。如用于治疗胸胁疼痛，可酌加郁金、柴胡、香附等；脘腹疼痛，可酌加木香、陈皮、砂仁等。

3. 现代应用　本方常用于创伤感染证属肝郁化火者。

4. 应用宜忌　若肝气郁滞属寒者，则不宜单独使用。

二、活血化瘀剂

血府逐瘀汤

【组成】 桃仁 12g　红花 9g　当归 9g　生地黄 9g

川芎4.5g　赤芍6g　牛膝9g　桔梗4.5g　柴胡3g
枳壳6g　甘草6g

【功用】活血化瘀，行气止痛。

【主治】创伤感染血瘀证。症见疼痛，日久不愈，痛如针刺而有定处，唇暗或两目暗黑，舌质暗红，或舌有瘀斑、瘀点，脉涩或弦紧。

【用法】水煎服。

【应用】

1. 辨证要点　本方广泛用于因创伤瘀血而引起的多种病证。临床应用以创伤处疼痛，痛有定处，舌暗红或有瘀斑，脉涩或弦紧为辨证要点。

2. 加减变化　若瘀痛入络，可加全蝎、穿山甲、地龙、三棱、莪术等以破血通络止痛；气机郁滞较重，加川楝子、香附、青皮等以疏肝理气止痛；胁下有痞块，属血瘀者，可酌加丹参、郁金、䗪虫、水蛭等以活血破瘀，消癥化滞。

3. 现代应用　本方常用于创伤感染证属血瘀气滞者。

4. 应用宜忌　由于方中活血祛瘀药较多，孕妇忌用。

复元活血汤

【组成】柴胡15g　瓜蒌根9g　当归9g　红花6g
甘草6g　穿山甲6g　大黄_{酒浸}30g　桃仁_{酒浸}15g

【功用】活血祛瘀，疏肝通络。

【主治】跌打损伤、瘀血阻滞证。症见胁肋瘀肿，痛不可忍。

【用法】水煎服。

【应用】

1. 辨证要点 本方为治疗跌打损伤后创伤感染瘀血阻滞的常用方。临床应用以胁肋瘀肿疼痛为辨证要点。

2. 加减变化 瘀重而痛甚者，加三七或酌加乳香、没药、延胡索等增强活血祛瘀、消肿止痛之功；气滞重而痛甚者，可加川芎、香附、郁金、青皮等以增强行气止痛之力。

3. 现代应用 本方常用于胸肋部挫伤引起创伤感染证属瘀血停滞者。

4. 应用宜忌 应用本方，服药后应"以利为度"，若"得利痛减"，而病未痊愈者，必须更换方剂或调整原方剂量。孕妇忌服。

三、止血剂

十灰散

【组成】大蓟 9g　小蓟 9g　荷叶 9g　侧柏叶 9g 茅根 9g　茜根 9g　山栀 9g　大黄 9g　牡丹皮 9g　棕榈皮 9g

【功用】凉血止血。

【主治】创伤感染血热妄行之出血证。症见呕血、吐血、咯血、嗽血、衄血等，血色鲜红，来势急暴，舌红，脉数。

【用法】各药烧炭存性，为末，藕汁或萝卜汁磨京墨适量，调服 9~15g；亦可作汤剂，水煎服，用量按原方比例酌定。

【应用】

1. 辨证要点　本方主治创伤感染中火热炽盛，气火上冲，损伤血络，离经妄行所致上部出血诸症，此方寓止血于清热泻火之中，寄祛瘀于凉血止血之内，为一首急救止血方剂。临床以血色鲜红，舌红苔黄，脉数为辨证要点。

2. 加减变化　若气火上逆、血热较盛者，可用本方改作汤剂使用，酌加大大黄、栀子的用量，作为君药，并可配入牛膝、代赭石等镇降之品，引血下行。

3. 现代应用　本方常用于创伤感染合并上消化道出血、咯血等血热妄行者。

4. 应用宜忌　本方为急则治标之剂，血止之后，还当审因图本，方能巩固疗效；对虚寒性出血则不宜使用。本方为散剂，既可内服，也能外用，但应预先制备，使火气消退，方可使用。方中药物皆烧炭，但应注意"存性"，否则药效不确。

第五节　通下剂

一、泄热通下剂

大承气汤

【组成】大黄_{酒洗}12g　厚朴_{去皮}24g　枳实_炙12g　芒

硝 9g

【功用】 峻下热结。

【主治】 创伤感染中期阳明腑实证。症见皮损高肿疼痛，大便不通，腹痛拒按，按之则硬，甚或壮热烦躁，手足汗出，舌苔黄燥起刺，或焦黑燥裂，脉沉实。

【用法】 水煎，先煎厚朴、枳实，后下大黄，芒硝溶服。

【应用】

1. 辨证要点 本方为治疗创伤感染肠功能障碍之阳明腑实证的基础方，又是通下法的代表方。临床应用以痞、满、燥、实、坚五症，肠鸣音减弱甚或消失，舌红苔黄，脉沉实为辨证要点。大承气汤为"峻下剂"；小承气汤不用芒硝，且三味同煎，为"轻下剂"；调胃承气汤不用枳实、厚朴，加甘草 6g，为"缓下剂"，临床根据症状轻重缓急选方用药。

2. 加减变化 若兼气虚者，宜加人参以补气，以防泻下气脱；兼阴津不足者，宜加玄参，生地等以滋阴润燥。

3. 现代应用 本方常用于创伤感染引起的全身炎症反应综合征及肠功能障碍者或某些热性病过程中出现高热、神昏谵语、惊厥、发狂而见大便不通、苔黄脉实者。

4. 应用宜忌 本方为泻下峻剂，凡气虚阴亏、燥结不甚者，以及年老、体弱等均应慎用；孕妇禁用；注意中病即止，以免耗损正气。

二、扶正通下剂

新加黄龙汤

【组成】细生地 15g 生甘草 6g 人参 4.5g 生大黄 9g 芒硝 3g 玄参 15g 麦冬 15g 当归 4.5g 海参 2 条 姜汁 6 匙

【功用】泄热通便，滋阴益气。

【主治】创伤感染热结里实，气阴不足证。症见皮损高热肿痛，大便秘结，脘腹胀满而硬，神疲少气，口干咽燥，唇裂舌焦，苔焦黄或焦黑，脉虚。

【用法】水煎服。

【应用】

1. 辨证要点 本方为创伤感染中攻补兼施的代表方，临床应用以大便秘结，或自利清水，脘腹胀满，身热口渴，神倦少气，舌苔焦黄或黑，脉虚为辨证要点。

2. 加减变化 老年气血虚者，去芒硝，以减缓泻下之力，示人以保护正气之意。或适当增加参、归用量以加强补虚扶正之力。

3. 现代应用 本方常用于创伤感染后期肠功能障碍等属于阳明腑实，而兼气血不足者。

4. 应用宜忌 创伤感染阳明燥实证中非正气虚血不足者慎用。

三、增液通下剂

增液承气汤

【组成】玄参 30g　麦冬 24g　细生地 24g　大黄 9g　芒硝 4.5g

【功用】滋阴增液，泄热通便。

【主治】创伤感染中后期热结阴亏证。症见燥屎不行，下之不通，脘腹胀满，口干唇燥，舌红苔黄，脉细数。

【用法】水煎服。

【应用】

1. 辨证要点　本方为治疗创伤感染津亏肠燥所致大便秘结之常用方。临床应用以便秘，口渴，舌干红，脉细数或沉而无力为辨证要点。

2. 现代应用　本方常用于多器官功能障碍之肠功能异常津亏肠燥便秘，以及习惯性便秘等证属阴津不足者。

3. 应用宜忌　创伤感染阳明腑实证中无津液亏损、舌红绛者，慎用。

四、化瘀通下剂

桃仁承气汤

【组成】大黄 12g　芒硝_{冲服}6g　桃仁 12g　桂枝 6g　甘草_炙6g

【功用】泄热逐瘀。

【主治】创伤感染瘀血阻络兼阳明腑实证。局部肿胀疼痛，疼痛固定，呈刺痛，少腹急结，小便自利，大便黑或大便秘结，神志如狂，甚则烦躁谵语，至夜发热者。

【用法】水煎服。

【应用】

1. 辨证要点　本方为治疗创伤感染瘀血阻络阳明腑实证的常用方。临床应用以少腹急结，小便自利，大便秘结，脉沉实或涩为辨证要点。

2. 加减变化　如兼气滞者，酌加香附、乌药、枳实、青皮、木香等以理气止痛。对于火旺而血郁于上之吐血、衄血，可以本方釜底抽薪，引血下行，并可酌加生地、牡丹皮、栀子等以清热凉血。

3. 现代应用　本方常用于创伤后全身炎症反应患者大便秘结者。

4. 应用宜忌　因本方为破血下瘀之剂，孕妇禁用。

五、导赤通下剂

导赤承气汤

【组成】细生地15g　赤芍9g　生大黄9g　芒硝3g　黄连6g　黄柏6g

【功用】攻下热结，清泻火腑。

【主治】创伤感染阳明腑实、小肠热盛证。症见皮损高热肿痛，大便秘结，小便赤涩刺痛，烦热口渴，或口舌生疮，舌红，脉数。

【用法】水煎服。

【应用】

1. 辨证要点　本方为创伤感染中心经火热下移小肠合并阳明腑实证的代表方，临床应用以心胸烦热，口舌生疮，小便赤涩及大便秘结为辨证要点。

2. 加减变化　心热移于小肠，小便不通，可加车前子、赤茯苓以增强清热利水之功；阴虚较甚，加麦冬增强清心养阴之力；小便淋涩明显，加萹蓄、瞿麦、滑石之类，增强利尿通淋之效。

3. 现代应用　本方常用于创伤感染合并泌尿系感染属下焦湿热者。

4. 应用宜忌　创伤感染阳明腑实证但无尿路感染者，慎用。

六、开窍通下剂

牛黄承气汤

【组成】安宫牛黄丸 2 丸　　大黄末 9g

【功用】通腑开窍。

【主治】创伤感染热入心包，兼有阳明腑实证。症见皮损高热肿痛，神昏谵语，大便不通，身体灼热，四肢厥逆，舌绛，苔黄燥，脉沉滑数。

【用法】将安宫牛黄丸化开，调下大黄末，先服一半，不知再服。

【应用】

1. 辨证要点　本方为创伤感染热入心包，阳明腑实证的代表方，临床应用以神昏谵语，大便不通，身体灼热为辨证要点。

2. 加减变化　上方不可过量，中病即止。

3. 现代应用　本方常用于创伤感染后全身炎症反应引起的中枢神经系统感染性疾病、脑炎、脑膜炎等。

4. 应用宜忌　创伤感染虽有阳明腑实证，但无神昏谵语、四肢厥逆等中枢神经系统症状者，禁用。

第六节　内托剂

一、透托剂

透脓散

【组成】生黄芪 12g　山甲末 3g　川芎 9g　当归 6g　皂角刺 4.5g

【功用】透脓托毒。

【主治】创伤感染诸毒内脓已成，不易外溃者。

【用法】水煎服。

【应用】黄芪生用益气托毒，佐以当归、川芎活血和营，山甲、皂角刺消散穿透，直达病所，软坚溃脓。全方共奏托毒溃脓之功效。

本方适用于实证，使用时也可去黄芪，以免益气助火。

二、补托剂

托里消毒饮

【组成】人参 3g　黄芪 3g　当归 3g　川芎 3g　芍药 3g　白术 3g　茯苓 3g　白芷 2.1g　金银花 2.1g　甘草 1.5g

【功用】补益气血，托毒消肿。

【主治】用于疮疡体虚邪盛，脓毒不易外达者。

【用法】水煎服。

【应用】人参、黄芪、茯苓、白术益气托毒；当归、芍药、川芎养血活血，气血调理，正气充盛，则利于托里排毒；金银花、甘草清热解毒；白芷止痛排脓。合而用之，既可托毒外出，又可消肿解毒，故名托里消毒饮。

第七节　补益剂

一、益气剂

四君子汤

【组成】人参 9g　白术 9g　茯苓 9g　甘草炙6g

【功用】益气健脾。

【主治】创伤感染后期气虚证。症见面色萎白，语声低微，气短乏力，食少便溏，舌淡苔白，脉虚弱。

【用法】水煎服。

【应用】

1. 辨证要点　本方为治疗创伤感染后期气虚证的基础方。临床应用以感染后期出现面白食少，气短乏力，舌淡苔白，脉虚弱为辨证要点。

2. 加减变化　若呕吐者，加半夏以降逆止呕；胸膈痞满者，加枳壳、陈皮以行气宽胸；心悸失眠者，加酸枣仁以宁心安神；兼畏寒肢冷、脘腹疼痛者，加干姜、附子以温中祛寒。

3. 现代应用　本方常用于创伤感染后期属脾气虚者。

4. 应用宜忌　脾胃实热证及阴虚火旺者忌用。

补中益气汤

【组成】黄芪 15g　甘草_炙9g　人参 9g　当归 3g　陈皮 6g　升麻 6g　柴胡 6g　白术 9g　生姜 3 片　大枣 6 枚

【功用】补中益气，升阳举陷。

【主治】创伤感染脾虚气陷或气虚发热证。饮食减少，体倦肢软，少气懒言，面色苍白，大便稀溏，舌淡脉虚；或身热自汗，渴喜热饮，气短乏力，舌淡，脉虚大无力。

【用法】 水煎服。

【应用】

1. 辨证要点 本方为治创伤感染脾虚气陷证的代表方。临床以体倦乏力，少气懒言，面色苍白，脉虚软无力为辨证要点。

2. 加减变化 若兼腹中痛者，加白芍以柔肝止痛；头痛者，加蔓荆子、川芎；头顶痛者，加藁本、细辛以疏风止痛；咳嗽者，加五味子、麦冬以敛肺止咳；兼气滞者，加木香、枳壳以理气解郁。

3. 现代应用 本方常用于创伤感染患者久泻、久痢等属脾胃气虚或中气下陷者。

4. 应用宜忌 阴虚发热及内热炽盛者忌用。

二、养血剂

四物汤

【组成】 当归9g 川芎6g 白芍9g 熟地黄12g

【功用】 补血调血。

【主治】 创伤感染后期营血亏虚证。症见头晕目眩，心悸失眠，面色无华，舌淡，口唇、爪甲色淡，脉细弦或细涩。

【用法】 水煎服。

【应用】

1. 辨证要点 本方是创伤感染补血调血的基础方。临床应用以面色无华，唇甲色淡，舌淡，脉细为辨证要点。

2. 加减变化 若兼气虚者,加人参、黄芪,以补气生血;以血滞为主者,加桃仁、红花,白芍易为赤芍,以加强活血祛瘀之力;血虚有寒者,加肉桂、炮姜、吴茱萸,以温通血脉;血虚有热者,加黄芩、丹皮,熟地易为生地,以清热凉血。

3. 现代应用 本方常用于创伤感染营血亏虚者。

4. 应用宜忌 对于阴虚发热,以及血崩气脱之证,应慎用。

八珍汤

【组成】人参 白术 白茯苓 当归 川芎 白芍药 熟地黄 甘草炙各30g

【功用】益气补血。

【主治】创伤感染气血两虚证。症见面色苍白或萎黄,头晕目眩,四肢倦怠,气短懒言,饮食少,舌淡苔薄白,脉细弱或虚大无力。

【用法】加生姜3片,大枣5枚,水煎服。

【应用】

1. 辨证要点 本方是治疗创伤感染后气血两虚的常用方,临床以气短乏力,心悸眩晕,舌淡,脉细无力为辨证要点。

2. 加减变化 若眩晕明显者,可加大熟地、白芍用量;气短乏力明显者,可加大人参、白术用量;兼见睡眠差者,可加酸枣仁、五味子。

3. 现代应用　本方常用于创伤感染后身体虚弱属气血两虚者。

三、滋阴剂

六味地黄丸

【组成】熟地黄 24g　　山萸肉 12g　　干山药 12g
泽泻 9g　　牡丹皮 9g　　茯苓_{去皮}9g

【功用】滋补肝肾。

【主治】创伤感染后期肝肾阴虚证。症见腰膝酸软，头晕目眩，耳鸣耳聋，盗汗，遗精，消渴，骨蒸潮热，手足心热，口燥咽干，牙齿动摇，足跟作痛，小便淋沥，舌红少苔，脉沉细数者。

【用法】上为末，炼蜜为丸如梧桐子大，每服 9g，日 2~3 次，或水煎服。

【应用】

1. 辨证要点　本方是治疗创伤感染后期肝肾阴虚证的基础方。临床应用以腰膝酸软，头晕目眩，口燥咽干，舌红少苔，脉沉细数为辨证要点。

2. 加减变化　若虚火明显者，加知母、玄参、黄柏等以加强清热降火之功；兼脾虚气滞者，加白术、砂仁、陈皮等以健脾和胃。

3. 现代应用　本方常用于创伤感染后期肾阴虚弱者。

4. 应用宜忌　脾虚泄泻者慎用。

四、温阳剂

肾气丸

【组成】干地黄 240g 山药 120g 山茱萸 120g
泽泻 90g 茯苓 90g 牡丹皮 90g 桂枝 30g 附子 30g

【功用】补肾助阳。

【主治】创伤感染后期肾阳不足证。症见腰痛脚软，身半以下常有冷感，少腹拘急，小便不利，或小便反多，入夜尤甚，舌淡而胖，脉虚弱，尺部沉细者。

【用法】上为细末，炼蜜和丸，如梧桐子大，酒下 15 丸（6g），日再服；或水煎服。

【应用】

1. 辨证要点 本方为创伤感染补肾助阳的常用方。临床应用以腰痛脚软，小便不利或反多，舌淡而胖，脉虚弱而尺部沉细为辨证要点。

2. 加减变化 方中干地黄，现多用熟地；桂枝改用肉桂，如此效果更好；若夜尿多者，宜肾气丸加五味子；小便数多，色白体羸，为真阳亏虚，宜加补骨脂、鹿茸等，加强温阳之力。

3. 现代应用 本方常用于创伤感染肾阳不足者。

4. 应用宜忌 若咽干口燥、舌红少苔属肾阴不足，虚火上炎者及肾阳虚而小便正常者，为纯虚无邪，均忌用。

第八节　固脱剂

一、益气敛阴剂

生脉散

【组成】　人参9g　麦门冬9g　五味子6g

【功用】　益气生津，敛阴止汗。

【主治】　创伤感染气阴两虚证。症见身热骤退，汗出不止，神疲肢倦，四肢不温，口渴喜饮，气短喘促，唇舌干红少苔或无苔，脉细数无力或散大无力。

【用法】　水煎服。

【应用】

1. 辨证要点　本方是治疗创伤感染后期气阴两虚证的常用方。临床应用以体倦，气短，咽干，舌红，脉虚为辨证要点。

2. 加减变化　方中人参性味甘温，若属阴虚有热者，可用西洋参代替；病情急重者全方用量宜加重。

3. 现代应用　本方常用于感染性休克属气阴两虚者。生脉散经剂型改革后制成的生脉注射液，经药理研究证实，具有毒性小、安全度大的特点，临床常用于治疗急性中毒性休克、失血性休克等属气阴两虚者。

4. 应用宜忌 若属外邪未解，或暑病热盛，气阴未伤者，均不宜用。应在阴伤气耗，纯虚无邪时，方可使用。

二、回阳固脱剂

参附汤

【组成】人参 12g　附子 9g

【功用】益气回阳固脱。

【主治】创伤感染后期阳气暴脱证。症见神志淡漠，或昏不知人，气息微弱，体温不升，面白唇绀，大汗淋漓，四肢厥冷，舌质淡，脉微欲绝者。

【用法】水煎服。

【应用】

1. 辨证要点 本方是创伤感染回阳固脱的基础方。临床应用以四肢厥逆，冷汗淋漓，气息微弱，脉微欲绝为辨证要点。

2. 现代应用 临床经剂型改革制成的参附注射液应用于创伤感染急性胃肠炎吐泻过多或某些急证大汗而见休克属阳衰阴盛者。

3. 应用宜忌 若服药后出现呕吐拒药者，可将药液置凉后服用。本方纯用辛热之品，阳气来复，病情稳定，便当辨证调治，不可多服。真热假寒者忌用。

第九节　清热解毒中成药

一、茵栀黄注射液

【组成】茵陈提取物　栀子提取物　金银花提取物　黄芩苷

【功用】清热解毒，利湿退黄。

【主治】创伤感染中期肝胆湿热、面目悉黄、胸胁胀痛、恶心呕吐、小便黄赤等。

【用法】静脉滴注，一次 10～20mL，用 10% 葡萄糖注射液 250～500mL 稀释后滴注；症状缓解后可改用肌内注射，一日 2～4mL。

【应用】

1. 药理作用　具有解痉、利胆、退黄、降酶、抗病原微生物及利尿等作用。

2. 现代应用　临床上主要用于创伤感染全身炎症反应综合征中并发的急慢性、迁延性肝炎、急性胆源性胰腺炎、急性胆囊炎，此外还可治疗反流性食管炎、胆道蛔虫症、胆总管结石、泌尿系结石、湿疹等。

3. 不良反应[3]　（1）过敏性皮疹：静脉滴注茵栀黄注射液引起过敏性皮疹的比例较高，主要有丘疹样皮疹、荨麻疹样皮疹、麻疹样皮疹和猩红热皮疹等几种，并伴有皮肤充血潮红、发痒。（2）用药局部损害：茵栀黄注射液在穿刺部位若漏出，则出现肿胀、疼痛、瘙痒。（3）胃肠道反应主要有恶心、呕吐、腹痛腹泻等症状。（4）黄疸一过性加重：治疗新生儿黄疸可引起黄疸一过性加重，且特点为突然加重。（5）血液系统损害：如急性血管内溶血、发热、寒颤、腰痛、左下腹及全身肌肉关节疼痛。（6）神经系统损害：如剧烈头痛、视物模糊、烦躁不安。（7）过敏性休克：危害最大，且所占比例也仅次于皮肤过敏反应，以呼吸、循环严重障碍为主要临床表现。如突然胸闷、气急、呼吸急促、面色苍白、心跳加速、心音微弱、血压降低，很快出现意识丧失，肢体抽搐。若发现或抢救不及时可造成严重后果甚至死亡，如张西春[4]等曾报道了使用茵栀黄注射液出现了呼吸、心跳骤停等不良反应，抢救无效死亡。此外还可以导致高热（体温可高达39℃～40℃）、心悸等副作用。

二、清开灵注射液

【组成】黄芩苷　板蓝根　金银花　栀子　水牛角　珍珠母　胆酸　猪去氧胆酸

【功用】清热解毒，化痰通络，醒脑开窍。

【主治】创伤感染中后期热病神昏，神志不清，心烦躁狂，小便黄赤等。

【用法】肌肉注射，一日2～4mL。重症患者静脉滴注，一日20～40mL，以10%葡萄糖注射液200mL或氯化钠注射液100mL稀释后使用。

【应用】

1. 药理作用　金银花、黄芩、栀子、板蓝根有很强的抗菌、抗病毒、抗炎和退热作用；水牛角、牛黄、珍珠母有镇静、抗惊厥、强心退热作用；黄芩、山栀、板蓝根尚有保肝利胆、抑制乙肝病毒作用。

2. 现代应用

（1）临床上主要用于感染性疾病，包括全身炎症反应综合征、急慢性肝炎、上呼吸道感染、肺炎、高烧等。各种感染性疾病均可表现为发热，在化学药物退热停药后体温又回升的情况下，清开灵常常起到很好的解热作用，且降温稳定持久，不易反弹，不伤津液，具有标本兼治的独特疗效。

文献研究显示[5]，用清开灵治疗急性上呼吸道感染，并以洁霉素注射液作对照，结果清开灵愈显率84.14%，洁霉素组愈显率75.83%，前者疗效优于后者（P < 0.01）；清开灵降低体温平均起效时间（12.6h），较洁霉素（17.6h）短；清开灵降低白细胞总数的效果，均与洁霉素相仿。用清开灵治疗多种原因引起的外感高热，对照组用红霉素、庆大霉素静滴，治疗组和对照组痊愈率分别为46%、9%，总有效率88%，68%，其退热效果优于西药对照组（P < 0.01），说明清开灵有明显的降热作用。

（2）此外，清开灵还可用于脑血栓形成、脑出血等有高热、神昏、谵语等证候者；急性传染性疾病（如流行性乙型脑炎、腮腺炎、细菌性痢疾）、急性中毒（如一氧化碳、酒精、农药、药物中毒）、肿瘤、脏器衰竭等。

3. 不良反应　　近年来陆续报告[5]清开灵致敏反应主要有药疹、喉头水肿、支气管哮喘、急性左心衰、过敏性休克等不良反应。过敏反应发生后经过停药并予抗过敏、抗休克及对症治疗，患者症状、体征均能较快地减轻和消失。

三、双黄连粉针剂

【组成】金银花 黄芩 连翘

【功用】清热解毒，疏风解表。

【主治】创伤感染早中期热毒内盛、疫毒结聚者。症见发热，微恶风寒或不恶寒，咳嗽气促，咯痰色黄，咽红肿痛等。

【用法】静脉滴注。临用前，先以适量注射用水充分溶解，再用生理盐水或5%葡萄糖注射液500mL稀释。每次每千克体重60mg，每日一次，或遵医嘱。

【应用】

1. 药理作用 ①双黄连对金黄色葡萄球菌、甲型链球菌、肺炎链球菌、大肠埃希菌、铜绿假单胞菌等多种 G^+ 菌和 G^- 菌均有较强的直接抑制作用。②通过抗炎、抗过敏作用以及加强 NK 细胞活性，增强淋巴细胞产生 α–干扰素能力等来改善其机体免疫水平。

2. 现代应用 临床上常用于感染类疾病，包括创伤感染引起的全身炎症反应综合征，外用还可治疗下肢慢性溃疡等。此外急性上呼吸道感染、急性胆囊炎、小儿肠炎、急性肾盂肾炎、婴幼儿肺炎、频发性室性前期收缩等均可应用。

3. 不良反应 皮肤过敏，呼吸困难，血管神经性水肿，静脉血管刺激反应，全身肌肉酸痛，全身剥脱

性皮炎，心悸，头晕，胸闷及恶心，呕吐等胃肠道
反应。

四、穿琥宁注射液

【组成】穿心莲提取物（脱水穿心莲内酯琥珀酸
半酯单钾盐）

【功用】清热解毒。

【主治】创伤感染早中期发热，咳嗽，咽红肿痛
等症者。

【用法】肌肉注射：成人一次 40～80mg。一日1～
2 次。静脉滴注：成人一日 400～800mg，用适量氯化
钠注射液分 2 次稀释后滴注，每次不得超过 400mg。

【应用】

1. 药理作用　穿琥宁注射液有明显的解热、抗
炎、促进肾上腺皮质功能及镇静作用，可促进中性粒
细胞、巨噬细胞的吞噬能力，提高溶菌酶的含量。体
外抑菌实验显示对金黄色葡萄球菌、链球菌、大肠杆
菌等有抑菌作用。

2. 现代应用　临床上主要用于创伤感染全身炎症
反应综合征及上呼吸道感染、急性肺炎、急性肠炎、
菌痢等；对于泌尿系感染、急性扁桃体炎疗效较好；
对于病情迁延而至霉菌感染的治疗作用亦有报道。

3. 不良反应　穿琥宁注射液发生的不良反应主要
有血小板减少、过敏反应、药物热等，患者停药后及
时处理，症状即可缓解。

第十节　外用膏散

一、如意金黄散

【组成】天花粉5000g，黄柏、大黄、姜黄、白芷各2500g，紫厚朴、陈皮、甘草、苍术、天南星各1000g。将上药切碎晒干、共研极细末即成。

【功用】清热解毒，消肿止痛。

【主治】创伤感染疮面红赤肿痛，发热未成脓者或脓成者皆可，阳证效佳。

【用法】外用。红肿，烦热，疼痛，用清茶调敷；漫肿无头，用醋或酒调敷；亦可用植物油或蜂蜜调敷。一日数次。

二、阳和解凝膏

【组成】取牛蒡新鲜根、叶、梗1500g，白凤仙梗120g，用麻油5000g将二味熬枯，去渣。后以附子、桂枝、大黄、当归、肉桂、草乌、川乌、地龙、僵蚕、赤芍、白芷、白蔹、白及各60g，川芎120g，川断、防风、荆芥、五灵脂、木香、香橼、陈皮各30g，共入油中熬枯，滤渣。熬油至滴水不散，称准油量，每一斤药油加炒透黄丹210g。再熬油至滴水成珠，不粘手为度，住火。移锅于地上，加制乳香、没药各60g，苏合油120g，麝香30g，研细入膏中。搅匀，倒入水中，日换水一次，浸一周左右，以去火毒。

【功用】提毒拔脓，温肌生肉，止痛收敛。

【主治】创伤感染阴证流脓，溃烂不堪或冻伤等。

【用法】外用，涂于患处。

三、冲和膏

【组成】紫荆皮 150g、独活 90g、赤芍 60g、白芷 30g、石菖蒲 45g 组成，共研细末，凡士林作基质，按软膏常规操作配制成含量为 20% 的油膏。

【功用】散风行气，活血消肿，祛寒软坚。

【主治】创伤感染早、中期，临床表现大多呈漫肿无头，微红微热，似阴似阳的半阴半阳证。

【用法】外用，将药膏敷于病损红肿处，约厚 4～5mm。

四、玉红膏

【组成】当归 60g、白芷 15g、甘草 35g、紫草 9g、血竭 12g、轻粉 12g、白蜡 60g、香油 500mL 组成。将前四药入香油内浸三日后，熬枯去渣，加入白蜡熔化，最后将血竭、轻粉研末后，加入搅匀成膏。

【功用】化腐生肌，消肿止痛，和血止血。

【主治】创伤感染创口久不收口，烧烫伤；也可用于老年下肢慢性溃疡、重度褥疮、皮肤软组织非结核分枝杆菌感染、愈合不良伤口、臁疮、绿脓杆菌感染、慢性皮肤溃疡、皮肤疮疡、糖尿病足、截趾术后伤口组织血运性坏死、腺癌手术后切口溃疡等。

【用法】外用，涂于患处。

五、生肌膏

（一）生肌玉红膏

【组成】白芷25g、当归100g、轻粉20g、血竭20g、紫草10g、甘草60g组成；先将当归、紫草、白芷、甘草四味入油内浸3日，后文火熬枯去渣，再入血竭化尽，次入白蜡微火化开，待油温后，再入研细轻粉搅匀，冷却后即凝成膏。

【功用】提毒祛腐，敛疮生肌。

【主治】创伤感染创口腐物难以祛除，或祛而再生，甚至创面反复难愈者。

【用法】疮面消毒清洗后外涂本膏，一日1次。

（二）生肌象皮膏

【组成】当归、血余、象皮、生地、生龟板、生石膏、煅炉甘石等。

【功用】生肌长皮，活血养血。

【主治】创伤感染创口脓尽腐去，新肉不生者。

【用法】外用，涂药厚度约1～2mm，每日1次。

六、拔毒膏

（一）杜氏拔毒膏

【组成】大黄12g　蜈蚣2条　地龙6g　冰片0.6g

【功用】拔毒散肿，祛腐。

【主治】创伤感染疮口脓出不畅者。

【用法】将上药共研细面过筛，醋调成膏装瓶；根据病灶范围，敷于患处，胶布固定，24小时换一次。

（二）蟾酥拔毒膏

【组成】桐油 250mL　麻油 250mL　蟾酥 10g　生马钱子 20g　广丹 20g　松香粉 3g

【功用】解毒消肿，散结止痛，祛腐生肌。

【主治】创伤感染疮口脓出不畅、久不收口者。

【用法】桐油、麻油、蟾酥、马钱子（切片）同入铁锅加热，先用武火，油沸后改用文火，不断搅动，至马钱子炸至焦黑，蟾酥起泡；油过滤去渣，继续加热熬炼，至油滴水成珠，离火缓缓加入广丹，用鲜柳树枝往一个方向搅拌，锅内白烟升起，待烟尽油和广丹凝结成黑色，即下松香粉，冷后硬膏色黑发亮，临用时加热溶解用牛皮纸做成 10 公分、5 公分、3 公分规格，分别为大、中、小号膏药。贴膏时用火烘软趁热贴上。24 小时换一次。

（三）生肌拔毒膏

【组成】当归 10g　川芎 10g　白芷 10g　没药 10g　连翘 10g　紫草 10g　牡丹皮 10g　酒大黄 5g　煅石膏 15g　铅丹 0.38g　冰片 0.3g　植物油 200g　白凡士林 100g

【功用】活血化瘀，清热凉血，消肿止痛，拔毒排脓，祛腐生肌。

【主治】创伤感染疮口脓出不畅、久不收口者。

【用法】取当归、川芎、白芷、没药、连翘、牡丹皮、酒大黄、紫草（纱布包上）八味药装于能加热的容器中，加入植物油加盖浸渍 10min 后加热至诸药变黑，去渣取上清液过滤，随即加入煅石膏（过筛）趁热溶解，将其加入盛有熔化好的白凡士林的容器中，稍冷加入铅丹、冰片，搅拌均匀，冷却即得。避光密封保存。根据病灶范围，敷于患处，胶布固定，24小时换一次。

（四）骨炎拔毒膏

【组成】白降丹　乳香　没药　寒水石　牛膝　赤芍　桐油　麻油　铅丹　等

【功用】溃脓拔毒，清热解毒，活血止痛。

【主治】创伤感染之慢性化脓性骨髓炎脓出不畅者。

【用法】将膏药贴敷于患处。无溃疡面者，隔日换药1次；有溃疡面者，每日换药1次；有窦道或死骨者，每日换药1次，经治疗一段时间后，部分死骨可自行排出，如仍不能排出者，则手术取出，其后继续换药。

七、锡类散

【组成】珍珠　冰片　青黛　牛黄

【功用】清热解毒，凉血祛腐，燥湿止痛，收敛生肌。

【主治】创伤感染过程中出现的肠道黏膜溃疡性病变，脾虚湿热，久之壅滞肠络，与气血相互搏结，而致气血凝滞。症见腹泻、黏液脓血便、腹痛等。

【用法】外用，吹敷患处。每日1~2次。

八、冰硼散

【组成】玄明粉　硼砂　朱砂粉　冰片

【功用】清热解毒，消肿止痛，祛腐生肌。

【主治】创伤感染创口溃疡，证属热毒或湿热蕴结者尤宜。

【用法】外用，吹敷患处，一日数次。

九、七厘散

【组成】血竭　乳香　朱砂　冰片　当归　红花没药　麝香　儿茶

【功用】活血散瘀，消肿止痛。

【主治】创伤之跌打损伤，外伤出血，化脓性指头炎，甚或烧烫伤等。

【用法】口服，一次2/3~1瓶，一日1~3次；外用，调敷患处。

十、跌打活血膏

【组成】当归、红花、白芷、生大黄、乳香、没药、地榆、骨碎补、血竭、生川乌、生草乌、生石膏、樟脑组成。上药除樟脑外，余药粉碎为细末，过筛备用。取麻油5000g加紫草30g，煎至紫草焦枯时停止加温，去紫草，加入净黄蜡1000g烊化。晾至油温70℃左右时，徐徐加入药粉1500g搅匀，再加入樟脑粉溶解，搅拌均匀成膏。

【功用】活血化瘀，散寒通络止痛。

【主治】创伤之跌打损伤，软组织红肿热痛等。

【用法】外用，贴于患处。

十一、湿润烧伤膏

【组成】黄连、黄柏、黄芩、地龙、罂粟壳

【功用】清热解毒，止痛生肌。

【主治】创伤感染之疮面溃疡难敛或烧烫伤等。

【用法】外用，涂于创面，厚度薄于 1mm，每 4 ~ 6 小时更换新药。换药前，须将残留在创面上的药物及液化物拭去。暴露创面用药。

主要参考文献

[1] 邓中甲．方剂学 [M]．北京：中国中医药出版社，2003

[2] 徐三文．中国骨伤秘方全书 [M]．北京：科学技术文献出版社，2002

[3] 杜延琪，张帆，龚文菲，等．茵栀黄注射液的药理作用及不良反应研究分析 [J]．中药材，2009，04：641 –643

[4] 张西春，曹晓莉，李兴华．对临床输注复方茵栀黄注射液不良反应的分析 [J]．现代中医药，2004，06：55 –56

[5] 匡燕．清开灵注射液的研究进展 [J]．西南军医，2005，10（5）：48 –51

[6] 田欢栋．双黄连粉针剂对产 ESBLs 大肠埃希菌的体外抑制作用的实验研究 [D]．北京中医药大学，2007

[7] 徐蓉，徐孝麟．穿琥宁注射液的临床应用进展 [J]．现代临床医学，2005，31（4）：278 –280

[8] 徐奎，杨家福．如意金黄散的研究进展 [J]．中国中医

药现代远程教育，2011，06：71 – 72

［9］赵国华．阳和解凝膏运用一得［J］．河南中医学院学报，
　　　1980，01：63

［10］金宁星．冲和膏治疗肌注感染 50 例［J］．陕西中医，
　　　1990，06：256

［11］李刚．生肌玉红膏临床应用及实验研究进展［J］．时珍
　　　国医国药，2011，08：1950 – 1952

［12］戈胜．防腐生肌膏促进创伤愈合的实验研究［D］．东
　　　北农业大学，2010

［13］高晓芬，李灿．生肌法治疗溃疡的研究进展［J］．中医
　　　外治杂志，2005，06：5 – 7

［14］陈建锋，张振华，许艾斌，等．骨炎拔毒膏祛腐生肌作
　　　用的实验研究［J］．中医正骨，1998，01：8 – 9

［15］代剑平．中药复方锡类散促粘膜溃疡愈合作用机制及有
　　　效部位群研究［D］．江苏大学，2008

［16］张洁．锡类散的配伍应用［J］．实用药物与临床，
　　　2006，01：43 – 44

［17］庄志铨，侯连兵．冰硼散临床应用进展［J］．时珍国医
　　　国药，1999，03：70

［18］鲍廷铮，许军，王庆伦．冰硼散药理作用与临床应用概
　　　况［J］．江西中医学院学报，1997，04：48

［19］王丽艳，王自春．七厘散的临床应用［J］．内蒙古中医
　　　药，2008，02：44 – 45

［20］刘金茂，宋维葵．七厘散的临床新用途［J］．中成药，
　　　1994，11：29

［21］柳春兴，马桂玲．跌打活血酊药效学实验研究［J］．中
　　　国药师，2005，02：104 – 106

第六章 中医治疗创伤感染的药物

第一节 清热药

凡以清解里热、治疗里热证为主的药物，称为清热药。

清热药主要用治创伤感染高热烦渴、湿热泻痢、温毒发斑、痈肿疮毒及阴虚发热等里热证。

本类药物性多寒凉，易伤脾胃，故脾胃气虚，食少便溏者慎用；苦寒药物易化燥伤阴，热证伤阴或阴虚患者慎用；清热药禁用于阴盛格阳或真寒假热之证。

一、清气分热药

本类药物以清泄气分邪热为主，适用于创伤感染热病邪入气分而见高热、口渴、汗出、烦躁、甚或神昏谵语、舌红苔黄、脉洪数实者。使用此类药物时，若里热炽盛而正气已虚，则宜适配补虚药，以扶正祛邪。

石 膏

【药性归经】甘、辛，大寒。归肺、胃经。

【功效】生用：清热泻火，除烦止渴；煅用：敛疮生肌，收湿，止血。

【主治】创伤感染中溃疡不敛，水火烫伤，外伤出血或高热烦渴，肺热喘咳及胃火牙痛、口疮者。

【用法用量】内服用生石膏，宜先煎，每日 15 ~ 60g，重症可酌加。煅石膏适量外用，研末撒敷患处。

【应用宜忌】

1. 脾胃虚寒及阴虚内热者忌用。

2. 恶巴豆，畏铁。

【医籍摘要】

1. 《卫生杂兴》："治筋骨疼痛，因风热者，石膏三钱，飞罗面七钱。为末，水和，煅红，冷定，滚酒化服，被盖取汗，连服三日。"

2. 《小儿卫生总微论方》："治诸金刃所伤，血出不止。石膏、槟榔、黄连（去须）各一两，黄柏半两。上为细末，随多少掺敷疮上，血定，便入水不妨。"

3. 《医学衷中参西录》："《本经》谓石膏治金疮，是外用以止其血也。愚尝用煅石膏细末，敷金疮出血甚效。盖多年壁上石灰善止金疮出血。石膏经煅与石灰相近，益见煅石膏之不可内服也。"

【现代研究】

1. 化学成分：本品的主要成分为含水硫酸钙（$CaSO_4 \cdot 2H_2O$），含量不少于95%。

2. 药理作用：

（1）促进骨缺损愈合：有人报道，给家兔造成实验性骨缺损病，然后用石膏糊填充缺损区，可观察到术后血钙升高，骨缺损愈合加速。

（2）免疫促进：体外实验证明，石膏可加速吞噬细胞的成熟，促进肺泡巨噬细胞对白色葡萄球菌死菌和胶体金的吞噬功能。由于 Ca^{2+} 可提高肺泡巨噬细胞的捕捉率，所以石膏的免疫促进作用可能与其富含钙有关。

（3）其他：实验证实，石膏还有解热、降血压、缩短凝血时间、提高肌肉和外周神经的兴奋性、缓解支气管平滑肌痉挛、降血糖等药理作用。

知 母

【药性归经】苦、甘，寒。归肺、胃、肾经。

【功效】清热泻火，生津润燥。

【主治】创伤感染之热病烦渴，肺热燥咳，骨蒸潮热及肠燥便秘等。

【用法用量】煎服，6～12g。

【应用宜忌】本品性寒质润，有滑肠作用，故脾虚便溏者不宜用。

【医籍摘要】

1.《神农本草经》："主消渴热中，除邪气，肢体浮肿，下水，补不足益气。"

2.《用药法象》："泻无根之肾火，疗有汗之骨蒸，止虚劳之热，滋化源之阴。"

3.《本草纲目》："知母之辛苦寒凉，下则润肾燥而滋阴，上则清肺金而泻火，乃二经气分药也。"

【现代研究】

1. 化学成分：本品根茎含多种知母皂苷、知母多糖；此外，尚含芒果苷、异芒果苷、胆碱、尼克酰胺、鞣酸、烟酸及多种金属元素、黏液质、还原糖等。

2. 药理作用：

（1）知母浸膏动物实验有防止和治疗大肠杆菌所致高热的作用。

（2）体外实验表明，知母煎剂对痢疾杆菌、伤寒杆菌、副伤寒杆菌、霍乱弧菌、大肠杆菌、变形杆菌、白喉杆菌、葡萄球菌、肺炎双球菌、β-溶血性链球菌、白色念珠菌及某些致病性皮肤癣菌等有不同程度的抑制作用。

（3）另外知母聚糖 A、B、C、D 有降血糖作用，知母聚糖 B 的活性最强；知母皂苷有抗肿瘤作用。

栀 子

【药性归经】苦，寒。归心、肺、三焦经。

【功效】泻火除烦，清热利湿，凉血解毒。焦栀子：凉血止血。

【主治】创伤感染之红肿热痛，热病心烦，高热神昏及血热吐衄者。

【用法用量】煎服，5~10克。外用生品适量，研末调敷。

【应用宜忌】

1. 清热解毒宜生用，凉血止血宜炒焦或炒炭用。

2. 本品苦寒伤胃，脾虚便溏者慎服。

【医籍摘要】

1. 《本草纲目》："治吐血，衄血，血痢，下血，血淋，损伤瘀血。"

2. 《濒湖集简方》："治伤折肿痛，栀子、白面同捣，涂之。"

【现代研究】

1. 化学成分：本品含异栀子苷、去羟栀子苷、栀子酮苷、山栀子苷、京尼平苷酸及黄酮类栀子素、三萜类化合物藏红花素和藏红花酸、熊果酸等。

2. 药理作用：

（1）抗病原微生物：栀子对金黄色葡萄球菌、脑膜炎双球菌、卡他球菌、多种皮肤真菌都有抑制作用，并能杀死钩端螺旋体及血吸虫成虫。

（2）抗炎：栀子的乙醇提取物、水提取物能降低毛细血管通透性，抑制炎性渗出，具有抗炎作用，可治疗软组织损伤。

（3）镇痛：栀子的水提取物及有效成分去羟栀子苷能提高动物的痛阈，抑制小鼠醋酸扭体反应，故认为其为镇痛作用。

（4）其他：栀子有保肝、利胆、促进胰液分泌、抑制胃液分泌及胃运动、轻度泻下、降血压、抗动脉粥样硬化斑块形成及镇静、抗惊厥等作用。

天花粉

【药性归经】甘、微苦，微寒。归肺、胃经。

【功效】清热泻火，生津止渴，消肿排脓。

【主治】创伤感染之热毒炽盛，未成脓或脓已成者，以及发病过程在热病烦渴、肺热燥咳者。

【用法用量】煎服，10～15g。

【应用宜忌】不宜于乌头类药材同用。

【医籍摘要】

1.《神农本草经》："主消渴，身热，烦满大热，补虚，安中，续绝伤。"

2.《日华子本草》："通小肠，排脓，消肿毒，生肌长肉，消扑损瘀血。治热狂时疾，乳痈，发背，痔瘘疮疖。"

3.《本草汇言》："天花粉，退五脏郁热，如心火盛而舌干口燥，肺火盛而咽肿喉痹，脾火盛而口舌齿肿，痰火盛而咳嗽不宁。若肝火之胁胀走注，肾火之骨蒸烦热，或痈疽已溃未溃，而热毒不散，或五疸身目俱黄，而小水若淋若涩，是皆火热郁结所致，惟此剂能开郁结，降痰火，并能治之。又其性甘寒，善能治渴，从补药而治虚渴，从凉药而治火渴，从气药而治郁渴，从血药而治烦渴，乃治渴之要药也。"

【现代研究】

1. 化学成分：本品主要含淀粉、皂苷、多糖类、氨基酸类、酶类和天花粉蛋白等。

2. 药理作用：

（1）天花粉煎剂对溶血性链球菌、肺炎双球菌、白喉杆菌有一定的抑制作用。

（2）天花粉蛋白有免疫刺激和免疫抑制两种作用。

（3）体外实验证明，天花粉蛋白可抑制艾滋病病毒（HIV）在感染的免疫细胞内的复制繁衍，减少免疫细胞中受病毒感染的活细胞数，能抑制 HIV 的 DNA 复制和蛋白质合成。

（4）另外，皮下或肌内注射天花粉蛋白，有引产和中止妊娠的作用；天花粉水提物的非渗透部位有降低血糖活性。

二、清营分热药

本类药物苦降泄热力大，主要用于清解创伤感染营分热邪，可用治脏腑火热证，如湿热壅结，气机不畅，症见身热不扬、胸脘痞闷、小便短赤、舌苔黄腻者等。使用本类药物，因其苦寒性大，燥湿力强，过服易伐胃伤阴，故一般用量不宜过大。凡脾胃虚寒，津伤阴损者应慎用，必要时可与健胃药或养阴药同用。

黄　芩

【药性归经】苦，寒。归肺、胆、脾、胃、大肠、小肠经。

【功效】清热燥湿，泻火解毒，止血，安胎。

【主治】创伤感染火毒炽盛之痈肿疮毒，肺热咳嗽，血热吐衄、咳血、便血等。本品善清肺、胃、胆及大肠之湿热，尤长于清中上焦湿热。

【用法用量】煎服，3～10g。清热多生用，清上焦热可酒炙用，止血可炒炭用。外用：煎水洗或研末撒。

【应用宜忌】本品苦寒伤胃，脾胃虚寒者不宜使用。

【医籍摘要】

1. 《神农本草经》："下血闭，（治）恶疮。"

2. 《药性论》："去关节烦闷。"

3. 《本草正》："治斑疹、鼠瘘、疮疡。"

4. 《科学的民间药草》："外洗创口，有防腐作用。"

5. 《医学启源》："黄芩酒炒上行，主上部积血，非此不能除。"

【现代研究】

1. 化学成分：本品含黄芩苷元、黄芩苷、汉黄芩素、汉黄芩苷、黄芩新素、苯乙酮、棕榈酸、油酸、脯氨酸、苯甲酸、黄芩酶、β－谷甾醇等。

2. 药理作用：

（1）抗炎抗变态反应：黄芩苷、黄芩苷元对豚鼠离体气管过敏性收缩及整体动物过敏性气喘，均有缓解作用，并与麻黄碱相协同。黄芩苷元对豚鼠被动性皮肤过敏反应、组织胺皮肤反应亦表现出抑制作用。黄芩的抗过敏反应，是由于伤害了肥大细胞的酶激活系统（SH－酶），抑制了过敏介质的释放，因而不产生过敏反应，此外它对平滑肌本身，也有直接松弛作用。黄芩苷元及黄芩苷均能抑制过敏性浮肿及炎症，二者并能降低毛细血管通透性。

（2）抗微生物：黄芩有较广的抗菌谱，在试管内对痢疾杆菌、白喉杆菌、绿脓杆菌、葡萄球菌、链球菌、肺炎双球菌及脑膜炎双球菌等均有抑制作用。即使对青霉素等抗生素已产生抗药性的金黄色葡萄球菌，对黄芩仍敏感。煎剂对小白鼠实验性结核病有效，但对豚鼠无效。试管内，对流感病毒 PB 株有抑制作用，鼠感染病毒后，能使之减轻肺部损伤和延长存活期。此外，黄芩对多种皮肤致病性真菌，体外亦有抑制效力，并能杀死钩端螺旋体。

（3）解热：黄芩煎剂、黄芩苷对伤寒混合疫苗和酵母所致的发热动物有解热作用。

（4）活血：黄芩可抑制血小板聚集和纤维蛋白原的转化，并对弥散性血管内凝血有一定抑制作用。其活血机理是黄芩中的木蝴蝶素 A 由于结构与维生素 K_3 相似，可竞争性地抑制凝血过程中维生素 K_3 发挥作用。

（5）其他：黄芩有降压、镇静、抗氧化、降血脂、利尿、利胆、解痉、抗肿瘤等作用。

黄　连

【药性归经】苦，寒。归心，脾、胃、胆、大肠经。

【功效】清热燥湿，泻火解毒。

【主治】创伤感染火热亢盛之痈肿疔疮、目赤牙痛、湿热泻痢、神昏谵语、心烦不寐、血热吐衄等。本品清热燥湿力大于黄芩，尤长于清中焦湿热。

【用法用量】煎服，6~10g。外用适量。生用长于解毒燥湿，清心与大肠火；酒炒引药上行，并可缓和苦寒之性；姜汁及吴茱萸炒，则苦泄辛开，缓和其苦寒害胃之性，并增强降逆止呕作用；猪胆汁炒，长于泻肝胆之火。

【应用宜忌】

1. 生用长于解毒燥湿，清心与大肠火。酒炒引药上行，并可缓和苦寒之性。姜汁及吴茱萸炒，则苦泄辛开，缓和其苦寒害胃之性，并增强降逆止呕作用。猪胆汁炒，长于泻肝胆之火。

2. 本品苦寒质燥之性甚强，故寒证、阳虚、阴虚及脾胃虚寒之证均当慎用。

【医籍摘要】

1.《本草正义》："黄连大苦大寒，苦燥湿，寒胜热，能泄降一切有余之湿火，而心、脾、肝、肾之热，胆、胃、大小肠之火，无不治之。上以清风火之目病，中以平肝胃之呕吐，下以通腹痛之滞下，皆燥湿清热之效也。又苦先入心，清涤血热，故血家诸病，如吐衄溲血，便血淋浊，痔漏崩带等证，及痈疡斑疹丹毒，并皆仰给于此。"

2.《日华子本草》："治五劳七伤，益气，止心腹痛，惊悸烦躁，润心肺，长肉，止血。"

3.《本草蒙筌》："黄连，久服之，反从火化，愈觉发热，不知有寒。"

【现代研究】

1. 化学成分：本品主含小檗碱（黄连素）、黄连碱、甲基黄连碱、掌叶防己碱、非洲防己碱、吐根碱等多种生物碱；并含黄柏酮、黄柏内酯等。

2. 药理作用：

（1）抗病原微生物作用：

1）抗菌 黄连和小檗碱有较强的广谱抗菌作用，对痢疾杆菌、结核杆菌、伤寒杆菌、副伤寒杆菌、大肠杆菌、霍乱弧菌、变形杆菌、绿脓杆菌、鼠疫杆菌、脑膜炎双球菌、金黄色葡萄球菌、溶血性链球菌、肺炎双球菌、白喉杆菌、百日咳杆菌、炭疽杆菌以及多种致病真菌如蓝色毛菌、絮状表皮癣菌、犬小孢子菌、星状奴卡氏菌等均有抑制作用，其中对痢疾杆菌、结核杆菌、金黄色葡萄球菌的抗菌作用最强。抗菌机理尚未完全阐明，有人认为是抑制细菌的 RNA、蛋白质和脂质的生物合成和糖的酵解。实验表明，单用黄连或小檗碱，金黄色葡萄球菌及痢疾杆菌对之易产生耐药性，但黄连复方如黄连解毒汤、泻心汤、白头翁汤等则不易产生，而且复方的抑菌效力比单味药强 10 余倍。黄连与青霉素、链霉素、金霉素、对氨基水杨酸无交叉耐药性。

2）抗其他微生物 黄连制剂中小檗碱对鸡胚中培养的各型流感病毒、新城鸡瘟病毒、钩端螺旋体、沙眼衣原体、阿米巴原虫、热带利什曼原虫、滴虫、锥虫等均有抑制作用。

（2）抗炎：黄连和小檗碱对急、慢性炎症都有对抗作用。醋酸法、组织胺法、角叉菜胶法、二甲苯法、霍乱毒素法证明，黄连有很好的抗急性炎症作用，可抑制炎性渗出、降低毛细血管的通透性，促使炎性肿胀消退。棉花球法、巴豆油肉芽气肿囊法及受精卵法，都证明小檗碱有抑制肉芽组织生长的作用，效果近似保泰松。其抗炎机理可能与刺激促皮质激素释放有关。

（3）免疫促进：小剂量（2~5mg/kg）小檗碱，能增强家兔网状内皮系统的吞噬机能。小檗碱能减轻流感病毒导致的小鼠肺巨噬细胞吞噬、杀菌和胞内吞噬体–溶酶体融合功能损伤，具有增强巨噬细胞功能的作用。

（4）对血小板聚集和释放的抑制：小檗碱对ADP、花生四烯酸（AA）、胶原及钙离子载体A23187诱发的血小板聚集和ATP释放有不同程度的抑制作用，其中对胶原诱发的聚集与释放抑制作用最强。

（5）其他：药理研究表明，黄连有减慢心率、抗心律失常、降低心肌耗氧量、改善心肌缺血、扩张血管、降低血压、降低血糖、镇痛、镇静、利胆、抗溃疡、抑制胃肠蠕动与分泌亢进、抗癌、局部麻醉、抗利尿、抗辐射等广泛的药理作用。

黄　柏

【药性归经】苦，寒。归肾、膀胱、大肠经。

【功效】清热燥湿，泻火除蒸，解毒疗疮。

【主治】创伤感染之肿毒瘙痒，骨蒸盗汗，湿热泻痢及热淋等。

【用法用量】煎服，3～12g。外用适量。

【应用宜忌】本品苦寒伤胃，脾胃虚寒者忌用。

【医籍摘录】

1. 《神农本草经》："主五脏肠胃中结热，黄疸，肠痔，止泄利，女子漏下赤白，阴伤蚀疮。"

2. 《珍珠囊》："黄柏之用有六：泻膀胱龙火，一也；利小便结，二也；除下焦湿肿，三也；痢疾先见血，四也；脐中痛，五也；补肾不足，壮骨髓，六也。"

3. 《现代实用中药》："打仆挫筋等，磨粉调如泥状涂贴。"

4. 《丹溪心法》："治筋骨疼痛，因湿热者：黄檗（炒）、苍术（米泔浸、炒）；上二味为末，沸汤入姜汁调服。二物皆有雄壮之气，表实气实者，加酒少许佐之。"

5. 《濒湖集简方》："治痈疽肿毒：黄檗皮（炒）、川乌头（泡）等分。为末调涂之，留头，频以米泔水润湿。"

6. 《医学启源》："黄檗，治肾水膀胱不足，诸痿厥，腰无力，于黄芪汤中加用，健两膝中气力涌出，痿软即时去矣。"

【现代研究】

1. 化学成分：黄柏树皮含有小檗碱、黄柏碱、木兰花碱、药根碱、掌叶防己碱等多种生物碱，并含黄柏内酯、黄柏酮、黄柏酮酸及 7 - 脱氢豆甾醇、β - 谷甾醇、菜油甾醇等；黄皮树树皮含小檗碱、木兰花碱、黄柏碱、掌叶防己碱等多种生物碱及内酯、甾醇等。

2. 药理作用：

（1）抗微生物及抗原虫作用：

1）抗菌　黄柏抗菌主要成分为小檗碱，体外试验证明，小檗碱对溶血性链球菌、脑膜炎双球菌，肺炎双球菌、霍乱弧菌、炭疽杆菌以及金黄色葡萄球菌有较强的抑菌作用；对痢疾杆菌、白喉杆菌、枯草杆菌、绿色链球菌均有抑制作用，对肺炎杆菌、百日咳杆菌、鼠疫杆菌、布氏杆菌、破伤风杆菌、产气荚膜杆菌、结核杆菌等亦有效，同时对福氏、宋内氏、志贺氏及施氏痢疾杆菌亦有较强的抑制作用。目前认为黄柏抗菌机理为小檗碱能抑制细菌的呼吸及 DNA 的合成。

2）抗病毒　实验证明，黄柏对乙型肝炎表面抗原有明显的选择性抑制作用。

3）抗其他微生物及原虫　小檗碱 7.5ug/mL 对钩端螺旋体在试管内有相当强的杀灭作用，同时尚有抗滴虫、抗黑热病原虫、抗锥虫、杀草履虫的作用。

（2）免疫促进：黄柏可显著促进小鼠脾脏中抗原结合细胞数目增加。黄柏所含小檗碱有增强血液中白细胞吞噬作用的能力。

（3）对中枢神经系统的作用：小鼠试验，在小鼠身上使用黄柏碱或昔罗匹林，其自发活动、各种反射均受到抑制，给予未麻醉家兔昔罗匹林，其脑电波可出现高振幅慢波，说明黄柏碱或昔罗匹林对中枢神经系统有抑制作用。

（4）其他：黄柏对麻醉动物静脉或腹腔注射，可产生显著而持久的降压作用，颈动脉注射较静脉注射的更强，因此其降压是中枢性的；同时小檗碱可以扩张冠状动脉，对心脏小量兴奋，大量抑制。

苦　参

【药性归经】苦，寒。归心、肝、胃、大肠、膀胱经。

【功效】清热燥湿，杀虫，利尿。

【主治】创伤感染之湿热黄疸，泻痢，疥痛恶疮，阴疮湿痒，瘰疬烫伤等。

【用法用量】煎服，5~10g。外用适量，煎水洗。

【应用宜忌】

1. 苦寒之品，脾胃虚寒者忌用。

2. 反藜芦。

【医籍摘要】

1. 《神农本草经》："主心腹气结，癥瘕积聚，黄疸，溺有余沥，逐水，除痈肿。"

2. 《本草正义》："苦参，大苦大寒，退热泄降，荡涤湿火，其功效与芩、连、龙胆皆相近，而苦参之苦愈甚，其燥尤烈，故能杀湿热所生之虫，较之芩、连力量益烈。近人乃不敢以入煎剂，盖不特畏其苦味难服，亦嫌其峻厉而避之也。然毒风恶癞，非此不除，今人但以为洗疮之用，恐未免因噎而废食耳。"

3.《姚僧坦集验方》："治毒热足肿作痛欲脱者：苦参煮酒渍之。"

【现代研究】

1. 化学成分：本品含苦参碱、氧化苦参碱、异苦参碱、槐果碱、异槐果碱、槐胺碱、氧化槐果碱等生物碱，此外还含苦醇 C、苦醇 G、异苦参酮、苦参醇、新苦参醇等黄酮类化合物。

2. 药理作用：

（1）对平滑肌兴奋抑制作用：氧化苦参碱对离体豚鼠气管平滑肌有轻度收缩作用。苦参煎剂对离体豚鼠及兔肠肌有抑制作用，而苦参结晶碱对离体豚鼠、兔肠及犬在位肠肌均有兴奋作用，但加热处理后对平滑肌有抑制作用。

（2）抗菌：体外试验证明，1% 苦参碱对痢疾杆菌、大肠杆菌、变形杆菌、乙型链球菌及金黄色葡萄球菌均有较明显的抑菌作用。煎剂在试管，高浓度（1:100）对结核杆菌有抑制作用。煎剂（8%）、水浸剂（1:3）在体外对某些常见的皮肤真菌有不同程度的抑制作用。醇浸膏在体外尚有抗滴虫作用。

（3）其他：动物实验表明，苦参注射液可使心率减慢，心肌收缩力随剂量增加而减弱，心输出量减少，并能预防因氯仿 - 肾上腺素，乌头碱及哇巴因所致的心律失常；苦参流浸膏 0.25g/kg 灌服，对组织胺引起的豚鼠哮喘有明显的对抗作用，从而有平喘、祛痰的作用；苦参碱可以升高各种原因造成的白细胞减少症的白细胞数，亦有利尿、抗肿瘤的作用。

三、清血分热药

本类药物性味多为苦寒或咸寒，偏入血分以清热，多归心、肝经。因心主血，肝藏血，故本类药物有清解创伤感染血分热邪的作用。主要用于血分实热证，如热盛迫血，心神被扰，症见舌色深绛、吐血衄血、尿血便血、斑疹紫暗、躁扰不安，甚或昏狂等。亦可用于其他疾病引起的血热出血证。若气血两燔，可配清气分热药同用，使气血两清。

水牛角

【药性归经】苦，寒。归心、肝经。

【功效】清热凉血，解毒，定惊。

【主治】创伤感染之痈肿疮疡，咽喉肿痛，头痛，壮热神昏，斑疹，吐衄等。

【用法用量】镑片或粗粉煎服，15～30g，宜先煎3小时以上。水牛角浓缩粉冲服，每次1.5～3g，每日2次。

【应用宜忌】脾胃虚寒者忌用。

【医籍摘要】

1.《日华子本草》："治热毒风并壮热。"

2.《陆川本草》："凉血，解毒，止衄。治热病昏迷，麻痘斑疹，吐血衄血，血热尿赤。"

3.《中草药新医疗法资料选编》："治出血，牛、羊角及蹄甲，洗净后，放入密闭容器里焚烧炭化，研成细粉过筛。内出血，每日三次，每次二克，口服；外出血，撒于患处。"

【现代研究】

1. 化学成分：本品含胆甾醇、肽类及多种氨基酸、多种微量元素。

2. 药理作用：本品提取物及水煎剂有强心作用；其注射液有降血压作用；本品有增加血小板计数、缩短凝血时间、降低毛细血管通透性、抗炎等作用；其煎剂有镇惊、解热作用；本品对被大肠杆菌、乙型溶血性链球菌攻击的小鼠有明显的保护作用。

生地黄

【药性归经】甘、苦，寒。归心、肝、肾经。

【功效】清热凉血，养阴生津。

【主治】创伤感染热入营血之吐血、衄血、尿血、便血、皮肤紫斑、舌红舌绛，及热病伤阴或素体阴亏之口咽干燥、夜热早凉，消渴，便秘等。

【用法用量】煎服，10～15g。鲜品用量加倍，或以鲜品捣汁入药。

【应用宜忌】脾虚湿滞，腹满便溏者不宜使用。

【医籍摘要】

1.《神农本草经》："主折跌绝筋，伤中，逐血痹，填骨髓，长肌肉，作汤除寒热积聚，除痹。生者尤良。"

2. 《珍珠囊》："凉血，生血，补肾水真阴。"

3. 《药性论》："能消瘀血。"

4. 《本经逢原》："其治跌打损伤，面目青肿，以生地黄捣烂敷之即消，此即《本经》治伤中血痹，折跌筋伤等证之义。盖肝藏血而主筋，肝无留滞，则营血调而伤中自愈，筋无邪著，则三气通面而血痹自除。"

5. 《本草正义》："北齐徐氏之才，亦有鲜生地散血之说。原谓伤瘀发肿发热，用以外治，清热定痛，散瘀之功，固不可没。"

【现代研究】

1. 化学成分：本品含梓醇、二氢梓醇、单密力特苷、乙酰梓醇、桃叶珊瑚苷、密力特苷、地黄苷、去羟栀子苷、筋骨草苷、辛酸、苯甲酸、苯乙酸、葡萄糖、蔗糖、果糖及铁、锌、锰、铬等 20 多种微量元素、β-谷甾醇等。鲜地黄含 20 多种氨基酸，其中精氨酸含量最高。干地黄中含有 15 种氨基酸，其中丙氨酸含量最高。

2. 药理作用：

（1）抗炎：地黄煎剂对甲醛性和蛋清性关节炎、松节油性肉芽肿、醋酸性腹膜炎、组织胺性毛细血管通透性增高均有抑制作用，但地黄的醇和醚提液无抗炎作用。

（2）免疫促进：地黄煎剂具有提高淋巴细胞转化率、增加 T 淋巴细胞数量、增强网状内皮系统的吞噬功能等作用，对免疫功能低下者作用更明显。

（3）抗菌：地黄水浸剂对须疮癣菌、石膏样及杜盎氏小芽孢癣菌等多种真菌的生长有抑制作用。

（4）止血：地黄水煎及乙醇提取物均有缩短出血时间的作用，这一作用与祖国医学提出的"凉血"说法相一致。

（5）强心：北京野生地黄流浸膏对蛙心的收缩力有显著增强作用，对衰弱的心脏更显著，但大剂量能使正常蛙心中毒。怀庆地黄的乙醇提取物、水提取物对大鼠有心脏抑制作用，因此大剂量应用地黄应注意心脏毒性。

（6）其他：实验证明，地黄能对抗连续服用糖皮质激素后血浆皮质醇浓度的下降，并能防止肾上腺皮质萎缩。地黄又能降血糖、降血压、抗肿瘤、镇静、利尿，尚具雌激素样作用。

玄 参

【药性归经】甘、苦、咸，微寒。归肺、胃、肾经。

【功效】清热凉血，泻火解毒，滋阴。

【主治】创伤感染之痈肿疮毒，目赤咽痛，温邪入营，内陷心包，温毒发斑及后期热病伤阴，津伤便秘，骨蒸劳嗽。

【用法用量】煎服，10～15g。

【应用宜忌】

1. 脾胃虚寒，食少便溏者不宜服用。

2. 反藜芦。

【医籍摘要】

1.《名医别录》："下水，止烦渴，散颈下核，痈肿。"

2.《本草纲目》："滋阴降火，解斑毒，利咽喉，通小便血滞。"

【现代研究】

1. 化学成分：本品含哈巴苷、哈巴苷元、桃叶珊瑚苷、6－对甲基梓醇、渐玄参苷甲、乙等环烯醚萜类化合物及生物碱、植物甾醇、油酸、硬脂酸、葡萄糖、天冬酰胺、微量挥发油等。

2. 药理作用：

（1）抑菌：本品对金黄色葡萄球菌、白喉杆菌、伤寒杆菌、乙型溶血性链球菌、绿脓杆菌、福氏痢疾杆菌、大肠杆菌、须发癣菌、絮状表皮癣菌、羊毛状小芽孢菌和星形奴卡氏菌均有抑制作用。

（2）其他：本品水浸剂、醇浸剂和煎剂均有降血压作用；此外本品还有抗炎、镇静、抗惊厥作用。

牡丹皮

【药性归经】苦、甘，微寒。归心、肝、肾经。

【功效】清热凉血，活血祛瘀。

【主治】创伤感染之痈肿疮毒，血热吐衄，骨蒸发热，发斑及跌打伤痛等。

【用法用量】煎服，6~12g。清热凉血宜生用，活血祛瘀宜酒炙用。

【应用宜忌】 血虚有寒、月经过多及孕妇不宜用。

【医籍摘要】

1.《神农本草经》："主寒热，中风瘛疭、痉、惊痫邪气，除坚癥瘀血留舍肠间，安五脏，疗痈疮。"

2.《名医别录》："下水，止烦渴，散颈下核，痈肿。"

3.《备急千金要方》："治腕折瘀血。虻虫十二枚，牡丹一两。上二味治下筛，酒服方寸匕"。

4.《日华子本草》： "除邪气，悦色，通关腠血脉，排脓，通月经，消扑损瘀血，续筋骨，除风痹。"

5.《本草汇言》："治衄血吐血，崩漏淋血，跌扑瘀血，凡一切血气为病，统能治之。盖其气香，香可以调气而行血；其味苦，苦可以下气而止血；其性凉，凉可以和血而生血；其味辛，辛可推陈血而致新血也。"

6.《本草经疏》："牡丹皮入心，通血脉中壅滞与桂枝颇同，特桂枝气温，故所通者血脉中寒滞，牡丹皮气寒，故所通者血脉中热结。"

【现代研究】

1. 化学成分：本品含牡丹酚、牡丹酚苷、牡丹酚原苷、牡丹酚新苷，并含芍药苷、氧化芍药苷、苯甲酰芍药苷、没食子酸、挥发油、植物甾醇、苯甲酸、蔗糖、葡萄糖等。

2. 药理作用：

（1）镇痛：热板法、醋酸扭体法及压尾法实验证明，牡丹皮有镇痛作用，可使动物痛阈提高 68～88%，2 小时后恢复。

（2）抗炎：牡丹皮给大鼠灌胃或腹腔注射，可抑制右旋糖酐、醋酸、角叉菜胶、蛋清、甲醛、组织胺、5－羟色胺和缓激肽所致的疼痛反应，能促使肿胀消失，降低毛细血管通透性，抑制白细胞向炎区移行，且切除单侧肾上腺后仍有作用。提示牡丹皮良好的抗炎作用与垂体－肾上腺系统无明显关系。

（3）免疫促进：牡丹皮的甲醇提取物给动物灌胃，可提高动物的非特异性免疫功能。实验可观察到，即使网状内皮系统功能处于低下状态，丹皮亦能使之恢复，肺、肝中吞噬细胞吞噬功能增强。

（4）抗变态反应：牡丹皮对Ⅰ型变态反应的免疫溶血反应有抑制作用，对Ⅰ型变态反应引起的炎症具有相当的抑制作用，并能抑制反应素抗体引起的肥大细胞脱颗粒作用，认为丹皮的抗变态反应为非特异性的。

（5）抗病原微生物：试管内对白色葡萄球菌、枯草杆菌、大肠杆菌、伤寒杆菌等有较强的抗菌作用。对痢疾杆菌、伤寒杆菌等作用显著（试管内两倍稀释法），在 pH 7.0～7.6 杀菌力最强。琼脂平板挖沟法等也证明对伤寒杆菌、痢疾杆菌、副伤寒杆菌、大肠杆菌、变形杆菌、绿脓杆菌、葡萄球菌、溶血性链球菌、肺炎球菌、霍乱弧菌等多种细菌都有不同程度的抑制作用。丹皮浸液在试管内对铁锈色小芽孢菌等 10 种皮肤真菌也有一定的抑制作用。另外，鸡胚实验证明牡丹皮有一定的抗流感病毒的作用。

（6）活血：牡丹皮甲醇及水提取物能对抗血小板集聚，抑制纤维蛋白溶解酶的活性，并对抗内毒素注入血管引起的血管损伤及血小板黏附反应。也有实验证实，牡丹皮对人血也具有较强的抗凝血作用。

（7）其他：牡丹皮有改善冠状动脉血液循环、降低心肌耗氧量、降血压、抗氧化、抑制动脉粥样硬化斑块的形成、镇静、利尿及抗早孕等药理作用。

赤 芍

【药性归经】苦、微寒。归肝经

【功效】清热凉血，散瘀止痛。

【主治】创伤感染之痈肿疮疡，目赤肿痛，温毒发斑，血热吐衄及跌打损伤，癥瘕腹痛等。

【用法用量】煎服，6～12g。

【应用宜忌】

1. 血寒经闭不宜用。

2. 反藜芦。

【古籍摘录】

1.《名医别录》："通顺血脉，缓中，散恶血，逐贼血。"

2.《滇南本草》："行血，破瘀，散血块。"

【现代研究】

1. 化学成分：本品含芍药苷、芍药内酯苷、氧化芍药苷、苯甲酰芍药苷、芍药吉酮、芍药新苷、没食子鞣质、苯甲酸、挥发油、脂肪油、树脂等。

2. 药理作用：

（1）抗炎：芍药苷有一定的抗炎作用，对角叉菜胶及右旋糖酐诱发的大鼠脚肿有抑制作用，且与FM100 有协同作用。

（2）镇痛：醋酸扭体法和压尾法实验证明，芍药苷有显著的镇痛作用，与 FM100 合用有协同作用。

（3）抗菌、抗病毒：赤芍对痢疾杆菌、伤寒杆菌、副伤寒杆菌、绿脓杆菌、大肠杆菌、变形杆菌、百日咳杆菌、葡萄球菌 α 及 β 溶血性链球菌、肺炎双球菌、霍乱弧菌均有抑制作用，对京科 68－1 病毒、疱疹病毒、流感病毒、副流感病毒、肠道病毒有抑制作用。

（4）免疫抑制：赤芍对细胞免疫和体液免疫都有抑制作用，可抑制玫瑰花环的形成和溶血素反应，减轻动物脾脏重量。

（5）活血：赤芍煎剂给大鼠灌胃，能明显延长体外血栓形成时间，减轻血栓干重，使凝血酶原形成时间延长。赤芍提取物还能通过激活纤溶酶原变成纤溶酶而使已凝固的纤维蛋白发生溶解，还能抑制血小板的聚集。

（6）其他：赤芍既有抑制肿瘤生长的作用，也有促进肿瘤转移的作用，并且还有很好的扩张冠状动脉和镇静、解痉作用。

紫　草

【药性归经】甘、咸，寒。归心，肝经。

【功效】清热凉血，活血，解毒透疹。

【主治】创伤感染之水火烫伤，痈肿疮疡或血热毒盛者。

【用法用量】煎服，5~10g。外用适量，熬膏或用植物油浸泡涂搽。

【应用宜忌】本品性寒而滑利，脾虚便溏者忌服。

【医籍摘要】

1.《神农本草经》："主心腹邪气，五疸，补中益气，利九窍，通水道。"

2.《本草纲目》："紫草，其功长于凉血活血，利大小肠。故痘疹欲出未出，血热毒盛，大便闭涩者用之，已出而紫黑便闭者亦可用。若已出而红活，及白陷大便利者，切宜忌之。"

【现代研究】

1. 化学成分：本品含紫草素（紫草醌）、紫草烷、乙酰紫草素、去氧紫草素、异丁酰紫草素、二甲基戊烯酰紫草素、β–二甲基丙烯酰紫草素等。

2. 药理作用：

（1）抑菌：本品煎剂、紫草素、二甲基戊烯酰紫草素、二甲基丙烯酰紫草素对金黄色葡萄球菌、大肠杆菌、枯草杆菌等具有抑制作用；紫草素对大肠杆菌、伤寒杆菌、痢疾杆菌、绿脓杆菌及金黄色葡萄球菌均有明显抑制作用。

（2）其他：其乙醚、水、乙醇提取物均有一定的抗炎作用；新疆产紫草根煎剂对心脏有明显的兴奋作用。

第二节　解毒药

本类药物性质寒凉，长于解毒，具有清解火热毒邪的作用。主要适用于创伤感染疾病过程中痈肿疮毒、热毒发斑、咽喉肿痛以及水火烫伤等。在临床用药时，掌握各种药物的特点，应根据各种证候的不同表现，选择偏热毒药或者肿毒药。本类药物易伤脾胃，中病即止，不可过服。

一、解热毒药

金银花

【药性归经】甘，寒。归肺、心、胃经。

【功效】清热解毒，疏散风热。

【主治】创伤感染之痈肿疔疮，风热感冒，热毒泻痢等。

【用法用量】煎服，6～15g。疏散风热、清泄里热以生品为佳；炒炭宜用于热毒血痢。

【应用宜忌】脾胃虚寒及气虚疮疡脓清者忌用。

【医籍摘要】

1.《本草纲目》："一切风湿气，及诸肿毒、痈疽疥癣、杨梅诸恶疮。散热解毒。"

2.《本经逢原》："金银花，解毒去脓，泻中有补，痈疽溃后之圣药。但气虚脓清，食少便泻者勿用。"

3.《本草正》："金银花，善于化毒，故治痈疽、肿毒、疮癣、杨梅、风湿诸毒，诚为要药。毒为未成者能散，毒已成者能溃，但其性缓，用须倍加，或用酒煮服，或捣汁搀酒顿饮，或研烂拌酒厚敷。"

【现代研究】

1. 化学成分：本品含有挥发油、木樨草素、环己六醇、黄酮类、肌醇、皂苷、鞣质等。分离出的绿原酸和异绿原酸是本品抗菌的主要成分。

2. 药理作用：

（1）抗菌：金银花对金黄色葡萄球菌、溶血性链球菌、大肠杆菌、痢疾杆菌、霍乱弧菌、伤寒杆菌、副伤寒杆菌、绿脓杆菌、真菌均有抑制作用，与青霉素合用，能加强青霉素对耐药金黄色葡萄球菌的抗菌作用。水浸剂比煎剂作用强，叶煎剂比花煎剂作用强。

（2）抗炎：金银花提取物能减轻由角叉菜胶和蛋清引起的大鼠足肿胀程度，抑制由巴豆油引起的肉芽囊的形成，具有抗炎症渗出和炎症增生的作用。

（3）免疫抑制：金银花水煎剂能显著降低豚鼠 T 淋巴细胞中 ANAE 的活性，提示其对细胞免疫功能有抑制作用。

（4）其他：金银花尚有解热、抗病毒、降血脂、抗生育及促进胃肠蠕动等药理作用。

连　翘

【药性归经】苦，微寒，归肺、心、小肠经。

【功效】清热解毒，消肿散结，疏散风热。

【主治】创伤感染之痈肿疮毒，风热感冒，热淋涩痛等。

【用法用量】煎服，6~15g。

【应用宜忌】脾胃虚寒及气虚脓清者不宜用。

【医籍摘要】

1.《神农本草经》："主寒热，鼠瘘、瘰疬、痈肿、恶疮、瘿瘤、结热、蛊毒。"

2.《日华子本草》："治疮疖止痛。"

3.《珍珠囊》："连翘之用有三：泻心经客热，一也；去上焦诸热，二也；为疮家圣药，三也。"

【现代研究】

1. 化学成分：本品含三萜皂苷、果皮含甾醇、连翘酚、生物碱、皂苷、齐墩果酸、香豆精类，还有丰富的维生素 P 及少量挥发油。

2. 药理作用：

（1）抗菌：连翘有广谱抗菌作用，抗菌主要成分为连翘酚及挥发油，对金黄色葡萄球菌、痢疾杆菌有很强的抑制作用，对其他致病菌以及钩端螺旋体也均有一定的抑制作用。

（2）其他：本品尚有抗炎、解热作用。所含齐墩果酸有强心、利尿及降血压作用；所含维生素 P 可降低血管通透性及脆性，防止溶血。其煎剂有镇吐和抗肝损伤作用。

板蓝根

【药性归经】苦，寒。归心、胃经。

【功效】清热解毒，凉血，利咽。

【主治】创伤感染之痈肿疮毒，外感发热，咽喉肿痛或温毒发斑者。

【用法用量】煎服，9～15g。

【应用宜忌】体虚而无实火热毒者忌服，脾胃虚寒者慎用。

【医籍摘要】

1.《本草便读》："板蓝根即靛青根，其功用性味与靛青叶同，能入肝胃血分，不过清热、解毒、辟疫、杀虫四者而已。但叶主散，根主降，此又同中之异耳。"

2.《分类草药性》："解诸毒恶疮，散毒去火，捣汁或服或涂。"

【现代研究】

1. 化学成分：菘蓝根含靛蓝、靛玉红、β－谷甾醇、棕榈酸、尿苷、次黄嘌呤、尿嘧啶、青黛酮和胡萝卜苷等。

2. 药理作用：

（1）抗菌抗病毒：本品对多种革兰氏阳性菌、革兰氏阴性菌及流感病毒、虫媒病毒、腮腺病毒均有抑制作用。

（2）其他：可增强免疫功能；有明显的解热效果；本品所含靛玉红有显著的抗白血病作用；板蓝根多糖能降低实验动物血清胆固醇和甘油三酯的含量，并降低 MDA 含量，从而证明本品有抗氧化作用。

穿心莲

【药性归经】苦，寒。归心、肺、大肠、膀胱经。

【功效】清热解毒，凉血，消肿，燥湿。

【主治】创伤感染之痈肿疮毒或肺热咳喘，肺痈吐脓，咽喉肿痛，湿热泻痢，热淋涩痛等。

【用法用量】煎服，6～10g。煎剂易致呕吐，故多作丸、散、片剂。外用适量。

【应用宜忌】

1. 不宜多服久服。

2. 脾胃虚寒者不宜用。

【现代研究】

1. 化学成分：本品叶含穿心莲内酯、去氧穿心莲内酯、新穿心莲内酯、穿心莲烷、穿心莲酮、穿心莲甾醇等，根还含多种黄酮类成分。

2. 药理作用：

（1）抗菌：穿心莲煎剂对金黄色葡萄球菌、绿脓杆菌、变形杆菌、肺炎双球菌、溶血性链球菌、痢疾杆菌、伤寒杆菌均有不同程度的抑制作用。有增强人体白细胞对细菌的吞噬能力。

（2）其他：现代研究显示有解热、抗炎、抗肿瘤、利胆保肝、抗蛇毒及毒蕈碱样作用。

贯 众

【药性归经】苦，微寒。有小毒。归肝、脾经。

【功效】清热解毒，凉血止血，杀虫。

【主治】创伤感染之血热出血，烧烫伤或风热感冒，温毒发斑等。

【用法用量】煎服，4.5～10g。清热解毒宜生用；止血宜炒炭用。外用适量。本品有小毒，用量不宜过大。

【应用宜忌】

1. 本品有小毒，用量不宜过大。

2. 服用本品时忌油腻。

3. 脾胃虚寒者及孕妇慎用。

【医籍摘要】

1.《神农本草经》："主腹中邪热气，诸毒，杀三虫。"

2.《名医别录》："去寸白，破癥瘕，除头风、止金疮。"

3.《本草纲目》："治下血崩中带下，产后血气胀痛，斑疹毒，漆毒，骨鲠。"

【现代研究】

1. 化学成分：本品主要含绵马素、三叉蕨酚、黄三叉蕨酸、绵马次酸、挥发油、绵马鞣质等。

2. 药理作用：

（1）抗病毒：实验证明本品可强烈抑制流感病毒、腺病毒。

（2）其他：外用有止血、镇痛、消炎作用。

蚤　休

【药性归经】苦，微寒。有小毒。归肝经。

【功效】清热解毒，消肿止痛，凉肝定惊。

【主治】创伤感染之痈肿疔疮，咽喉肿痛或毒蛇咬伤，跌打损伤及脓毒血症抽搐者。

【用法用量】煎服，3～10g。外用适量，捣敷或研末调涂患处。

【应用宜忌】体虚、无实火热毒者、孕妇及患阴证疮疡者均忌服。

【医籍摘要】

1. 《本草汇言》："蚤休，凉血去风，解痈毒之药也。但气味苦寒，虽为凉血，不过为痈疽疮疡血热致疾者宜用，中病即止。又不可多服久服。"

2. 《唐本草》："醋摩疗痈肿，敷蛇毒。"

3. 《本草求原》："活血，止血，消肿，解毒。"

4. 《广西药植图志》："治新旧跌打内伤，止痛散瘀：七叶一枝花，童便浸四、五十天，洗净硒干研末。

每服三分，酒或开水送下。"

【现代研究】

1. 化学成分：本品含蚤休苷、薯蓣皂苷，单宁酸及 18 种氨基酸、肌酸酐、生物碱、黄酮、甾酮、蜕皮激素、胡萝卜苷等。

2. 药理作用：

（1）抗菌：对金黄色葡萄球菌、溶血性链球菌、痢疾杆菌、伤寒杆菌、大肠杆菌、肠炎杆菌、脑膜炎双球菌及钩端螺旋体等，有不同程度的抑制作用。

（2）镇痛：对雌性小鼠电刺激和热板法镇痛实验证明，蚤休、重楼皂苷 A 均有显著的镇痛作用，蚤休的镇痛作用尤明显。

（3）其他：蚤体有止咳、平喘、止血等作用。

四季青

【药性归经】苦、涩，寒。归肺、心经。

【功效】清热解毒，凉血止血，敛疮。

【主治】创伤感染之水火烫伤，疮疡出血或肺热咳嗽，咽喉肿痛，热淋，泻痢等。

【用法用量】煎服，15～30g。外用适量。

【应用宜忌】脾胃虚寒，肠滑泄泻者慎用。

【医籍摘要】

1.《本草图经》："烧灰，作膏涂之，治瘭疬殊效，兼灭瘢疵。"

【现代研究】

1. 化学成分：四季青主要含原儿茶酸、原儿茶醛、马索酸、缩合型鞣质、黄酮类化合物及挥发油等。

2. 药理作用：四季青煎剂、注射液、四季青钠及分离出的原儿茶酸、原儿茶醛等均具有广谱抗菌作用，尤其对金黄色葡萄球菌的抑菌作用最强；对控制烧伤创面感染有一定作用，对实验性烫伤用四季青涂布后形成的痂膜较为牢固，有一定抗感染能力和吸附能力，且有一定的通透性和不会增加创面深度等优点，明显减少创面渗出及水肿，并促进肿胀的消退。本品还能降低冠状血管阻力，增加冠脉流量；所含原儿茶酸能在轻度改善心脏功能的情况下增强心肌的耐缺氧能力。

二、解肿毒药

紫花地丁

【药性归经】苦、辛，寒。归心、肝经。

【功效】清热解毒，凉血消肿。

【主治】创伤感染之疔疮肿毒，肠痈或毒蛇咬伤。

【用法用量】煎服，15～30g。外用鲜品适量，捣烂敷患处。

【应用宜忌】体质虚寒者忌服。

【医籍摘要】

1. 《本草纲目》："治一切痈疽发背，疔疮瘰疬，无名肿毒，恶疮。"

2.《本草正义》:"地丁专为痈肿疔毒通用之药。""然辛凉散肿,长于退热,惟血热壅滞,红肿焮发之外疡宜之,若谓通治阴疽发背寒凝之证,殊是不妥。"

【现代研究】

1. 化学成分:本品含苷类、黄酮类。全草含棕榈酸、反式对羟基桂皮酸、丁二酸、二十四酰对羟基苯乙胺、山柰酚 – 3 – O – 鼠李吡喃糖苷和蜡,蜡中含饱和酸、不饱和酸、醇类及烃。

2. 药理作用:

(1)抗菌:本品对结核杆菌、痢疾杆菌、金黄色葡萄球菌、肺炎球菌、皮肤真菌及钩端螺旋体有明显的抗菌作用。

(2)其他:此药有确切的抗病毒作用,其提取液对内毒素有直接摧毁作用。本品尚有解热、消炎、消肿等作用。

蒲公英

【药性归经】苦、甘,寒。归肝、胃经。

【功效】清热解毒,消肿散结,利湿通淋。

【主治】创伤感染之内外热毒疮痈诸证或咽喉肿痛,热淋涩痛,湿热黄疸,毒蛇咬伤等。

【用法用量】煎服,9～15g。外用鲜品适量捣敷或煎汤熏洗患处。

【应用宜忌】用量过大,可致缓泻。

【医籍摘要】

1.《本草备要》："专治痈肿、疔毒，亦为通淋妙品。"

【现代研究】

1. 化学成分：本品含蒲公英固醇、蒲公英素、蒲公英苦素、肌醇和莴苣醇、蒲公英赛醇、咖啡酸及树脂等。

2. 药理作用：

（1）抑菌：本品煎剂或浸剂，对金黄色葡萄球菌、溶血性链球菌及卡他球菌有较强的抑制作用，对肺炎双球菌、脑膜炎双球菌、白喉杆菌、福氏痢疾杆菌、绿脓杆菌及钩端螺旋体等也有一定的抑制作用，和 TMP（磺胺增效剂）之间有增效作用。

（2）其他：本品尚有利胆、保肝、抗内毒素及利尿作用，其利胆效果较茵陈煎剂更为显著。体外试验提示本品能激发机体的免疫功能。

野菊花

【药性归经】苦、辛，微寒。归肝、心经。

【功效】清热解毒。

【主治】创伤感染之痈疽疔疖，头痛眩晕，咽喉两目肿胀疼痛等。

【用法用量】煎服，10～15g。外用适量。

【应用宜忌】脾胃虚寒者慎用。

【医籍摘要】

1.《本草纲目》："治痈肿疔毒，瘰疬眼瘜。"

2.《本草汇言》："破血疏肝，解疔散毒。主妇人腹内宿血，解天行火毒丹疔。洗疮疥，又能去风杀虫。"

3.《本草求真》："凡痈毒疔肿，瘰疬，眼目热痛，妇人瘀血等证，无不得此则治。"

【现代研究】

1. 化学成分：本品含刺槐素 – 7 – 鼠李糖葡萄糖苷、野菊花内脂、苦味素、挥发油、维生素 A 及维生素 B_1 等。

2. 药理作用：

（1）抗病原微生物：本品对金黄色葡萄球菌、白喉杆菌、痢疾杆菌、流感病毒、疱疹病毒以及钩端螺旋体均有抑制作用。

（2）抗炎：研究表明野菊花有显著的抗炎作用，但其所含抗炎成分及机理不同，挥发油对化学性致炎因子引起的炎症作用强，而水提物则对异性蛋白致炎因子引起的炎症作用较好。

（3）其他：有明显的降血压作用。

鱼腥草

【药性归经】辛，微寒。归肺经。

【功效】清热解毒，消痈排脓，利尿通淋。

【主治】创伤感染之热肿疮毒，肺热咳嗽，肺痈吐脓或湿热淋证，泻痢等。

【用法用量】煎服，15～25g。鲜品用量加倍，水煎或捣汁服。外用适量，捣敷或煎汤熏洗患处。本品含挥发油，不宜久煎。

【应用宜忌】

1. 本品含挥发油，不宜久煎。

2. 虚寒证及阴性疮疡忌服。

【医籍摘要】

1.《本草纲目》："散热毒痈肿。"

2.《本草经疏》："治痰热壅肺，发为肺痈吐脓血之要药。"

3.《分类草药性》："治五淋，消水肿，去食积，补虚弱，消膨胀。"

【现代研究】

1. 化学成分：本品含鱼腥草素、挥发油、蕺菜碱、槲皮苷、氯化钾等。

2. 药理作用：

（1）抗微生物：鱼腥草素对金黄色葡萄球菌、肺炎双球菌、甲型链球菌、流感杆菌、卡他球菌、伤寒杆菌以及结核杆菌等多种革兰氏阳性及阴性细菌，均有不同程度的抑制作用。其用乙醚提取的非挥发物，还有抗病毒作用。

（2）其他：本品能增强白细胞吞噬能力，提高机体免疫力，并有抗炎作用。所含槲皮素及钾盐能扩张肾动脉，增加肾动脉血流量，因而有较强的利尿作用。此外，还有镇痛、止血、促进组织再生和伤口愈合以及镇咳等作用。

败酱草

【药性归经】辛、苦，微寒。归胃、大肠、肝经。

【功效】清热解毒，消痈排脓，祛瘀止痛。

【主治】创伤感染之痈肿疮毒，肠痈肺痈及肝热目赤肿痛者。

【用法用量】煎服，6～15g。外用适量。

【应用宜忌】脾胃虚弱，食少泄泻者忌服。

【医籍摘要】

1.《名医别录》："除痈肿，浮肿，结热，风痹不足，产后疾痛。"

2.《本草纲目》："败酱，善排脓破血，故仲景治痈，及古方妇人科皆用之。"

3.《本草正义》："此草有陈腐气，故以败酱得名。能清热泄结，利水消肿，破瘀排脓。惟宜于实热之体。"

【现代研究】

1. 化学成分：黄花败酱根和根茎含齐墩果酸、常春藤皂苷元、黄花龙芽苷、胡萝卜苷及多种皂苷。含挥发油，其中以败酱烯和异败酱烯含量最高。亦含生物碱、鞣质等。白花败酱含有挥发油，干燥果枝含黑芥子苷等。根和根茎中含莫罗念冬苷、番木鳖苷、白花败酱苷等。

2. 药理作用：

（1）抑菌：黄花败酱草对金黄色葡萄球菌、痢疾杆菌、伤寒杆菌、绿脓杆菌、大肠杆菌有抑制作用。

（2）其他：还有抗肝炎病毒作用，能促进肝细胞再生，防止肝细胞变性，改善肝功能。此外有抗肿瘤作用。其乙醇浸膏或挥发油均有明显镇静作用。

金荞麦

【药性归经】微辛、涩，凉。归肺经。

【功效】清热解毒，排脓祛瘀。

【主治】创伤感染之疮疖瘰疬，咽喉肿痛或肺痈，肺热咳嗽，腹胀食少者。

【用法用量】煎服，15～45g。亦可用水或黄酒隔水密闭炖服。

【应用宜忌】阴虚血热者慎用，脾胃虚寒者忌用。

【医籍摘要】

1.《本草纲目拾遗》："治喉闭，喉风喉毒，用醋磨漱喉。治白浊，捣汁冲酒服。"

2.《本草拾遗》："主痈疽恶疮毒肿，赤白游疹，虫、蚕、蛇、犬咬，并醋摩敷疮上，亦捣茎叶敷之；恐毒入腹，煮汁饮。"

【现代研究】

1. 化学成分：根茎含香豆酸、阿魏酸等。

2. 药理作用：

（1）对抗作用：体外实验虽无明显抗菌作用，但对金黄色葡萄球菌的凝固酶、溶血素及绿脓杆菌内毒素有对抗作用。

（2）其他：本品还有祛痰、解热、抗炎、抗肿瘤等作用。

第三节　活血化瘀药

凡以通利血脉，促进血行，消散瘀血为主要功效，用于治疗瘀血病证的药物，称活血化瘀药药。

活血化瘀药，性味多为辛、苦、温，部分动物类药味咸，主入心、肝两经。味辛则能散、能行，味苦则通泄，且均入血分，故能行血活血，使血脉通畅，瘀滞消散。

活血化瘀药适用于一切瘀血阻滞之证，尤其是伤科的瘀肿疼痛、骨折筋损、金疮出血、疮疡肿痛等。瘀血既是病理产物，又是多种病证的致病因素，临床常表现为痛如针刺，痛有定处，舌暗有瘀点或瘀斑，舌下络脉青紫，脉弦。活血化瘀药根据功能偏好，可分为活血药、化瘀药、破血药、止血药、化瘀止痛药。

本类药物行散力强，易耗血动血，不宜用于妇女月经过多以及其他出血证无瘀血现象者；对于孕妇尤当慎用或忌用。

一、活血药

丹 参

【药性归经】苦，微寒。归心、心包、肝经。

【功效】活血调经，祛瘀止痛，凉血消痈，除烦安神。

【主治】跌打损伤及创伤感染之疮痈肿毒，热病烦躁神昏或心悸失眠等

【用法用量】煎服，5～15g。活血化瘀宜酒炙用。

【应用宜忌】反藜芦。孕妇慎用。

【医籍摘要】

1. 《日华子本草》："养血定志，通理关节，治冷热劳，骨节烦痛，四肢不遂；排脓止痛，生肌长肉；破宿血，补新生血；安生胎，落死胎；止血崩带下，调妇人经脉不匀，血邪心烦；恶疮疥癣，瘿赘肿毒，丹毒；头痛、赤眼；热病犯闷。"

2. 《本草便读》："丹参，功同四物，能祛瘀以生新，善疗风而散结，性平和而走血，……味甘苦以调经，不过专通营分。丹参虽有参名，但补血之力不足，活血之力有余，为调理血分之首药。其所以疗风痹去结积者，亦血行风自灭，血行则积自行耳。"

【现代研究】

1. 化学成分：主含脂溶性和水溶性成分。脂溶性成分包括丹参酮Ⅰ、丹参酮ⅡA、丹参酮ⅡB、丹参酮

Ⅲ，隐丹参酮、羟基丹参酮、丹参酸甲酯、紫丹参甲素、紫丹参乙素、丹参新酮、丹参醇Ⅰ、丹参醇Ⅱ、丹参醇Ⅲ、丹参酚、丹参醛等。水溶性成分主要含有丹参素，丹参酸甲、乙、丙，原儿茶酸，原儿茶醛等。

2. 药理作用：

（1）促进创伤愈合：实验证明，丹参能促使创伤局部的巨噬细胞及成堆异物巨细胞的快速出现，使创伤的清扫阶段明显提前。并且，丹参还能加速创伤局部出现丰富而充血的毛细血管、毛细血管性肉芽组织、胶原性肉芽组织及疤痕性肉芽组织，说明丹参有促进皮肤愈合作用。再者，丹参对骨折的愈合也有促进作用，在细胞活动和纤维骨痂、原始骨性骨痂继发骨痂的出现时间方面，均较对照组提前。研究表明，丹参促进骨折愈合的作用与其提高血清锌含量、加强骨折断端邻近骨组织中锌的动员，以及提高骨痂中锌含量、锌/铜比值来加速骨痂组织生长和钙化过程有关。

（2）抗菌：丹参1∶1煎剂对金黄色葡萄球菌、大肠杆菌、变形杆菌、福氏痢疾杆菌、伤寒杆菌等有抑制作用，对钩端螺旋体在体外和半体内亦有抑制作用。丹参有效成分对金黄色葡萄球菌及其耐药菌株有较强的抑制作用，丹参酮Ⅰ、丹参酮ⅡA、隐丹参酮、羟基丹参酮ⅡA及总丹参酮对人型结核杆菌（H37RV）有较强的抑制作用。

（3）抗炎：丹参有抗一期炎症和二期炎症的作用，对组织胺所致小鼠毛细血管通透性增高、蛋清所致大鼠急性关节肿、甲醛所致亚急性关节肿、甲醛所致渗出性腹膜炎反应都有明显的抑制作用，其抗炎机理在于降低血中前列腺素 F_2a 和前列腺素 E 的水平、抑制白细胞向炎症区的游走。

（4）免疫抑制：复方丹参制剂对小白鼠以人 A 型红细胞抗原免疫的盐水凝集抗体、木瓜酶血凝抗体能产生明显的抑制作用，推测对 IgM、IgG 完全抗体及不完全抗体均有明显的抑制作用。丹参除能改善体液免疫功能外，还具有调节蛋白代谢的作用。据此有人把丹参制剂用于抑制器官移植后的排异反应，获得一定效果。

（5）抗凝血：从复钙时间和加胶原复钙时间测定，证明丹参有抗血液凝固作用。丹参抗凝血的机理在于作用于多种凝血因子，但并不作用于形成内源性凝血酶原的因子，而主要作用于血液凝固的第三阶段，并激活纤溶酶原 - 纤溶酶系统。

（6）改善微循环：丹参对外周和内脏微循环障碍均有改善作用。对家兔外周微循环血流显著加速，使毛细血管网开放数目增多，60% 以上的动物血液流动由粒状或断线状变为正常。对小鼠肠系膜微动脉有加快血流速度作用，从而消除肠系膜的血液瘀滞现象。临床观察到，丹参具有改善冠心病人外周微循环障碍的作用，能使治疗前流动缓慢或瘀滞的血细胞加速流动，并在不同程度上促使聚集的血细胞发生解聚。

（7）抗血栓形成：给大鼠和小鼠静注丹参酮ⅡA、磺酸钠后，体外血栓形成时间延长，血栓长度缩短，血栓湿重和干重减轻，血小板黏附及聚集功能降低，提示丹参有较好的抗血栓形成作用。

（8）抗纤维化：丹参能使体外培养的成纤维细胞发生显著的形态学改变，并能抑制细胞的核分裂和增殖。另有实验表明，丹参具有良好的抗肝纤维化和肺纤维化的作用。据此推测，丹参应有一定的消除疤痕组织的作用。

（9）其他：丹参尚有扩张冠状动脉、强心、扩张外周血管、降血压、降血脂、抗动脉粥样硬化形成、抗缺氧、抗肿瘤、保肝、抗胃溃疡、镇静等药理作用。

赤 芍

【药性归经】苦、微寒。归肝经。

【功效】清热凉血，散瘀止痛。

【主治】跌打损伤、癥瘕腹痛、肝郁胁痛或痈肿疮疡、目赤肿痛或创伤感染之温毒发斑，血热吐衄等。

【用法用量】煎服，6～12g。

【应用宜忌】血寒经闭不宜用。反藜芦。

【医籍摘录】

1.《神农本草经》："主邪气腹痛，除血痹，破坚积，寒热疝瘕，止痛，利小便。"

2.《本草求真》："赤芍与白芍主治略同，但白则有敛阴益营之力，赤则止有散邪行血之意；白则能于土中泻木，赤则能于血中活滞。故凡腹痛坚积，血瘕疝痹，经闭目赤，因于积热而成者，用此则能凉血逐瘀，与白芍主补无泻，大相远耳。"

【现代研究】

1. 化学成分：本品含芍药苷、芍药内酯苷、氧化芍药苷、苯甲酰芍药苷、芍药吉酮、芍药新苷、没食子鞣质、苯甲酸、挥发油、脂肪油、树脂等。

2. 药理作用：

（1）抗凝：赤芍水提液、赤芍苷、赤芍成分及其衍生物有抑制血小板聚集作用，其水煎剂能延长体外血栓形成时间，减轻血栓干重作用。

（2）其他：本品所含芍药苷有镇静、抗炎止痛作用；芍药流浸膏、芍药苷有抗惊厥作用；赤芍、芍药苷有解痉作用；赤芍对肝细胞 DNA 的合成有明显的增强作用，对多种病原微生物有较强的抑制作用。本品还能扩张冠状动脉、增加冠脉血流量。

川　芎

【药性归经】辛，温。归肝、胆、心包经。

【功效】活血行气，祛风止痛。

【主治】创伤感染血瘀气滞痛证。

【用法用量】煎服，3～9g。

【应用宜忌】阴虚火旺，多汗，热盛及无瘀之出血证和孕妇慎用。

【医籍摘要】

1.《神农本草经》："主中风入脑头痛，寒痹，筋脉缓急，金疮，妇人血闭无子。"

2.《本草新编》："川芎……血闭者能通，外感者能散，疗头风其神，止金疮疼痛。此药可君可臣，又可为佐使，但不可单用……倘单用一味以补血，则血动，反有散失之忧。若单用一味以止痛，则痛止，转有暴亡之虑。"

3.《本草正》："通血脉，解结气，排脓消肿，逐血通经。同细辛煎服，治金疮作痛。"

4.《本草汇言》："癥瘕结聚，血闭不行，痛痒疮疡，痛疽寒热，脚弱痿痹，肿痛却步，并能治之。"

【现代研究】

1. 化学成分：本品含生物碱（如川芎嗪），挥发油（主要为藁本内脂、香烩烯等），酚类物质（如阿魏酸），内脂素以及维生素 A，叶酸，蔗糖，甾醇，脂肪油等。

2. 药理作用：

（1）活血：川芎嗪对由二磷酸腺苷、胶原、凝血酶诱导的家兔血小板聚集有很强的抑制作用，对已聚集的血小板有解聚作用，并能降低二磷酸腺苷诱导的血小板电泳减缓率，其作用与阿司匹林和双嘧达莫相似。临床观察到，脑血栓患者使用川芎嗪后，血液流变性明显改变，血液黏度降低，红细胞及血小板电泳加快，纤维蛋白原降解率提高。

（2）改善微循环：川芎注射液能改善耳郭微动脉血流流态，增大管径。家兔肠系膜循环血流速度增加，微血管开放数目增多。

（3）镇痛、镇静：川芎水提液灌胃对醋酸所致小鼠扭体疼痛反应有明显抑制作用，给大、小鼠灌胃，则能抑制其自发活动，使戊巴比妥钠引起的小鼠睡眠时间延长，并能对抗咖啡因的兴奋作用。

（4）促进骨折愈合：川芎口服可促进大鼠和家兔骨折的愈合及血肿的吸收。

三　七

【药性归经】甘、微苦，温。归肝、胃经。

【功效】化瘀止血，活血定痛。

【主治】跌打损伤，出血证，或创伤感染瘀血肿痛。

【用法用量】多研末吞服，1～1.5g；煎服，3～10g，亦入丸、散。外用适量，研末外掺或调敷。

【应用宜忌】孕妇慎用。

【医籍摘要】

1.《本草新编》：“三七根，止血之神药也，无论上中下之血，凡有外越者，一味独用亦效，加入补血补气药之中则更神。盖止药得补而无沸腾之患，补药得止而有安静之休也。”

2.《本草求真》：“三七，世人仅知功能止血住痛，殊不知痛因血瘀则痛作，血因敷散则血止。三七气味苦温，能于血分化其血瘀。故凡金刃刀剪所伤，及跌扑杖疮血出不止，嚼烂涂之，或为末掺，其血即止。且以吐血、衄血、下血、血痢、崩漏、经水不止、产后恶露不下，俱宜自嚼，或为末，米饮送下即愈。”

3. 《医学衷中参西录》："三七，善化瘀血，又善止血妄行，为吐衄要药。病愈后不致瘀血留于经络，证变虚劳（凡用药强止其血者，恒至血瘀经络成血痹虚劳）。兼治二便下血，女子血崩，痢疾下血鲜红久不愈（宜与鸦胆子并用），肠中腐烂，浸成溃疡，所下之痢色紫腥臭，杂以脂膜，此乃肠烂欲穿（三七能化腐生新，是以治之）。为其善化瘀血，故又善治女子癥瘕，月事不通，化瘀血而不伤新血，允为理血妙品。外用善治金疮，以其末敷伤口，立能血止疼愈。若跌打损伤，内连脏腑经络作疼痛者，外敷内服奏效尤捷。疮疡初起肿疼者，敷之可消。三七之性，既善化血，又善止血，人多疑之，然有确实可证之处。如破伤流血者，用三七末擦之，则其血立止，是能止血也；其破处已流出之血，着三七皆化为黄水，是能化血。"

【现代研究】

1. 化学成分：本品主要含皂苷、黄酮苷、氨基酸等。止血活性成分为三七氨酸。

2. 药理作用：

（1）镇痛：三七花总皂苷对醋酸扭体法、热板法和烫尾法致痛小鼠均有镇痛作用；三七皂苷 E_1 及三七叶皂苷对热刺激及化学性刺激引起的疼痛都有显著的镇痛作用，其作用起效快，但维持时间短于吗啡和罗通定。

（2）止血：三七粉和二七温浸液分别给麻醉犬及家兔灌胃，均可见到缩短凝血时间的作用。10% 三七注射液给小鼠腹腔注射或 100% 三七溶液给小鼠灌胃，则出血及凝血时间显著缩短。从三七水溶性部分中分离出止血活血极强的田七素给小鼠腹腔注射，结果小鼠外周血小板数目约增加 30%，出、凝血时间缩短，与氯甲环酸相比，不仅止血快，而且剂量小。

（3）抗炎：三七根、花总皂苷对大鼠、豚鼠和小鼠由巴豆油、角叉菜胶、冰醋酸等诱发的炎症有明显的对抗作用，对摘除双侧肾上腺大鼠似有明显的抗炎作用。

（4）镇静：三七根、叶和花总皂苷对中枢神经系统有相似的抑制作用。三七花总皂苷腹腔注射能降低小鼠自发活动、增强氯丙嗪的镇静作用及戊巴比妥钠和水合氯醛的催眠作用，对抗苯丙胺诱发小鼠自发活动的作用。

（5）促生长：三七总皂苷具有促进生长作用，能明显增加小鼠体重；尚有雄性激素样作用，能明显增加大鼠睾丸重量。

（6）抗休克：三七根总皂苷对家兔失血性休克、肠道缺血性休克都有一定的疗效。可升高动物平均动脉压，使中心静脉压维持恒定水平，延长动物存活时间。

（7）抗氧化：三七总皂苷有清除氧自由基的作用，且优于人参总皂苷和绞股蓝总皂苷。三七粉浆给大鼠灌胃，连续 4 周，能使其血液中脂质过氧化物（LPO）含量显著降低，超氧化物歧化酶（SOD）活性升高。

（8）免疫促进：三七对体液免疫、细胞免疫和非特异性免疫功能都有促进作用。三七总皂苷 160mg/kg 可使小鼠溶血空斑数增加 92% 。亦可提高小鼠腹腔巨噬细胞的吞噬率和吞噬指数；还能显著增加大鼠肺泡巨噬细胞吞噬率，提高血液白细胞总数及血液淋巴细胞百分比。

（9）其他：三七有良好的扩张冠状动脉、改善心肌缺血、抗心律失常作用，尚可扩张血管、调节血压、改善微循环、降低血脂、升高正常动物的空腹血糖水平、降低实验性糖尿病的血糖水平、促进蛋白质及 DNA 合成、增强肾上腺皮质功能、抗 CCL_4 诱导的肝损伤。

苏　木

【药性归经】甘、咸、辛，平。归心、肝经。

【功效】活血疗伤，祛瘀通经。

【主治】跌打损伤、骨折筋伤、创伤感染之瘀滞肿痛、痈肿疮毒等。

【用法用量】煎服，3～10g。外用适量，研末撒敷。

【应用宜忌】月经过多和孕妇忌用。

【医籍摘要】

1. 《日华子本草》："治妇人血气心腹痛，月候不调及褥劳，排脓止痛，消痈肿扑损瘀血。"

2. 《本草纲目》："苏方木乃三阴经血分药，少用则和血，多用则破血。"

3.《圣济总录》："治被打伤损，因疮伤风：苏木（研末）二两，用酒二升，煎取一升。分三服，空心、午时、夜卧各一服。"

【现代研究】

1. 化学成分：含有巴西苏木酚、挥发油（主要为水芹烯、罗勒烯）及鞣质。

2. 药理作用：

（1）抗菌：苏木浸剂和煎剂对白喉、流感、副伤寒丙、弗氏痢疾等杆菌及金黄色葡萄球菌、溶血性链球菌、肺炎球菌有显著抑菌作用，对百日咳、伤寒、副伤寒甲、乙等杆菌也有抑菌作用。

（2）其他：苏木水能使血管轻度收缩，对离体蛙心，能使收缩力增强，并可使由枳壳煎剂减弱的心收缩力有所恢复，还能解除水合氯醛、奎宁、毛果芸香碱、毒扁豆碱等对离体蛙心的毒性。此外，还有一定的催眠、麻醉、子宫抑制等作用。

泽　兰

【药性归经】苦、辛，微温。归肝、脾经。

【功效】活血调经，祛瘀消痈，利水消肿。

【主治】跌打损伤，创伤感染之瘀肿疼痛，疮痈肿毒及水肿，腹水。

【用法用量】煎服，10~15g。外用适量。

【应用宜忌】血虚及无瘀滞者慎用。

【医籍摘要】

1.《神农本草经》："主大腹水肿，身面四种浮肿，骨节中水，金疮，痈肿疮脓。"

2.《日华子本草》："通九窍，利关脉，养血气，破宿血，消癥瘕，产前产后百病，通小肠，长肉生肌，消扑损瘀血，治鼻洪，吐血，头风目痛，妇人劳瘦，丈夫面黄。"

3.《濒湖集简方》："治疮肿初起，及损伤瘀肿，泽兰捣封之。"

4.《本草正义》："其治金疮痈肿疮脓者，专入血分而行瘀排脓消肿也。"

【现代研究】

1. 化学成分：含挥发油、葡萄糖苷、鞣质、树质，还含黄酮苷、酚类、氨基酸、有机酸、皂苷、泽兰糖、水苏糖、半乳糖、果糖等。

2. 药理作用：

（1）抗凝：水煎剂能对抗体外血栓形成，有轻度抑制凝血系统与增强纤溶活性的作用。

（2）其他：全草制剂有强心作用。

二、化瘀药

桃　仁

【药性归经】苦、甘，平。有小毒。归心、肝、大肠经。

【功效】　活血祛瘀，润肠通便，止咳平喘。

【主治】　瘀血阻滞病证，创伤感染之咳嗽气喘、肺痈、肠痈及肠燥便秘等。

【用法用量】　煎服，5～10g，捣碎用。桃仁霜入汤剂宜包煎。本品有毒，不可过量。

【应用宜忌】

1. 孕妇忌用。便溏者慎用。

2. 本品有毒，不可过量。

【医籍摘要】

1.《神农本草经》："主瘀血，血闭瘕瘕，邪气，杀小虫。"

2.《珍珠囊》："治血结、血秘、血燥，通润大便，破蓄血。"

3.《本草经疏》："桃仁，性善破血，散而不收，泻而无补。过用之及用之不得其当，能使血下行不止，损伤真阴。"

【现代研究】

1. 化学成分：含苦杏仁苷、苦杏仁酶、挥发油、脂肪油，油中主要含有油酸甘油酯和少量亚油酸甘油酯。

2. 药理作用：

（1）抗炎、抗变态反应：桃仁对炎症初期有作用，抗渗出力强。桃仁水提物能抑制小鼠血清中的皮肤过敏抗体及豚鼠脾溶血性细胞的产生。

（2）活血化瘀：桃仁能扩张血管，增加血流量，提高血小板中 cAMP 的水平，抑制血液凝固，显示其活血作用。

（3）其他：桃仁还有通便作用。

红 花

【药性归经】辛，温。归心、肝经。

【功效】活血通经，祛瘀止痛。

【主治】跌打损伤，瘀滞肿痛，癥瘕积聚，创伤感染之目赤肿痛，胸痹心痛，血瘀腹痛，胁痛及瘀滞斑疹色暗等。

【用法用量】煎服，3～10g。外用适量。

【应用宜忌】孕妇忌用。有出血倾向者慎用。

【医籍摘要】

1.《急救便方》："治跌打及墙壁压伤，川麻一分，木香二分，红花三分，甘草四分。均生用，研末，黄酒送下。"

2.《本草衍义补遗》："红花，破留血，养血。多用则破血，少用则养血。"

3.《本草汇言》："红花，破血、行血、和血、调血之药也。"

【现代研究】

1. 化学成分：含有红花醌苷、新红花苷、红花苷、红花黄色素和黄色素。另含红花油，油中包括棕榈酸、肉豆蔻酸、月桂酸、硬脂酸、花生酸、油酸等。

2. 药理作用：

（1）改善微循环：红花有轻度扩张血管的作用，

可使微循环血流加速、毛细血管网开放数目增加和红细胞聚集程度减轻。

（2）抗凝血：红花有较明显的抗凝血作用，可使动物全血凝固时间及血浆（含血小板）复钙时间明显延长。红花的抗凝血作用与其有抑制血小板聚集和增强纤维蛋白溶解作用有关。

（3）镇痛：小鼠热板法和醋酸扭体法实验证明，红花黄色素具有镇痛效果，并能增强巴比妥类及水合氯醛的中枢抑制作用，说明红花黄色素具有镇痛和镇静作用。

（4）抗炎：用角叉菜胶制造动物足肿胀的炎症模型，红花50%甲醇及水提物则能明显抑制其致炎性，提示红花有抗炎作用。

（5）免疫抑制：红花总黄素能降低血清溶菌酶含量，减弱腹腔巨噬细胞的吞噬功能，使 PFC、SRFC 和抗体生成减少，抑制 T、B 淋巴细胞转化，揭示本品对细胞免疫、体液免疫和非特异性免疫都有一定的抑制作用。

（6）其他：红花有强心、扩冠、轻度降血压、降血脂、抗缺氧及类雌激素样作用。

莪　术

【药性归经】辛、苦，温。归肝、脾经。

【功效】破血行气，消积止痛。

【主治】跌打损伤、瘀肿疼痛及创伤感染之食积脘腹胀痛等。

【用法用量】煎服，3～15g。醋制后可加强祛瘀止痛作用。外用适量。

【应用宜忌】孕妇及月经过多者忌用。

【医籍摘要】

1.《日华子本草》："消瘀血，止扑损痛，下血及内损恶血等。"

2.《本草经疏》："蓬莪术行气破血散结，是其功能之所长，若夫妇人小儿，气血两虚，脾胃素弱而无积滞者，用之反能损其真气，使食愈不消而脾胃益弱，即有血气凝结、饮食积滞，亦当与健脾开胃，补益元气药同用，乃无损耳。"

3.《药品化义》："蓬术味辛性烈，专攻气中之血，主破积消坚，去积聚癖块，经闭血瘀，扑损疼痛。与三棱功用颇同，亦忽过服。"

4.《生草药性备要》："敷疮消肿，散瘀止痛，亦能止血理跌打。"

【现代研究】

1. 化学成分：莪术中主要为挥发油类成分。其中温莪术含有 α-蒎烯、β-蒎烯，樟脑，1，8-桉叶醇，龙脑，莪术醇，异莪术烯醇等。广西莪术含有 α-蒎烯、β-蒎烯、柠檬烯、龙脑、樟脑、丁香酚、姜烯、莪术醇、莪术酮、芳姜酮、姜黄酮、去水莪术酮等。

2. 药理作用：

（1）抗炎：莪术对小鼠醋酸性腹膜炎、烫伤小鼠局部水肿、巴豆油引起的耳部炎症、大鼠棉球肉芽肿等均有抑制作用。

（2）抗菌：温莪术挥发油在试管内能抑制金黄色葡萄球菌、β-溶血性链球菌、大肠杆菌、伤寒杆菌、霍乱弧菌等的生长。

（3）活血：莪术煎剂可对抗肾上腺素所致的小鼠肠系膜微动脉收缩，减轻管径收缩程度，改善微循环。莪红注射液具有明显地抗体外血栓形成作用，能抑制血小板的黏附性，抑制由 ADP 诱导的血小板聚集，降低血液黏度，显示出良好的活血作用。

三　棱

【药性归经】辛、苦，平。归肝、脾经。

【功效】破血行气，消积止痛。

【主治】所治病证与莪术基本相同，常相须为用。然三棱偏于破血，莪术偏于破气。

【用法用量】煎服，3～10g。醋制后可加强祛瘀止痛作用。

【应用宜忌】孕妇及月经过多忌用。

【医籍摘要】

1.《日华子本草》："治妇人血脉不调，心腹痛，落胎，消恶血，补劳，通月经，治气胀，消扑损瘀血，产后腹痛，血晕并宿血不下。"

2.《本草经疏》："三棱，从血药则治血，从气药则治气，老癖癥瘕积聚结块，未有不由血瘀、气结、食停所致，苦能泄而辛能散，甘能和而入脾，血属阴而有形，此所以能治一切凝结停滞有形之坚积也。"

3.《医学衷中参西录》："三棱气味俱淡，微有辛意；莪术味微苦，亦微有辛意，性皆微温，为化瘀血之要药。若细核二药之区别，化血之力三棱优于莪术，理气之力莪术优于三棱。"

【现代研究】

1. 化学成分：含有挥发油，油中主要成分为苯乙醇、对苯二酚、棕榈酸、去茎木香内酯等以及多种有机酸。

2. 药理作用：

（1）抗凝：水提物能显著延长凝血酶对人纤维蛋白的凝聚时间。水煎剂能显著抑制血小板聚集，降低全血黏度。能明显延长血浆凝血酶时间和白陶土部分凝血时间。能抗体外血栓形成，并使血栓时间延长，血栓长度缩短，血栓重量减轻，能使优球蛋白时间缩短。

（2）其他：三棱对癌细胞有抑制作用。

血　竭

【药性归经】甘、咸，平。归肝经。

【功效】活血定痛，化瘀止血，敛疮生肌。

【主治】跌打损伤，外伤出血，创伤感染之疮疡不敛等。

【用法用量】内服：多入丸、散，研末服，每次

1~2g。外用适量，研末外敷。

【应用宜忌】无瘀血者不宜用，孕妇及月经期忌用。

【医籍摘要】

1.《新修本草》："主五脏邪气，带下，心痛，破积血，金疮生肉。"

2.《海药本草》："主打伤折损，一切疼痛，补虚及血气搅刺，内伤血聚，并宜酒服。"

3.《日华子本草》："治一切恶疮疥癣，久不合者，敷。此药性急，亦不可多使，却引脓。"

【现代研究】

1. 化学成分：本品含血竭素、血竭红素、去甲基血竭素、去甲基血竭红素及黄烷醇、查耳酮、树脂酸等成分。

2. 药理作用：

（1）抗凝：水煎醇沉液能明显降低红细胞压积，缩短血浆的钙化时间，抑制血小板聚集，防止血栓形成。

（2）抗微生物作用：水提液对金黄色葡萄球菌、白色葡萄球菌及多种致病真菌有不同程度的抑制作用。此外，还有一定的抗炎作用。

穿山甲

【药性归经】咸，微寒。归肝、胃经。

【功效】活血消癥，通经，下乳，消肿排脓。

【主治】创伤感染之痈肿疮毒、癥瘕瘰疬。

【用法用量】煎服，3～10g。研末吞服，每次1～1.5g。

【应用宜忌】孕妇慎用。痈肿已溃者忌用。

【医籍摘要】

1.《本草纲目》："除痰疟寒热，风痹强直疼痛，通经脉，下乳汁，消痈肿，排脓血，通窍杀虫。""穿山甲，古方鲜用，近世风疟、疮科、通经下乳，用为要药。……谚云：'穿山甲，王不留，妇人食了乳长流。'"

2.《本草经疏》："性走，能行瘀血，通经络，故又有消痈毒，排脓血，下乳，和伤，发痘等用。"

3.《医学衷中参西录》："穿山甲，味淡性平，气腥而窜，其走窜之性，无微不至，故能宣通脏腑，贯彻经络，透达关窍，凡血凝血聚为病，皆能开之。"

【现代研究】

1. 化学成分：含硬脂酸、胆甾醇、二十三酰丁胺、碳原子数26和29的二个脂肪族酰胺、L－丝－L酪环二肽和D－丝－酪环二肽以及挥发油、水溶性生物碱、18种元素、16种氨基酸和无机物。

2. 药理作用：

（1）抗炎：实验证明水提液和醇提液有抗炎作用。

（2）抗凝：水煎液能明显延长小鼠和大鼠凝血时间，降低血液黏度。水提醇沉剂有直接扩张血管壁降低外周阻力，显著增加股动脉血流量的作用。

三、破血药

水　蛭

【药性归经】咸、苦，平。有小毒。归肝经。

【功效】破血通经，逐瘀消癥。

【主治】跌打损伤，创伤感染之心腹疼痛，血瘀经闭，癥瘕积聚等。

【用法用量】煎服，1.5～3g。研末服，0.3～0.5g。以入丸、散或研末服为宜。或以鲜活者放置于瘀肿局部吸血消瘀。

【应用宜忌】孕妇及月经过多者忌用。

【医籍摘要】

1.《神农本草经》："主逐恶血，瘀血，月闭，破血逐瘀，无子，利水道。"

2.《本草衍义》："治折伤。"

3.《济生方》："治金疮，打损及从高坠下、木石所压，内损瘀血，心腹疼痛，大小便不通，气绝欲死：红蛭（用石灰慢火炒令焦黄色）半两，大黄二两，黑牵牛二两。上各为细末，每服三钱，用热酒调下，如人行四、五里，再用热酒调牵牛末二钱催之，须脏腑转下恶血，成块或成片，恶血尽即愈。"

【现代研究】

1. 化学成分：主要含蛋白质。唾液中含有水蛭素，还含有肝素、抗血栓素及组织胺样物质。

2. 药理作用：

（1）抗凝：水蛭水煎剂有强抗凝血作用，能显著延长纤维蛋白的凝聚时间，水蛭提取物、水蛭素对血小板聚集有明显的抑制作用，抑制大鼠体内血栓形成，对弥散性血管内凝血有很好的治疗作用。

（2）改善循环：水蛭煎剂能改善血液流变学。能降血脂，消退动脉粥样硬化斑块，增加心肌营养性血流量，对抗垂体后叶素引起的心率失常或明显的 T 波、ST 段的变化。促进脑血肿吸收，减轻周围脑组织炎症反应及水肿，缓解颅内压升高，改善局部血循环，保护脑组织免遭破坏。对皮下血肿也有明显抑制作用。

（3）其他：水蛭水煎剂对肾缺血有明显保护作用，能降低血清尿素氮、肌酐水平，对升高的血清肿瘤坏死因子有明显的降低作用。水蛭素对肿瘤细胞也有抑制作用。

虻 虫

【药性归经】苦，微寒。有小毒。归肝经。

【功效】破血逐瘀，散积消癥。

【主治】跌打损伤，创伤感染之瘀滞肿痛，血瘀经闭，癥瘕积聚。

【用法用量】煎服，1~1.5g。研末服，0.3g。

【应用宜忌】孕妇及体虚无瘀、腹泻者忌用。

【医籍摘要】

1.《神农本草经》："逐瘀血，破下血积，坚痞，癥瘕，寒热，通利血脉及九窍。"

2.《本草经疏》："主积聚癥瘕一切血结为病。"

3.《备急千金要方》："治腕折瘀血：虻虫二十枚，牡丹一两。上二味，治下筛，酒服方寸匕，血化为水"。

【现代研究】

1. 药理作用：

（1）抗凝：水提物在体外有较弱的抗凝血酶作用，体外和体内均有活化纤溶系统的作用，能显著延长出血时间，减少血浆纤维蛋白原含量，明显抑制血小板聚集率，降低全血黏度比和血浆黏度比，降低红细胞压积，改善血液流变学。

（2）其他：提取物具有抗炎镇痛作用。对内毒素所致肝出血坏死病灶的形成有显著抑制作用。虻虫醇提物有明显溶血作用。

四、止血药

凉血止血药

本类药物性属寒凉，味多甘苦，入血分，能清泄血分之热而止血，适用于血热妄行所致的各种出血病证。

本类药物虽有凉血之功，但清热作用不强，在治疗血热出血病证时，常需配清热凉血药物同用。若治血热夹瘀之出血，宜配化瘀止血药，或配伍少量的化瘀行气之品。急性出血较甚者，可配伍收敛止血药以加强止血之效。

本类药物均为寒凉之品，原则上不宜用于虚寒性出血。又因其寒凉易于凉遏留瘀，故不宜过量久服。

大　蓟

【药性归经】甘、苦，凉。归心、肝经。

【功效】凉血止血，散瘀解毒消痈。

【主治】创伤感染血热出血或热毒痈肿者。

【用法用量】煎服，10～15g，鲜品可用 30～60g。外用适量，捣敷患处。

【应用宜忌】脾胃虚寒者慎用。

【医籍摘要】

1. 《本草新编》："大蓟，破血止血甚奇，消肿安崩亦效，去毒亦神。但用于初起之血症大获奇功，而不能治久伤之血症也。盖性过于凉，非胃所善，可以降火，而不可以培土故耳。"

2. 《日华子本草》："叶，治肠痈，腹藏瘀血，血运扑损，可生研，酒并小便任服，恶疮疥癣，盐研共敷。"

3. 《本草汇言》："治跌扑损伤瘀血作痛，大蓟汁，和热酒饮。"

【现代研究】

1. 化学成分：本品主要含三萜和甾体类、挥发油类，长链炔醇类和黄酮苷类化合物。

2. 药理作用：

（1）抑菌：体外实验大蓟根煎剂或全草蒸馏液，在1:4000浓度时能抑制人型有毒结核菌的生长，酒精浸剂1:30000时对人型结核菌即有抑制作用，但水煎剂的抑菌浓度要比此大。

（2）降压：麻醉狗股静脉给药，分别给大蓟鲜干根水煎液、根碱液，25%和50%酸性醇浸出液，叶水煎液均有降压作用，样品注射后血压即显著下降，30分钟后收缩压与舒张压分别降低原血压水平的55%～60%，2～3小时后逐渐恢复。

小　蓟

【药性归经】甘、苦，凉。归心、肝经。

【功效】凉血止血，散瘀解毒消痈。

【主治】创伤感染血热出血证或热毒疮疡初起肿痛之证。

【用法用量】煎服，10～15g，鲜品加倍。外用适量，捣敷患处。

【应用宜忌】脾胃虚寒者慎用。

【医籍摘要】

1.《本草纲目拾遗》："清火、疏风、豁痰，解一切疔疮痈疽肿毒。"

2.《医学衷中参西录》："鲜小蓟根，味微辛，气微腥，性凉而润。为其气腥与血同臭，且又性凉濡润，故善入血分，最清血分之热，凡咳血、吐血、衄血、二便下血之因热者，服者莫不立愈。又善治肺病结核，无论何期，用之皆宜，即单用亦可奏效。并治一切疮疡肿疼、花柳毒淋、下血涩疼，盖其性不但能凉血止血，兼能活血解毒，是以有以上种种诸效也。其凉润之性，又善滋阴养血，治血虚发热。至女子血崩赤带，其因热者用之亦效。"

【现代研究】

1. 化学成分：主要含生物碱、黄酮、三萜以及简单酚酸。其中止血活性成分有刺槐素－7－鼠李糖苷、芸香苷、咖啡酸、绿原酸、原儿茶醛以及蒲公英甾醇等。

2. 药理作用：

（1）止血：本品能收缩血管，升高血小板数目，促进血小板聚集及增高凝血酶活性，抑制纤溶，从而加速止血。

（2）抑菌：体外实验表明，小蓟煎剂对白喉杆菌、肺炎球菌、溶血性链球菌、金黄色葡萄球菌、绿脓杆菌、变形杆菌、大肠杆菌、伤寒杆菌等有一定的抑制作用。

（3）其他：本品尚能降脂、利胆、利尿、强心、升压等。

白茅根

【药性归经】甘，寒。归肺、胃、膀胱经。

【功效】凉血止血，清热利尿，清肺胃热。

【主治】创伤感染血热出血证或胃热呕吐，肺热咳喘，水肿，热淋，黄疸等。

【用法用量】煎服，15～30g，鲜品加倍，以鲜品为佳，可捣汁服。多生用，止血亦可炒炭用。

【应用宜忌】胃肠虚寒者慎用。

【医籍摘要】

1.《神农本草经》："主劳伤虚羸，补中益气，除瘀血，血闭，寒热，利下便。"

2.《本草正义》："白茅根，寒凉而味甚甘，能清血分之热而不伤于燥，又不黏腻，故凉血而不虑其积瘀，以主吐衄呕血。泄降火逆，其效甚捷。"

【现代研究】

1. 化学成分：含糖类化合物：葡萄糖、蔗糖、果糖、木糖等以及淀粉；简单酸类及钾盐：柠檬酸、苹果酸、草酸等；三萜烯：白茅素、芦竹素、羊齿醇等；5-羟色胺等；其他尚含类胡萝卜素类及叶绿素、维生素、白头翁等。

2. 药理作用：

（1）抑菌：实验证明，对肺炎球菌、卡他球菌、流感杆菌、金黄色葡萄球菌及福氏、宋氏痢疾杆菌等有抑制作用。

（2）其他：本品能显著缩短出血和凝血时间，其水煎剂和水浸剂有利尿作用，以给药5～10天时作用明显。

苎麻根

【药性归经】甘，寒。归心、肝经。

【功效】凉血止血，安胎，清热解毒。

【主治】创伤感染血热出血证或热毒痈肿者。

【用法用量】煎服，10～30g。鲜品30～60g，捣汁服。外用适量，煎汤外洗，或鲜品捣敷。

【应用宜忌】胃肠虚寒者慎用。

【医籍摘要】

1.《名医别录》："主小儿赤丹，其渍苎汁治渴。安胎，贴热丹毒肿有效。沤苎汁，主消渴也。"

2.《本草纲目拾遗》："治诸毒，活血，止血。功能发散，止渴，安胎。涂小儿丹毒，通蛊胀，崩漏，白浊，滑精，牙痛，喉闭，骨鲠，疝气，火丹，疖毒，胡蜂，毒蛇咬，发背，疔疮，跌扑损伤。"

【现代研究】

1. 化学成分：根含酚类、三萜甾醇、绿原酸、咖啡酸等。

2. 药理作用：由苎麻根所含成分绿原酸生成的咖啡酸有明显止血作用。另对金黄色葡萄球菌有抑制作用。

化瘀止血药

本类药物既能止血，又能化瘀，具有止血而不留瘀的特点，适用于创伤感染瘀血内阻、血不循经之出血病证。部分药物尚能消肿、止痛，还可用治跌打损伤、经闭、瘀滞心腹疼痛等病证。本类药物虽适用于出血兼有瘀滞之证，然随证配伍也可用于其他各种出血之证。

本类药物具行散之性，对于出血而无瘀者及孕妇宜慎用。

茜　草

【药性归经】苦，寒。归肝经。

【功效】凉血化瘀止血，通经。

【主治】创伤感染出血证或跌打损伤，瘀血阻滞，风湿痹痛等。

【用法用量】煎服，10～15g，大剂量可用30g。亦入丸、散。止血炒炭用，活血通经生用或酒炒用。

【应用宜忌】肠胃虚寒者慎用。

【医籍摘要】

1.《神农本草经》："主寒湿风痹，黄疸，补中。"

2.《本草纲目》："茜根，气温行滞，味酸入肝而咸走血，手足厥阴血分之药也，专于行血活血。俗方用治女子经水不通，以一两煎酒服之，一日即通，甚效。"

3.《医林纂要》："茜草，色赤入血分，泻肝则血藏不瘀，补心则血用而能行，收散则用而不费，故能剂血气之平，止妄行之血而祛瘀通经，兼治痔瘘疮疡扑损。"

【现代研究】

1. 化学成分：主要含水溶性成分环六肽系列物，脂溶性成分蒽醌、还原萘醌及其糖苷等，尚富含钙离子等。

2. 药理作用：

（1）止血：家兔试验表明茜草粉用于割破的股动脉处，以纱布覆盖加压 35 秒钟出血即可停止。小鼠实验表明口服茜草炭药 0.1g/20kg 较同剂量生药能更好地缩短尾部出血时间。茜草根的温浸液也可缩短家兔血液凝固时间，从上可以表明茜草有明显的止血作用。

（2）消炎：茜草水提取液在试管内对金黄色葡萄球菌、白色葡萄球菌、卡地球菌、肺炎球菌及流感杆菌有一定的抑制作用，但对大肠杆菌、甲型及乙型链球菌无效。

（3）对平滑肌的作用：离体兔回肠实验表明，茜草根煎剂能对抗乙酰胆碱的收缩作用。

（4）其他：小鼠实验证明，茜草根煎剂有明显的止咳和祛痰作用，同时亦能防止实验性肾和膀胱结石的形成，尤其对碳酸钙结石的形成有抑制作用。

蒲 黄

【药性归经】甘，平。归肝、心包经。

【功效】止血，化瘀，利尿。

【主治】创伤感染出血证或瘀血痛证，尿血等。

【用法用量】煎服，3～10g，包煎。外用适量，研末外掺或调敷。止血多炒用，化瘀、利尿多生用。

【应用宜忌】胃肠虚寒者慎生用，宜炒用。

【医籍摘要】

1.《神农本草经》："主心腹膀胱寒热，利小便，止血，消瘀血。久服轻身益气力。"

2.《药品化义》："蒲黄，取体轻行滞，味甘和血，上治吐血咯血，下治肠红崩漏。但为收功之药，在失血之初，用之无益。若生用亦能凉血消肿。"

【现代研究】

1. 化学成分：本品主要成分为黄酮类如异鼠李素、槲皮素等，甾类如香蒲甾醇、β–谷甾醇等，此外尚含有脂肪油、生物碱及氨基酸等。

2. 药理作用：

（1）活血化瘀：为了探讨蒲黄（每 mL 含生药 5g）对血小板聚集的影响，采用 Wu–HoaK 氏检测兔体内循环血小板聚集比率（PAR）。结果表明：蒲黄组的 PAR 为 0.79 ± 0.04；生理盐水组 0.58 ± 0.04。

（2）对免疫功能的影响：以三种不同剂量蒲黄注射剂短期给药，然后进行十项指标测定。结果表明中、大剂量使大白鼠胸腺和脾脏明显缩小，三种剂量显著抑制淋巴细胞的 SRBC 形成 Ea 玫瑰花百分率，大剂量显著抑制 E_1 玫瑰花的形成率，三种剂量都显著抑制溶血素的生成。但对血清总补体含量及动物体重，心、肝、肾等重要器官无明显影响。使胸腺和脾脏缩小的作用与对体液免疫、细胞免疫的抑制作用密切相关，似说明蒲黄具有糖皮质激素样作用，实验还表明蒲黄对外周血白细胞总数和中性白细胞吞噬功能无明显影响，与多数免疫抑制剂比较，表现出一定的优越性。中剂量蒲黄对巨噬细胞吞噬功能有抑制作用，大剂量却有显著增强作用。提示蒲黄有提高大白鼠胸腺和脾脏 cAMP 含量的趋势。

（3）抗炎：蒲黄对蛋清所致的大鼠足肿胀有明显的抑制作用，其抗炎机理可能是改善局部微循环，促进重吸收和降低毛细血管的通透性。

（4）抗菌：体内和体外实验证明，蒲黄有抗结核杆菌作用。

（5）其他：蒲黄有降血脂、降血压、增加冠脉血流量、促进凝血、利尿、兴奋子宫和肠管平滑肌等作用。

收敛止血药

本类药物大多味涩，或为炭类，或质黏，故能收敛止血。广泛用于各种出血病证。然其收涩，有留瘀恋邪之弊，临证每多配化瘀止血药或活血祛瘀药同用。对于出血有瘀或出血初期邪实者，当慎用之。

紫　珠

【药性归经】苦、涩，凉。归肝、肺、胃经。
【功效】凉血收敛止血，清热解毒。
【主治】创伤感染出血证或烧烫伤，热毒疮疡者。

【用法用量】煎服，10~15g。研末 1.5~3g。外用适量。

【应用宜忌】胃肠虚寒者慎用。

【医籍摘要】

1.《本草拾遗》："解诸毒物，痈疽，喉痹，飞尸蛊毒，毒肿，下瘘，蛇虺、虫螫，狂犬毒，并煮汁服。亦煮汁洗疮肿，除血长肤。"

2.《植物名实图考》："洗疮毒。治陡发头肿、头风，温酒服，煎水洗之。又治跌打损伤，去风湿。"

【现代研究】

1. 化学成分：含氨基酸、酚类、鞣质、还原性物质、苷类、黄酮和内酯等。

2. 药理作用：

（1）促凝：本品可使局部血管收缩，缩短凝血时间及凝血酶原时间，对纤溶系统有显著的抑制作用。

（2）抑菌：煎液对金黄色葡萄球菌、白色葡萄球菌、链球菌、大肠杆菌、福氏痢疾杆菌、伤寒杆菌、绿脓杆菌等均有抑制作用。

仙鹤草

【药性归经】苦、涩，平。归心、肝经。

【功效】收敛止血，止痢，截疟，补虚。

【主治】创伤感染出血证或疮疖痈肿或腹泻，脱力劳伤等。

【用法用量】煎服，3~10g；大剂量可用至 30~

60g。外用适量。

【应用宜忌】创伤合并外感者慎用。

【医籍摘要】

1.《本草纲目拾遗》："葛祖方：消宿食，散中满，下气，疗吐血各病，翻胃噎膈，疟疾，喉痹，闪挫，肠风下血，崩痢，食积，黄白疸，疔肿痈疽，肺痈，乳痈，痔肿。"

2.《本草求真》："叶蒸醋，贴烂疮，最去腐，消肿，洗风湿烂脚。"

【现代研究】

1. 化学成分：本品主要含间苯三酚缩合体、黄酮、有机酸类化合物。止血的成分有仙鹤草素、鞣质、没食子酸及维生素 K 等。

2. 药理作用：

（1）止血：仙鹤草醇浸膏能收缩周围血管，有明显的促凝血作用。

（2）其他：仙鹤草中的主要成分鹤草酚对猪肉绦虫、囊尾蚴、幼虫、莫氏绦虫和短壳绦虫均有确切的抑杀作用，对疟原虫和阴道滴虫有抑制和杀灭作用。尚有抗菌消炎、抗肿瘤、镇痛等作用。仙鹤草素能加强心肌收缩，使心率减慢。

白 及

【药性归经】苦、甘、涩，寒。归肺、胃、肝经。

【功效】收敛止血，消肿生肌。

【主治】创伤感染出血证或痈肿疮疡，手足皲裂，水火烫伤等。

【用法用量】煎服，3～10g。大剂量可用至30g。亦可入丸、散，入散剂，每次用2～5g。研末吞服，每次1.5～3g。外用适量。

【应用宜忌】不宜与乌头类药材同用。

【医籍摘要】

1.《神农本草经》："主痈肿恶疮败疽，伤阴死肌，胃中邪气，贼风鬼击，痱缓不收。"

2.《本草汇言》："白及，敛气、渗痰、止血、消痈之药也。此药质极黏腻，性极收涩，味苦气寒，善入肺经。凡肺叶破损，因热壅血瘀而成疾者，以此研末日服，能坚敛肺藏，封填破损，痈肿可消，溃破可托，死肌可去，脓血可洁，有托旧生新之妙用也。"

3.《本草求真》："白及，方书既载功能入肺止血，又载能治跌扑折骨，汤火灼伤，恶疮痈肿，败疽死肌，得非似收不收，似涩不涩，似止不止乎？不知方言功能止血者，是因性涩之谓也。书言能治痈疽损伤者，是因味辛能散之谓也。此药涩中有散，补中有破，故书又载去腐，逐瘀，生新。"

【现代研究】

1. 化学成分：本品主要含有苷类衍生物、胶质和淀粉等。

2. 药理作用：

（1）止血：白及有良好的止血作用，可显著缩短家兔凝血时间及凝血酶原形成时间，并加速红细胞的沉降。将白及胶液注入蛙下腔静脉后，可见末梢血管内红细胞凝集，形成人工血栓，从而有修补血管壁损伤的作用，而又不致阻塞较大血管内血液的流通。兔大腿肌肉做横行切断，先将较大的动脉结扎，再以白及水浸出物覆盖创面，可自行黏着，出血立即停止。

（2）抗菌：白及在试管内能抑制革兰氏阳性菌，且对人型结核杆菌有显著抑菌作用。白及1:4水煎液体外对奥杜盎氏小芽孢菌有弱抑制作用，对百日咳杆菌内毒素有一定对抗作用，对白色葡萄球菌和甲类链球菌有抑菌作用，并能促进创面肉芽生长。

（3）其他：白及另有抗溃疡、抗肿瘤作用。

血余炭

【药性归经】苦，平。归肝、胃经。

【功效】收敛止血，化瘀利尿。

【主治】创伤感染出血证或小便不利等。

【用法用量】煎服，6~10g。研末服1.5~3g。外用适量。

【应用宜忌】忌生用，宜炒炭用。

【医籍摘要】

1.《医学衷中参西录》："血余者，发也，不煅则其质不化，故必煅为炭然后入药。其性能化瘀血、生新血有似三七，故善治吐血、衄血。而常服之又可治劳瘵，因劳瘵之人，其血必虚而且瘀，故《金匮》谓之'血痹虚劳。'其化瘀之力，又善治血痹，是以久久服之，自能奏效。血余能化瘀血、生新血，使血管流通最有斯效。其化瘀生新之力，又善治大便下血腥臭，肠中腐烂及女子月信闭塞，不以时至。"

【现代研究】

1. 化学成分：血余炭的主要成分是一种优质蛋白，含水分 12% ~ 15%，脂肪 3.5% ~ 5.8%，氮 17.4%，硫 5.0%，灰分 0.3%；灰分中含钙、钾、锌、铜、铁、锰、砷；有机质中主要含胱氨酸，以及硫氨基酸与不含硫氨基酸组成的头发黑色素。

2. 药理作用：

（1）抑菌：血余炭煎剂对金黄色葡萄球菌、伤寒杆菌、甲型副伤寒杆菌及福氏痢疾杆菌有较强的抑制作用。

（2）其他：本品能明显缩短出、凝血时间及血浆复钙时间。

棕榈炭

【药性归经】苦、涩，平。归肝、肺、大肠经。

【功效】收敛止血。

【主治】创伤感染出血证。

【用法用量】煎服，3 ~ 10g；研末服 1 ~ 1.5g。

【应用宜忌】出血兼有瘀滞，湿热下痢初起者慎用。

【医籍摘要】

1. 《本草拾遗》："烧作灰，主破血止血。"

2. 《本草纲目》："棕皮性涩，若失血去多，瘀滞已尽者，用之切当，所谓涩可去脱也。与乱发同用更良，年久败棕入药尤妙。"

3. 《本草经疏》："其味苦涩，气平无毒。《本经》主诸病皆烧灰用者，凡血得热则行，得黑灰则止，故主鼻洪、吐衄；苦能泻热，涩可去脱，故主崩中带下及肠风、赤白痢也；止血固脱之性而能消瘀血，故能破症也。凡失血过多内无瘀滞者，用之切当。"

【现代研究】

1. 化学成分：本品含有大量纤维及鞣质，并含有较丰富的金属元素锌、铁、铜、锰。

2. 药理作用：棕榈子粉的醇提取物有一定的凝血作用。

藕节炭

【药性归经】甘、涩，平。归肝、肺、胃经。

【功效】收敛止血。

【主治】创伤感染出血证。

【用法用量】煎服，10~15g，大剂量可用至30g。鲜品30~60g，捣汁饮用。亦可入丸、散。

【应用宜忌】鲜藕节、藕节、藕节炭均可用药。

【医籍摘要】

1. 《本草汇言》："藕节，消瘀血，止血妄行之药也。刑元璧曰：《日华子》治产后血闷腹胀，捣汁，和热童便，有效。盖止中有行散之意。"

2.《本草纲目拾遗》："藕节粉，开膈，补腰肾，和血脉，散一切瘀血，生一切新血，产后及吐血者食之尤佳。"

【现代研究】

1. 化学成分：含天冬酰胺及鞣质。

2. 药理作用：本品能缩短凝血时间。

五、化瘀止痛药

延胡索

【药性归经】辛、苦，温。归心、肝、脾经。

【功效】活血，行气，止痛。

【主治】创伤感染气血瘀滞之痛证。

【用法用量】煎服，3～10g。研粉吞服，每次1～3g。

【应用宜忌】延胡索无药瘾。

【医籍摘要】

1.《本草纲目》："延胡索，能行血中气滞，气中血滞，故专治一身上下诸痛，用之中的，妙不可言。盖延胡索活血化气，第一品药也。"

【现代研究】

1. 化学成分：主要含有生物碱20余种，主要有延胡索甲素、乙素、丙素、丁素、庚素、辛素、壬素、寅素、丑素、子素等。

2. 药理作用：

（1）镇痛、镇定：延胡索乙素有显著的镇痛、催眠、镇静与安定作用，甲素和丑素的镇痛作用也较为明显，并有一定的催眠、镇静与安定作用。

（2）扩冠：醇提物能扩张冠脉、降低冠脉阻力、增加冠脉血流量，提高耐缺氧能力；总碱能对抗心律失常，抗心肌缺血，扩张外周血管，降低血压、减慢心率。

（3）其他：全碱有抗溃疡、抑制胃分泌的作用；乙素和丑素有肌肉松弛的作用。

乳　香

【药性归经】辛、苦，温。归心、肝、脾经。

【功效】活血行气止痛，消肿生肌。

【主治】创伤感染气滞血瘀之痛证或跌打损伤，疮疡痈肿等。

【用法用量】煎服，3～10g，宜炒去油用。外用适量，生用或炒用，研末外敷。

【应用宜忌】胃弱者慎用，孕妇及无瘀滞者忌用。常与没药同用。

【医籍摘要】

1.《名医别录》："疗风水毒肿，去恶气。""疗风瘾疹痒毒。"

2.《本草纲目》："消痈疽诸毒，托里护心，活血定痛，治妇人难产，折伤。""乳香香窜，能入心经，活血定痛，故为痈疽疮疡、心腹痛要药。"

3.《本草汇言》："乳香，活血祛风，舒筋止痛之药也。……又跌仆斗打，折伤筋骨，又产后气血攻刺，心腹疼痛，恒用此，咸取其香辛走散，散血排脓，通气化滞为专功也。"

【现代研究】

1. 化学成分：主要含有树脂、树胶和挥发油。树脂的主要成分为游离 α，β - 乳香酸、结合乳香酸、乳香树脂烃。树胶主要成分为阿糖酸的钙盐和镁盐，西黄芪胶黏素。挥发油含蒎烯、α，β - 水芹烯等。

2. 药理作用：乳香有镇痛、消炎、升高白细胞的作用，并能加速炎症渗出排泄，促进伤口愈合。所含蒎烯有祛痰作用。乳香能明显减轻阿司匹林、保泰松、利血平所致胃黏膜损伤及应激性黏膜损伤，减低幽门结扎性溃疡指数及胃液游离酸度。

没 药

【药性归经】辛、苦，平。归心、肝、脾经。

【功效】活血止痛，消肿生肌。

【主治】没药的功效主治与乳香相似。常与乳香相须为用。区别在于乳香偏于行气、伸筋，治疗痹证多用。没药偏于散血化瘀，治疗血瘀气滞较重之胃痛多用。

【用法用量】煎服，3～10g。外用适量。

【应用宜忌】同乳香。且与乳香同用。

【医籍摘要】

1.《医学入门》："此药推陈出新，故能破宿血，消肿止痛，为疮家奇药也。"

2.《本草纲目》："散血消肿，定痛生肌。""乳香活血，没药散血，皆能止痛消肿生肌，故二药每每相兼而用。"

3.《医学衷中参西录》："乳香、没药，二药并用，为宣通脏腑，流通经络之要药，故凡心胃胁腹肢体关节诸疼痛皆能治之。又善治女子行经腹疼，产后瘀血作痛，月事不能时下。其通气活血之力，又善治风寒湿痹，周身麻木，四肢不遂及一切疮疡肿疼，或其疮硬不疼。外用为粉以敷疮疡，能解毒消肿，生肌止痛。虽为开通之药，不至耗伤气血，诚良药也。"

【现代研究】

1. 化学成分：没药含没药树脂、挥发油、树胶，少量苦味质，并含没药酸、甲酸、乙酸及氧化酶。挥发油含丁香酚、间甲基酚、蒎烯、柠檬烯、桂皮醛等。树胶与阿拉伯相似，水解则生成阿拉伯糖、半乳糖、木糖。

2. 药理作用：没药含油脂部分具有降脂，防止动脉内膜粥样斑块形成的作用；水浸剂对多种真菌有抑制作用，挥发油能轻度抑制霉菌；有局部刺激作用，能兴奋肠蠕动。

五灵脂

【药性归经】苦、咸、甘，温。归肝经。

【功效】活血止痛，化瘀止血。

【主治】创伤感染出血证或瘀血阻滞之痛证。

【用法用量】煎服，3～10g，宜包煎。

【应用宜忌】血虚无瘀及孕妇慎用。"十九畏"认为人参畏五灵脂，一般不宜同用。

【医籍摘要】

1.《本草纲目》："止妇人经水过多，赤带不绝，胎前产后血气诸痛，男女一切心腹、胁肋、少腹诸痛，疝痛，血痢，肠风腹痛，身体血痹刺痛。"

2.《本草经疏》："五灵脂，其功常与破血行血，故凡瘀血停滞作痛，产后血晕，恶血冲心，少腹儿枕痛，留血经闭，瘀血心胃间作痛，血滞经脉，气不得行，攻刺疼痛等证，在所必用。"

【现代研究】

1. 化学成分：主要含有尿素、尿酸、维生素 A 类物质及多量树脂。

2. 药理作用：可抑制血小板聚集，降低全血黏度、血浆黏度，降低心肌细胞耗氧量，提高耐缺氧、耐寒和耐高温能力，能缓解平滑肌痉挛，增强正常机体免疫功能，改善实验性微循环，对多种皮肤真菌有不同程度的抑制作用，并能抑制结核杆菌。

自然铜

【药性归经】辛，平。归肝经。

【功效】散瘀止痛，接骨疗伤。

【主治】 创伤感染瘀肿疼痛或跌打损伤，骨折筋断。

【用法用量】 煎服，10～15g。入丸、散，醋淬研末服每次 0.3g。外用适量。

【应用宜忌】 不宜久服，以防中毒。凡阴虚火旺，血虚无瘀者慎用。

【医籍摘要】

1.《日华子本草》："排脓，消瘀血，续筋骨。治产后血邪，安心，止惊悸。"

2.《开宝本草》："疗折伤，散血止痛，破积聚。"

3.《本草纲目》： "自然铜，接骨之功与铜屑同，不可诬也。但接骨之后，不可常服，即便理气活血尔。"

【现代研究】

1. 化学成分：主要成分为二硫化铁，并混有铜、砷、锑等物质。

2. 药理作用：能促进骨折愈合，表现为骨痂生长快，量多且较成熟；对多种病原性真菌有不同程度的拮抗作用。

第四节　通下药

一、攻下药

本类药物大多苦寒沉降，主入胃、大肠经。既有较强的攻下通便作用，又有清热泻火之效。主要适用于创伤感染病人大便秘结，燥屎坚结及实热积滞之证。

应用时常辅以行气药，以加强泻下及消除胀满作用。若治冷积便秘者，须配温里药。

　　具有较强清热泻火作用的攻下药，又可用于创伤感染中后期高热神昏，谵语发狂，火热上炎所致的头痛、目赤、咽喉肿痛、牙龈肿痛以及火热炽盛所致的吐血、衄血、咯血等上部出血证。上述病证，无论有无便秘，应用本类药物，以清除实热，或导热下行，起到"釜底抽薪"的作用。

　　根据"六腑以通为用"的理论，以攻下药为主，配伍清热解毒药、活血化瘀药等，可用于创伤感染病人火热炽盛所致肠功能障碍。

大　黄

　　【药性归经】苦，寒。归脾、胃、大肠、肝、心包经。

　　【功效】泻下攻积，清热泻火，凉血解毒，逐瘀通经。

　　【主治】创伤感染之积滞便秘、瘀血证，热毒疮疡或烧烫伤，或血热吐衄，目赤咽肿，湿热黄疸，淋证等。

　　【用法用量】煎服，5～15g。入汤剂应后下，或用开水泡服。外用适量。生大黄泻下力强，久煎则泻下力减弱。酒制大黄泻下力较弱，活血作用较好，宜用于瘀血证。大黄炭则多用于出血证。

【应用宜忌】

1. 本品为峻烈攻下之品，易伤正气，如非实证，不宜妄用。

2. 本品苦寒，易伤胃气，脾胃虚弱者慎用。

3. 其性沉降，且善活血祛瘀，故妇女怀孕、月经期、哺乳期应慎用或忌用。

【医籍摘要】

1.《神农本草经》："下瘀血，血闭，寒热，破癥瘕积聚，留饮宿食，荡涤肠胃，推陈致新，通利水谷，调中化食，安和五脏。"

2.《药性论》："主寒热，消食，炼五脏，通女子经候，利水肿，破痰实，冷热积聚，宿食，利大小肠，贴热毒肿，主小儿寒热时疾，烦热，蚀脓，破留血。"

3.《本草纲目》："下痢赤白，里急腹痛，小便淋沥，实热燥结，潮热谵语，黄疸，诸火疮。"

4.《药品化义》："大黄气味重浊，直降下行，走而不守，有斩关夺门之力，故号将军。专攻心腹胀满，胸胃蓄热，积聚痰实，便结瘀血，女人经闭。"

【现代研究】

1. 化学成分：主要为蒽醌衍生物，主要包括蒽醌苷和双蒽醌苷。双蒽醌苷中有番泻苷 A、B、C、D、E、F。游离型的苷元有大黄酸、大黄酚、大黄素、芦荟大黄素、大黄素甲醚等。另含鞣质类物质、有机酸和雌激素样物质等。

2. 药理作用：

（1）止血：外用和内服（包括灌肠）大黄水煎

液及大黄多糖，可使人和实验动物（兔、大鼠、小鼠和鸡等）出、凝血时间明显短于未用药者，其止血有效成分可能是大黄酚、大黄素甲醚、儿茶素等。

（2）活血：口服大黄，血浆黏度、全血黏度、红细胞压积均下降，渗透压高者降至正常，出现类似输液的血液稀释作用。大黄的这种作用可能是其通过渗透效应促进组织间液向血管内转移，从而使血液稀释。

（3）抗菌：大黄对葡萄球菌、溶血性链球菌、淋病双球菌、白喉杆菌、枯草杆菌、草分枝杆菌、布鲁氏杆菌、鼠疫杆菌、伤寒杆菌、副伤寒杆菌、痢疾杆菌、蕈状杆菌、包皮垢杆菌、许兰氏黄癣菌、同心性毛癣菌、茧色毛癣菌、星形奴卡氏菌、足趾毛癣菌、絮状表皮癣菌、絮状表皮癣菌、石膏毛癣菌、申克氏孢子丝菌等均有不同程度的抑制作用，尤以葡萄球菌、淋病双球菌最为敏感。大黄的主要抗菌成分为蒽醌类衍生物中的结构为 1，9 二羟基蒽醌者，其中以 3 - 羧基大黄酸、羟基芦荟大黄素、羟基大黄素三者抗菌作用最强。

（4）抗炎：大黄煎剂能显著抑制炎性肿胀。大黄没有肾上腺皮质激素样作用，故其抗炎作用不是主要通过调节垂体 - 肾上腺系统而实现的，推测大黄使花生四烯酸代谢途径内环氧化酶通道受阻，同时使羟基花生四烯酸生成增加，活跃了脂化酶通路，从而发挥其抗炎作用。大黄还有一定的镇痛作用，能显著减轻醋酸性扭体所致疼痛的程度。

（5）解热：给肺炎双球菌感染发热的家兔灌服大黄煎剂后，肛温明显下降，其降温机理可能是降低前列腺素 E 水平和调节 cAMP 与 cGMP 的比值。

（6）泻下：大黄煎剂具有明显的泻下作用，这种泻下作用与煎煮时间、加热温度及酸碱度均有一定关系。已知番泻苷类是大黄致泻的有效成分，加热能使之泻下效力降低。另观察到，大黄汤剂对小鼠的胃肠道初期呈运动亢进，后期呈运动抑制，低浓度促进，高浓度抑制，可见大黄具有兴奋和抑制胃肠运动的双重作用。

（7）其他：大黄煎剂有保护胃黏膜，防止实验性胃溃疡的形成、保肝利胆、促进胰腺分泌、降低血中尿素氮水平、清除肌酐、降低血糖等作用。大黄素、大黄酸及芦荟大黄素有抗过敏、抗瘤等作用；大黄多糖有明显的降低血脂和减肥作用。

芒　硝

【药性归经】咸、苦，寒。归胃、大肠经。

【功效】泻下攻积，润燥软坚，清热消肿。

【主治】创伤感染之积滞便秘或痈疮肿痛，咽痛，口疮及目赤等。

【用法用量】10～15g，冲入药汁内或开水溶化后服。外用适量。

【应用宜忌】孕妇及哺乳期妇女忌用或慎用。

【医籍摘要】

1.《神农本草经》："除寒热邪气，逐六腑积聚、结固留癖，能化七十二种石。"

2.《名医别录》："破留血，腹中痰实结搏，通经脉。"

3.《药性论》："主时疾热壅，能散恶血。"

【现代研究】

1. 化学成分：主要含硫酸钠，尚含少量氯化钠、硫酸镁、硫酸钙等无机盐。

2. 药理作用：

（1）抗炎：实验性阑尾炎和阑尾穿孔的家兔，腹部外敷大黄、芒硝、大蒜加适量食醋的糊剂，对阑尾及脾脏的网状内皮系统有明显的刺激作用，使其增生与吞噬能力增强，阑尾炎症状较对照组明显减轻。

（2）泻下：芒硝内服后，硫酸离子不易被肠黏膜吸收，存留肠内成为高渗溶液，使肠内水分增加，并刺激肠黏膜，促进肠蠕动，引起排便。

番泻叶

【药性归经】甘、苦，寒。归大肠经。

【功效】泻下通便。

【主治】创伤感染病人热结便秘或腹水肿胀。

【用法用量】温开水泡服，1.5～3g。煎服，2～6g，宜后下。

【应用宜忌】妇女哺乳期、月经期及孕妇忌用。

【医籍摘要】

1.《饮片新参》："泄热，利肠腑，通大便。"

【现代研究】

1. 化学成分：狭叶番泻叶和尖叶番泻叶均含番泻苷、芦荟大黄素葡萄糖苷、大黄酸葡萄糖苷以及芦荟大黄素、大黄酸、山柰酚、植物甾醇及其苷等。

2. 药理作用：

（1）泻下：番泻叶中含蒽醌衍生物，其泻下作用及刺激性比含蒽醌类的其他泻药更强，因而泻下时可伴有腹痛。其有效成分主要为番泻苷 A、B，经胃、小肠吸收后，在肝中分解，分解产物经血行而兴奋骨盆神经节以收缩大肠，引起腹泻。

（2）抑菌：蒽醌类对多种细菌（葡萄球菌、大肠杆菌等）及皮肤真菌有抑制作用。

芦　荟

【药性归经】苦，寒。归肝、胃、大肠经。

【功效】泻下通便，清肝，杀虫。

【主治】创伤感染病人热结便秘或肝经火盛之便秘溲赤，头晕头痛，烦躁易怒，惊痫抽搐等证。

【用法用量】入丸、散服，每次 1～2g。外用适量。

【应用宜忌】脾胃虚弱，食少便溏及孕妇忌用。

【医籍摘要】

1.《开宝本草》："治热风烦闷，胸膈间热气，明目镇心，小儿癫痫惊风。疗五痔，杀三虫及痔病疮瘘。解巴豆毒。"

2.《本草经疏》："湿热痔病疮瘘，亦皆湿热下客肠脏，致血凝滞之所生，故悉主之"。

【现代研究】

1. 化学成分：含芦荟大黄素苷、对香豆酸、少量α–葡萄糖、多种氨基酸等。并含微量挥发油。

2. 药理作用：

（1）促进创伤愈合：曾用芦荟水浸物（10%溶液）于人工结膜水肿的兔，可缩短治愈天数。对人工创伤的鼠背也有一定促进愈合作用。芦荟叶浆汁制成含多糖类（聚糖醛酸酯）的凝胶制剂，用于皮肤或其他组织创伤及烧伤有良效。

（2）其他：芦荟内服，有泻下、抗皮肤真菌及抗肿瘤等作用，但其较强的刺激性，可使盆腔充血，严重时可引起肾炎。

二、润下药

本类药物多为植物种子和种仁，富含油脂，味甘质润，多入脾、大肠经，能润滑大肠，促使排便而不致峻泻。适用于创伤感染病人年老津枯、热病伤津及失血等所致的肠燥津枯便秘。使用时还应根据不同病情，配伍其他药物。若热盛津伤而便秘者，配清热养阴药。兼气滞者，配伍行气药。因血虚引起便秘者，可配伍补血药。

蜂　蜜

【药性归经】甘，平。归肺、脾、大肠经。

【功能】补中，润燥，止痛，解毒。

【主治】创伤感染病人便秘证或溃疡，烧烫伤之疮疡肿毒。

【用法用量】煎服或冲服，15～30g，大剂量30～60g。外用适量，本品作栓剂肛内给药，通便效果较口服更捷。

【应用宜忌】本品助湿壅中，又能润肠，故湿阻中满及便溏泄泻者慎用。

【医籍摘要】

1.《神农本草经》："益气补中，止痛，解毒……和百药。"

2.《本草纲目》："……清热也，补中也，解毒也，润燥也，止痛也。生则性凉，故能清热；熟则性温，故能补中。甘而和平，故能解毒；柔而濡泽，故能润燥。缓可以去急，故能止心腹、肌肉、疮疡之痛……张仲景治阳明结燥，大便不通，蜜煎导法，诚千古神方也。"

【现代研究】

1. 化学成分：本品含糖类、挥发油、蜡质、有机酸、花粉粒、泛酸、菸酸、乙酰胆碱、维生素、抑菌素、酶类、微量元素等多种成分。

2. 药理作用：蜂蜜有促进实验动物小肠推进运动

的作用，能显著缩短排便时间。蜂蜜能增强体液免疫功能，对多种细菌有抑杀作用。蜂蜜有解毒作用，以多种形式使用均可减弱乌头毒性，以加水同煎解毒效果最佳。蜂蜜能减轻化疗药物的毒副作用。蜂蜜有加速肉芽组织生长，促进创伤组织愈合作用。

火麻仁

【药性归经】甘，平。归脾、胃、大肠经。

【功效】润肠通便。

【主治】创伤感染病人肠燥便秘。

【用法用量】煎服，10～15g。

【应用宜忌】用量不宜过大，超过60g可出现中毒症状。

【医籍摘要】

1.《药品化义》："麻仁，能润肠，体润能去燥，专利大肠气结便秘。凡年老血液枯燥，产后气血不顺，病后元气未复，或禀弱不能运行者皆治。"

【现代研究】

1. 化学成分：主要含脂肪油约30%，油中含有大麻酚、植酸钙镁。

2. 药理作用：

（1）通便：有润滑肠通的作用，同时在肠中遇碱性肠液后产生脂肪酸，刺激肠壁，使蠕动增强，从而达到通便作用。

（2）其他：本品还能降低血压以及阻止血脂上升。

郁李仁

【药性归经】辛、苦、甘，平。归脾、大肠、小肠经。

【功效】润肠通便，利水消肿。

【主治】创伤感染病人肠燥便秘或水肿胀满，脚气浮肿等。

【用法用量】煎服，6～12g。

【应用宜忌】孕妇慎用。

【医籍摘要】

1.《神农本草经》："主大腹水肿，面目四肢浮肿，利小便水道。"

2.《用药法象》："专治大肠气滞，燥湿润不通。"

【现代研究】

1. 化学成分：含苦杏仁苷、脂肪油、挥发性有机酸、皂苷、植物甾醇等。

2. 药理作用：具润滑性缓泻作用，并对实验动物有显著降压作用。

第五节 补虚药

凡能补虚扶弱，纠正人体气血阴阳虚衰的病理偏向，以治疗虚证为主的药物，称为补虚药。本类药物能够扶助正气，补益精微，根据"甘能补"的理论，故大多具有甘味。补虚药具有补虚作用，主治创伤感染中后期人体正气虚弱、精微物质亏耗引起的精神萎靡，体倦乏力，面色淡白或萎黄、心悸气短、脉象虚弱等。具体地讲，补虚药的补虚作用又有补气、补阳、补血与补阴的不同，分别主治气虚证、阳虚证、血虚证和阴虚证。

使用补虚药应注意：一防止不当补而误补。邪实而正不虚者，误用补虚药有"误补益疾"之弊。二应避免当补而补之不当。如阴虚有热者误用温热的补阳药，会助热伤阴；阳虚有寒者误用寒凉的补阴药，会助寒伤阳。三是补虚药忌用于有邪之实证，否则"闭门留寇"，无益病情。若用于"扶正祛邪"，不仅要分清主次，处理好祛邪与扶正的关系，而且应避免使用可能妨碍祛邪的补虚药，使祛邪而不伤正，补虚而不留邪。四应注意补而兼行，使补而不滞。部分补虚药药性滋腻，不容易消化，过用或用于脾运不健者可能妨碍脾胃运化，应掌握好用药分寸，或适当配伍健脾消食药顾护脾胃；同时，补气还应辅以行气、或除湿、化痰，补血还应辅以行血。此外，补虚药如作汤剂，一般宜适当久煎，使药味尽出。虚弱证一般病程较长，补虚药宜采用蜜丸、煎膏（膏滋）、口服液等便于保存、服用，并可增效的剂型。

一、补气药

人　参

【药性归经】甘、微苦，平。归肺、脾、心经。

【功效】大补元气，补脾益肺，生津止渴，安神益智。

【主治】创伤感染急性期或后期元气虚脱证或气虚津伤口渴，肺脾心肾气虚证。

【用法用量】煎服，3~19g。挽救虚脱可用15~30g。宜文火另煎分次兑服。野山参研末吞服，每次2g，日服2次。

【应用宜忌】不宜与藜芦同用。

【医籍摘要】

1.《神农本草经》："补五脏，安精神，定魂魄，止惊悸，除邪气，明目，开心益智。"

2.《医学启源·药类法象》引《主治秘要》："补元气，止渴，生津液。"

3.《本草汇言》："补气生血，助精养神之药也。"

【现代研究】

1. 化学成分：本品含多种人参皂苷、挥发油、氨基酸、微量元素及有机酸、糖类、维生素等成分。

2. 药理作用：

（1）活血：人参能够降低血小板的聚集率，显示出一定的活血作用。有人给家兔腹腔注射人参总皂苷30mg/kg，1日1次，连续1周，停药1周，12周测定血小板聚集性，结果与对照组比，血小板聚集速度、最大聚集率均显著降低。

（2）性激素样作用：人参可强化雄性大鼠的交配行为，使去势大鼠出现交尾现象，使家兔睾丸中精子数目增加且活力增强。人参根皂苷和人参茎叶皂苷给老龄大鼠（24 月龄以上、雌性）肌肉注射，均能使血浆雌二醇含量增高。人参果皂苷以 150mg/d，2 个月 1 疗程，可明显增高老年男性血浆睾酮含量，降低雌二醇/睾酮比值。性激素水平降低是导致骨质疏松的主要原因，人参的性激素样作用提示其可能有防治骨质疏松症的作用。

（3）抗应激作用：人参具有抗高温和抗低温作用。将人参茎叶皂苷给小鼠腹腔注射，可降低其在高温（46℃）和低温（-9℃）环境中的死亡率，其作用与人参根皂贰苷的相似。

（4）抗休克作用：人参具有良好的抗失血性休克作用。人参可使失血性急性循环衰竭动物的心搏振幅增大，心搏次数增加，使狗从失血或窒息的垂危状态中恢复。此外，人参尚有较好的抗过敏性休克和内毒素性休克的作用。

（5）免疫调节作用：人参皂苷和人参多糖对正常动物网状内皮系统的吞噬功能有刺激作用，可促进小鼠腹腔巨噬细胞的吞噬功能，显示出非特异性免疫促进作用。有人给小鼠灌胃人参芦总皂苷，200mg/kg/d，自免疫刺激前一天起，连续 7 天，然后腹腔注射鸡红细胞，6 天后观察到，本品对小鼠溶血素含量有双向调节作用，使原来低者升高，原来高者下降，显示对体液免疫功能的双向调节作用。人参对动物细胞免疫功能有促进作用，可提高活性玫瑰花环的形成率。

（6）其他：

1）对中枢神经系统的作用　人参能调节中枢神

经系统的兴奋与抑制过程，使之趋于平衡，增强人和动物的学习、记忆能力，促进脑蛋白质、RNA 及 DNA 的合成，改善脑血循环等。

2）对心血管系统的作用　人参对多种动物心脏均有先兴奋后抑制，小量兴奋、大量抑制的作用，并能扩张血管、调节血压、促进骨髓造血功能等。

3）对内分泌系统的作用　人参能促进肾上腺皮质激素、前列腺素及胰岛素的分泌，并能降低血糖。

4）对物质代谢的作用　人参对机体各种组织的 RNA 和蛋白质合成均有促进作用，降低血清胆固醇及甘油三酯水平，升高高密度脂蛋白水平。

5）此外，人参尚有抗肿瘤、抗化学性肝损伤、抗氧化、缓解吗啡成瘾性、延长寿命等药理作用。

党　参

【药性归经】甘，平。归脾、肺经。

【功效】补脾肺气，补血，生津。

【主治】创伤感染气血两虚证或气津两伤证或脾肺气虚证。

【用法用量】煎服，9 ~ 30g。

【应用宜忌】本品不宜与藜芦同用。

【医籍摘要】

1.《本草从新》："补中益气，和脾胃，除烦渴。中气微虚，用以调补，甚为平安。"

2.《本草正义》："补脾养胃，润肺生津，健运中气，本与人参不甚相远。"

【现代研究】

1. 化学成分：本品含甾醇、党参苷、党参多糖、党参内酯、生物碱、无机元素、氨基酸、微量元素等。

2. 药理作用：党参能调节胃肠运动、抗溃疡、增强免疫功能。对兴奋和抑制两种神经过程都有影响。党参皂苷还能兴奋呼吸中枢。对动物有短暂的降压作用，但又能使晚期失血性休克家兔的血压回升。能显著升高兔血糖，其升血糖作用与所含糖分有关。能升高动物红细胞、血红蛋白、网织红细胞。还有延缓衰老、抗缺氧、抗辐射等作用。

黄　芪

【药性归经】甘，微温。归脾、肺经。

【功效】健脾补中，升阳举陷，益卫固表，利尿消肿，托毒生肌。

【主治】创伤感染病人气血亏虚，疮疡难溃难腐，可托毒生肌，或溃久难敛，可生肌敛疮，或脾肺气虚及气虚自汗证。

【用法用量】煎服，9~30g。蜜炙可增强其补中益气作用。

【应用宜忌】阴虚火旺者忌用。

【医籍摘要】

1.《神农本草经》："主治痈疽，久败疮，排脓止痛……补虚。"

2.《本草汇言》："补肺健脾，实卫敛汗，祛风运毒之药也。"

【现代研究】

1. 化学成分：本品主要含苷类、多糖、黄酮、氨基酸、微量元素等。

2. 药理作用：

（1）促进股骨生长：体外实验证明，黄芪注射液对鸡胚股骨有促进生长的作用。

（2）抗疲劳：黄芪多糖给正常小鼠和氢化可的松所致"阳虚"小鼠腹腔注射，可使其常温游泳时间延长，显示本品的抗疲劳作用。由于小鼠的肾上腺重量增加，所以考虑黄芪的抗疲劳作用可能是通过增强肾上腺皮质功能而产生的。

（3）抗菌、抗病毒：实验表明，黄芪对志贺氏痢疾杆菌、炭疽杆菌、溶血性链球菌、白喉杆菌、假白喉杆菌、肺炎双球菌、金黄色葡萄球菌、柠檬色葡萄球菌、白色葡萄球菌、枯草杆菌、I 型流感病毒、1 型副流感病毒、2 型副流感病毒、水泡性口腔炎病毒、3 型腺病毒、DNA 病毒等均有抑制作用。

（4）镇痛：醋酸扭体法和热板法实验证实，黄芪有明显的镇痛作用。

（5）免疫促进：黄芪及黄芪多糖能增强网状内皮系统的细胞吞噬功能，如与灵芝、党参合用，此作用更明显。正常人口服黄芪煎剂后，血中 IgM、IgE 及 cAMP 增加，唾液 SIaA 显著下降，淋巴细胞转化率显著升高。黄芪煎剂还可以增强 NK 细胞的细胞毒活性，对干扰素则有自身诱生、促进诱生和活性发挥三方面的作用。

（6）雌激素样作用：正常的雌性小鼠动情周期为1日，而黄芪可使其长达10日之久，提示黄芪有雌激素样作用。

（7）促进机体代谢：黄芪水煎剂，每日给小鼠灌胃，共3周，对小鼠有强壮作用。黄芪在细胞培养中，可使活细胞数目明显增多，细胞生长旺盛，寿命延长。黄芪对细胞生长的促进作用可能是通过对细胞内 cAMP 和 cGMP 的调整而实现的。黄芪还能促进血清和肝脏蛋白质的更新。

（8）对血液流变性影响：黄芪可降低血小板黏附率、红细胞压积及血液黏度，缩短红细胞电泳时间，抑制血栓形成，显示"通利血脉"的作用。

（9）其他：研究表明，黄芪还有强心，扩张冠状动脉及外周血管，降血压，升高白细胞，抗缺氧，抗高温，抗低温，抗辐射，调节血糖水平，延长动物寿命，利尿，消除尿蛋白，保肝，镇静等药理作用。

二、补阳药

鹿 茸

【药性归经】甘、咸，温。归肾、肝经。

【功效】补肾阳，益精血，强筋骨，调冲任，托疮毒。

【主治】创伤感染疮疡久溃不敛，阴疽疮肿内陷不起或肾虚骨弱，腰膝无力等。

【用法用量】研末吞服，1~2g。或入丸、散。

【应用宜忌】

1. 服用本品宜从小量开始，缓缓增加，不可骤用用大量，以免阳升风动，头晕目赤，或伤阴动血。

2. 凡发热者均忌服。

【医籍摘要】

1.《别录》："疗虚劳洒洒如疟，羸瘦，四肢酸痛，腰脊痛，小便利，泄精溺血。"

2.《本草纲目》："生精补髓，养血益阳，强筋健骨。治一切虚损，耳聋、目黯、眩晕、虚痢。"

3.《日华子本草》："补虚羸，壮筋骨，破瘀血。"

【现代研究】

1. 化学成分：从鹿茸的脂溶性成分中分离出雌二醇、胆固醇等，其中雌二醇及其在体内的代谢产物——雌酮为鹿茸雌激素样作用的主要成分。鹿茸中的氨基酸，以甘氨酸含量最丰富，还含有中性糖、葡萄糖胺，鹿茸灰分中含有钙、磷、镁等，水浸出物中含多量胶质。

2. 药理作用：

（1）对创伤的影响：鹿茸对长期不易愈合和一时新生不良的溃疡和创口，有增强再生、促进骨折愈合、影响碳水化合物及氮素代谢等作用。鹿茸精对强力应激引起的家兔头顶部损伤具有较明显的治疗作用。在损伤16天内，每天肌注或腹腔注射一次对损伤引起的行动不安和兴奋状态及脑电图、肌电图、眼球震颤电图的变化均有明显的改善作用。再者，受伤家兔经鹿茸精注射后，颈髓部的糖酵解在创伤时也受到抑制。进一步的实验又证明，鹿茸对受伤家兔间脑、脑干网状结构、颈部和胸部脊髓的无氧酵解有明显的增强作用，对上述部位三羧酸循环也有加速恢复的作用。

（2）性激素样作用：关于鹿茸提取物是否有促性激素样作用，各家研究结果并不一致。有人认为，鹿茸乙醇提取物不能诱发雄蟾蜍排精和使未孕家兔排卵，所以认为鹿茸没有促性激素样作用。但又有人认为，鹿茸酊对未成年雄性大鼠的前列腺和精囊生长有促进作用，其作用强度介于丙酸睾酮和对照组之间。鹿茸精注射液可促进未成年去睾丸大鼠包皮腺的发育和幼鼠子宫的发育，所以认为鹿茸具有促性腺激素样作用。

（3）抗炎：鹿茸多糖口服无抗炎作用，注射对右旋糖酐和蛋清所致急、慢性炎症均有显著的防治作用，其100mg/kg抗炎作用强度与30mg/kg泼尼松之作用相近，其抗炎机理之一是刺激肾上腺皮质激素的分泌。

（4）免疫促进：腹腔注射鹿茸精对正常小鼠和氢化可的松及环磷酰胺所致的免疫功能低下小鼠的巨噬细胞吞噬功能有促进作用。鹿茸转移因子注射液有显著的激活T淋巴细胞的作用，提示鹿茸有促进细胞免疫和非特异性免疫机能的作用。

（5）强壮作用：鹿茸精为良好的全身强壮剂，它能提高机体的工作能力，改善睡眠和食欲，并能降低肌肉的疲劳度。将鹿茸加于动物饲料中，可使小白鼠的体重增加较快。对健康成熟家兔，口服一定量的鹿茸粉，经过一定时间，红细胞、血色素及网织红细胞均见增加。鹿茸精或鹿茸提取物给小鼠灌胃，可延长其游泳时间，提高耐高湿与耐低温能力。马鹿茸连续给大鼠灌胃2周，能明显增加大鼠的体重。对全身虚弱、久病之后及疲劳等人群，口服鹿茸精有一定的强壮作用。

（6）促进蛋白质合成：鹿茸提取物、鹿茸总多胺对老龄小鼠的肝组织蛋白质和核酸合成均有明显的促进作用，但对脑、心和睾丸组织中蛋白质及核酸合成无明显影响。

（7）抗氧化：鹿茸具有明显的抗脂质过氧化反应作用，可提高脑和肝组织线粒体中总 SOD、CU/Zn – SOD、Mn – SOD 的活性，抑制 MDA 的生成，降低心脏脂褐素的含量。

（8）其他：鹿茸还有扩张外周血管、降低血压、增加冠脉血流量、抑单胺氧化酶 B 与 A 的活性、抗溃疡、抗肿瘤等作用。

冬虫夏草

【药性归经】甘，温。归肾、肺经。

【功效】补肾益肺，止血化痰。

【主治】创伤感染病人久咳虚喘、劳嗽痰血或阳痿遗精、腰膝酸痛等。

【用法用量】煎服，5～15g。也可入丸、散。

【应用宜忌】有表邪者不宜用。

【医籍摘要】

1.《本草从新》："保肺益肾，止血化痰，已劳嗽。"

2.《药性考》："秘精益气，专补命门。"

【现代研究】

1. 化学成分：本品含蛋白质氨基酸的游离氨基酸，其中多为人体必需氨基酸，还含有糖、维生素及钙、钾、铬、镍、锰、铁、铜、锌等元素。

2. 药理作用：对中枢神经系统有镇静、抗惊厥、降温等作用，对体液免疫功能有增强作用，虫草的水或醇提取物可明显抑制小白鼠肉瘤等肿瘤的成长，虫草菌发酵液可对抗家兔心肌缺血的 ST－T 改变，虫草菌对大鼠应激性心梗也有一定的保护作用，虫草水提液对大鼠急性肾衰有明显的保护作用。

巴戟天

【药性归经】辛、甘，微温。归肾、肝经。

【功效】补肾助阳，祛风除湿。

【主治】创伤感染病人风湿腰膝疼痛及肾虚腰膝酸软无力或肾阳虚阳痿，宫冷不孕，小便频数等。

【用法用量】水煎服，5～15g。

【应用宜忌】阴虚火旺及有热者不宜服。

【医籍摘要】

1. 《神农本草经》："主大风邪气，阳痿不起，强筋骨，安五脏，补中，增志，益气。"

2. 《本草纲目》："治脚气，去风疾，补血海。"

3. 《本草备要》："补肾益精，治五劳七伤，辛温散风湿，治风湿脚气水肿。"

【现代研究】

1. 化学成分：主要为糖类及苷黄酮氨基酸，另外尚含有小量的蒽醌类及维生素 C。

2. 药理作用：能显著增加小鼠体重，延长小鼠游泳时间。乙醇提取物及水煎剂有明显的促肾上腺皮质激素样作用。

肉苁蓉

【药性归经】甘、咸，温。归肾、大肠经。

【功效】补肾助阳，润肠通便。

【主治】创伤感染肾阳亏虚，精血不足之腰膝酸痛，痿软无力或肠燥津枯便秘。

【用法用量】煎服，10～15g。

【应用宜忌】

1. 本品能助阳、滑肠，故阴虚火旺及大便泄泻者不宜服。

2. 肠胃实热、大便秘结亦不宜服。

【医籍摘要】

1. 《神农本草经》："主五劳七伤，补中，除茎中寒热痛，养五脏，益精气，多子，妇人癥瘕，久服轻身。"

2.《日华子本草》："主男绝阳不兴，女绝阴不产，润五脏，长肌肉，暖腰膝，男子泄精，尿血，遗沥，带下阴痛。"

3.《本草经疏》："白酒煮烂顿食，治老人便燥闭结。"

【现代研究】

1. 化学成分：肉苁蓉脂溶性成分经气质联用鉴定出6-甲基吲哚，3-甲基-3乙基己烷。从肉苁蓉中得到水溶性的 N，N-二甲基甘氨酸甲脂和甜菜碱等。

2. 药理作用：肉苁蓉水提液小鼠灌胃，能显著增加脾脏和胸腺重量，增强腹腔巨噬细胞吞噬能力，提高淋巴细胞转化率和迟发性超敏反应指数。肉苁蓉对阳虚和阴虚动物的肝脾核酸含量下降和升高有调整作用。有激活肾上腺、释放皮质激素的作用，可增强下丘脑-垂体-卵巢的促黄体功能，提高垂体对 LRH 的反应性及卵巢对 LH 的反应性，而不影响自然生殖周期的内分泌平衡。肉苁蓉乙醇提取物在体外温育体系中能显著抑制大鼠脑、肝、心、肾、睾丸组织匀浆过氧化脂质的生成，并呈良好的量效关系。

三、补血药

当　归

【药性归经】甘、辛，温。归肝、心、脾经。

【功效】补血调经．活血止痛，润肠通便。

【主治】创伤感染血虚诸证或跌打损伤、痈疽疮疡、风寒痹痛、虚寒性腹痛等。

【用法用量】煎服，5～15g。

【应用宜忌】湿盛中满、大便泄泻者忌服。

【医籍摘要】

1.《神农本草经》："主咳逆上气，温疟寒热洗洗在皮肤中。妇人漏下绝子，诸恶疮疡，金疮。"

2.《日华子本草》："主治一切风，一切血，补一切劳，破恶血，养新血及主癥癖。"

3.《医学启源》："当归，气温味甘，能和血补血，尾破血，身和血。"

4.《本草纲目》："治头痛，心腹诸痛，润肠胃、筋骨、皮肤，治痈疽，排脓止痛，和血补血。"

【现代研究】

1. 化学成分：当归中含 β－蒎烯、α－蒎烯、莰烯等中性油成分。含对－甲基苯甲醇、5－甲氧基－2，3－二甲苯酚等酸性油成分、有机酸、糖类、维生素、氨基酸等。

2. 药理作用：

（1）当归及其阿魏酸钠有明显的抗血栓作用。当归水浸液给小鼠口服能显著促进血红蛋白及红细胞的生成。

（2）当归挥发油能对抗肾上腺素－脑垂体后液素或组织胺对子宫的兴奋作用。当归中性油对实验性心肌缺血亦有明显保护作用。

熟地黄

【药性归经】甘，微温。归肝、肾经。

【功效】补血养阴，填精益髓。

【主治】创伤感染血虚诸证或肝肾阴虚诸证。

【用法用量】煎服，10～30g。

【应用宜忌】

1. 本品性质黏腻，较生地黄更甚，有碍消化，凡气滞痰多、脘腹胀痛、食少便溏者忌服。

2. 重用久服宜与陈皮、砂仁等同用，防止黏腻碍胃。

【医籍摘要】

1.《医学启源》：“熟地黄……补血虚不足，虚损血衰之人须用，善黑须发。”

2.《本草纲目》：“填骨髓，长肌肉，生精血，补五脏内伤不足，通血脉，利耳目，黑须发，男子五劳七伤，女子伤中胞漏，经候不调，胎产百病。”

3.《药品化义》：“熟地，借酒蒸熟，味苦化甘，性凉变温，专入肝脏补血。因肝苦急，用甘缓之，兼主温胆，能益心血，更补肾水。凡内伤不足，苦志劳神，忧患伤血，纵欲耗精，调经胎产，皆宜用此。安五脏，和血脉，润肌肤，养心神，宁魂魄，滋补真阴，封填骨髓，为圣药也。”

【现代研究】

1. 化学成分：本品含梓醇、地黄素、甘露醇、维生素 A 类物质、糖类及氨基酸等。

2. 药理作用：地黄能对抗连续服用地塞米松后血浆皮质酮浓度的下降，并能防止肾上腺皮质萎缩。地黄煎剂灌胃能显著降低大白鼠肾上腺维生素 C 的含量。可见地黄具有对抗地塞米松对垂体－肾上腺皮质系统的抑制作用，并能促进肾上腺皮质激素的合成。

阿 胶

【药性归经】甘，平。归肺、肝、肾经。

【功效】补血，滋阴，润肺，止血。

【主治】创伤感染血虚及出血证或中后期伤阴之肺阴虚燥咳，心烦失眠及阴虚风动，手足瘛疭等。

【用法用量】5～15g。入汤剂宜烊化冲服。

【应用宜忌】本品黏腻，有碍消化，脾胃虚弱者慎用。

【医籍摘要】

1.《神农本草经》："主心腹内崩，劳极洒洒如疟状，腰腹痛，四肢酸痛，女子下血，安胎。"

2.《别录》："主丈夫小腹痛，虚劳羸瘦，阴气不足，脚酸不能久立，养肝气。"

3. 孟诜："治一切风毒骨节痛，呻吟不止者，消和酒服。"

【现代研究】

1. 化学成分：阿胶多由骨胶原组成，经水解后得到多种氨基酸：赖氨酸、精氨酸、组氨酸、胱氨酸、色氨酸、羟脯氨酸、天门冬氨酸、苏氨酸、丝氨酸、谷氨酸、脯氨酸、甘氨酸、丙氨酸等。

2. 药理作用：

（1）对钙代谢的影响：阿胶能调节动物体内钙平衡。用阿胶灌胃，同时在食物中加碳酸钙，能增加钙的吸收和在体内的潴留，使血钙略有增高。这种钙质运载作用可能与阿胶中所含甘氨酸有关。

（2）抗炎抗过敏：阿胶能降低毛细血管通透性，使渗出减少，有抗炎、消肿和抗过敏作用。

（3）生血：阿胶有良好的生血作用，在实验动物的治疗观察中，阿胶对血红蛋白和红细胞增长速度的加快作用优于铁剂。

（4）其他：阿胶促进凝血，提高淋巴细胞转化率等作用。

何首乌

【药性归经】苦、甘、涩，微温。归肝、肾经。

【功效】制用：补益精血。生用：解毒，截疟，润肠通便。

【主治】创伤感染痈疽，瘰疬，肠燥便秘或精血亏虚，头晕眼花，腰膝酸软等。

【用法用量】煎服，10～30g。

【应用宜忌】大便溏泄及湿痰较重者不宜用。

【医籍摘要】

1.《开宝本草》："主瘰疬，消痈肿，疗头面风疮，五痔，止心痛，益血气，黑髭鬓，悦颜色，久服长筋骨，益精髓，延年不老。亦治妇人产后及带下诸疾。"

2.《外科精要》："治通身疮肿痒痛：防风、苦参、何首乌、薄荷各等分。上为粗末，每用药半两，水，酒各一半，共用一斗六升，煎十沸，热洗，于避风处睡一觉。"

【现代研究】

1. 化学成分：主要含蒽醌类化合物，主要成分为大黄酚和大黄素，还含卵磷脂、粗脂肪等。

2. 药理作用：用含 0.4%、2%首乌粉的饲料给老年鹌鹑喂饲，能明显延长其平均生存时间，延长寿命。何首乌水煎液给老年小鼠和青年小鼠喂服，能显著增加脑和肝中蛋白质含量。对脑和肝组织中的 B 型单胺氧化酶活性有显著抑制作用，并能使老年小鼠的胸腺不致萎缩，甚至保持年轻的水平。能显著增加小鼠胸腺、腹腔淋巴结、肾上腺的重量，使脾脏有增重趋势。同时还能增加正常白细胞总数、对抗泼尼松免疫抑制作用及所致白细胞下降作用。家兔急性高脂血症模型实验表明，首乌能使其血中的高胆固醇较快下降至正常水平。首乌中提出的大黄酚能促进肠管运动。

四、补阴药

西洋参

【药性归经】甘、微苦，凉。归肺、心、肾、脾经。

【功效】补气养阴，清热生津。

【主治】创伤感染气阴两伤证或肺气阴虚或气虚津伤口渴等证。

【用法用量】另煎兑服，3～6g。

【应用宜忌】本品不宜与藜芦同用。

【医籍摘要】

1.《本草从新》："补肺降火，生津液，除烦倦。虚而有火者相宜。"

2.《医学衷中参西录》："能补助气分，兼能补益血分，为其性凉而补，凡欲用人参而不受人参之温补者，皆可以此代之。"

【现代研究】

1. 化学成分：本品含多种人参皂苷、多种挥发性成分、树脂、淀粉、糖类及氨基酸、无机盐等。

2. 药理作用：西洋参有抗休克作用，能明显提高失血性休克大鼠存活率。对大脑有镇静作用，对生命中枢则有中度兴奋作用。还具抗缺氧、抗心肌缺血、抗心肌氧化、增加心肌收缩力、抗心律失常、抗疲劳、抗应激、抗惊厥、降血糖、止血和抗利尿作用。

北沙参

【药性归经】甘、微苦，微寒。归肺、胃经。

【功效】养阴清肺，益胃生津。

【主治】创伤感染肺、胃阴虚证。

【用法用量】煎服，4.5~9g。

【应用宜忌】不宜与藜芦同用。

【医籍摘要】

1.《本草汇言》引林仲先医案："治一切阴虚火炎，似虚似实，逆气不降，清气不升，为烦，为渴，为胀，为满，不食，用真北沙参五钱水煎服"。

2.《本草从新》："专补肺阴，清肺火，治久咳肺痿"。

【现代研究】

1. 化学成分：本品主含生物碱、淀粉、多糖、多种香豆素类成分、微量挥发油及佛手柑内酯等成分。

2. 药理作用：北沙参的乙醇提取物有降低体温和镇痛作用。北沙参多糖对免疫功能有抑制作用，可用于体内免疫功能异常亢进的疾病。北沙参水浸液在低浓度时，能加强离体蟾蜍心脏收缩，浓度增高，则出现抑制直至心室停跳，但可以恢复。静脉注射北沙参可使麻醉兔的血压略升，呼吸加强。

南沙参

【药性归经】甘，微寒。归肺、胃经。

【功效】养阴清肺，清胃生津，补气，化痰。

【主治】创伤感染肺胃阴虚证。北沙参与南沙参来源于两种不同的植物，因二者功用相似，均以养阴清肺、益胃生津（或补肺胃之阴，清肺胃之热）为主要功效。但北沙参清养肺胃作用稍强，肺胃阴虚有热之证较为多用。而南沙参尚兼益气及祛痰作用，较宜于气阴两伤及燥痰咳嗽者。

【用法用量】煎服，9～15g。

【应用宜忌】反藜芦。

【鉴别用药】北沙参与南沙参来源于两种不同的植物，因二者功用相似，均以养阴清肺、益胃生津（或补肺胃之阴，清肺胃之热）为主要功效。但北沙参清养肺胃作用稍强，肺胃阴虚有热之证较为多用。而南沙参尚兼益气及祛痰作用，较宜于气阴两伤及燥痰咳嗽者。

【医籍摘要】

1.《神农本草经》："补中，益肺气。"

2.《本草纲目》："清肺火，治久咳肺痿。"

3.《饮片新参》："清肺养阴，治虚劳咳呛痰血"。

【现代研究】

1. 化学成分：轮叶沙参含三萜类皂苷、黄酮类化合物、多种萜类和烃类混合物、蒲公英萜酮、β－谷甾醇、胡萝卜苷、饱和脂肪酸、沙参酸甲酯和沙参醇。沙参中含呋喃香豆精类。

2. 药理作用：杏叶沙参可提高细胞免疫和非特异性免疫，且可抑制体液免疫，具有调节免疫平衡的功能。轮叶沙参有祛痰作用，其祛痰作用较紫菀差。1%沙参浸剂对离体蟾蜍心脏有明显强心作用。体外试验，沙参水浸剂（1∶2）有抗真菌作用。

黄　精

【药性归经】甘，平。归脾、肺、肾经。

【功效】补气养阴，健脾，润肺，益肾。

【主治】创伤感染脾虚阴伤、阴虚肺燥，干咳少痰或肺肾阴虚的劳咳久咳等。

【用法用量】煎服，9～15g。

【应用宜忌】创伤感染阳盛之实证者禁用。

【医籍摘要】

1.《日华子本草》："补五劳七伤，助筋骨，生肌，耐寒暑，益脾胃，润心肺。"

2.《本草纲目》："补诸虚……填精髓。"

【现代研究】

1. 化学成分：本品含黄精多糖、低聚糖、黏液质、淀粉及多种氨基酸（囊丝黄精还含多种蒽醌类化合物）等成分。

2. 药理作用：黄精能提高机体免疫功能和促进DNA、RNA及蛋白质的合成，促进淋巴细胞转化作用。具有显著的抗结核杆菌作用。对多种致病性真菌有抑制作用。对伤寒杆菌、金黄色葡萄球菌也有抑制作用。有增加冠脉流量及降压作用，并能降血脂及减轻冠状动脉粥样硬化程度。对肾上腺素引起的血糖过高呈显著抑制作用。还有抑制肾上腺皮质的作用和抗衰老作用。

石　斛

【药性归经】甘，微寒。归胃、肾经。

【功效】益胃生津，滋阴清热。

【主治】创伤感染胃、肾阴虚或热病伤津证。

【用法用量】煎服，6~12g。鲜用，15~30g。

【应用宜忌】创伤感染阳证者禁用。

【医籍摘要】

1.《神农本草经》："主伤中，除痹，下气，补五脏虚劳羸瘦，强阴，久服厚肠胃。"

2.《本草纲目拾遗》："清胃，除虚热，生津，已劳损。"

3.《本草再新》："清胃火，除心中烦渴，疗肾经虚热。"

【现代研究】

1. 化学成分：本品含石斛碱、石斛胺、石斛次胺、石斛星碱、石斛因碱等生物碱，火及黏液质、淀粉等。

2. 药理作用：石斛能促进胃液的分泌而助消化，使其蠕动亢进而通便，但若用量增大，反使肠肌麻痹。有一定镇痛解热作用，其作用与非那西汀相似而较弱。可提高小鼠巨噬细胞吞噬作用，用氢化可的松抑制小鼠的免疫功能之后，石斛多糖能恢复小鼠免疫功能。石斛水煎对晶状体中的异化变化有阻止及纠正作用。对半乳糖性白内障不仅有延缓作用，而且有一定的治疗作用。

龟 甲

【药性归经】甘，寒。归肾、肝、心经。

【功效】滋阴，潜阳，益肾健骨，养血补心。

【主治】创伤感染阴虚血热或肝肾阴虚所至的阴虚阳亢头目眩晕，阴虚内热骨蒸潮热，阴虚风动神倦瘛疭或创伤后阴血亏虚之惊悸、失眠、健忘等。

【用法用量】煎服，9~24g。宜先煎。本品经砂炒醋淬后，有效成分更容易煎出；并除去腥气，便于制剂。

【应用宜忌】创伤感染阳盛之实证者忌用。

【医籍摘要】

1.《本草纲目》："补心，补肾，补血，皆以养阴也……观龟甲所主诸病，皆属阴虚血弱"。

2.《本草通玄》："大有补水制火之功，故能强筋骨，益心智……止新血"。

【现代研究】

1. 化学成分：本品含动物胶、角蛋白、脂肪、骨胶原、18 种氨基酸，及钙、磷、锶、锌、铜等多种常量及微量元素。龟上甲与下甲所含成分相似。

2. 药理作用：龟甲能改善动物"阴虚"证病理动物机能状态，使之恢复正常。能增强免疫功能。具有双向调节 DNA 合成率的效应。对离体和在体子宫均有兴奋作用。有解热、补血、镇静作用。尚有抗凝血、增加冠脉流量和提高耐缺氧能力等作用。龟甲胶有一定提升白细胞数的作用。

鳖 甲

【药性归经】甘、咸，寒。归肝、肾经。

【功效】滋阴潜阳，退热除蒸，软坚散结。

【主治】创伤感染肝肾阴虚证或癥瘕积聚等。龟甲与鳖甲，均能滋养肝肾之阴、平肝潜阳。均宜用于肾阴不足，虚火亢旺之骨蒸潮热、盗汗、遗精及肝阴不足，肝阳上亢之头痛、眩晕等症。但龟甲长于滋肾，鳖甲长于退虚热。此外，龟甲还兼有健骨、补血、养心等功效，还常用治肝肾不足，筋骨痿弱，腰膝酸软，妇女崩漏、月经过多及心血不足，失眠、健忘等证。鳖甲还兼软坚散结作用，还常用于腹内癥瘕积聚。

【用法用量】煎服，9～24g，宜先煎。本品经砂炒醋淬后，有效成分更容易煎出，其可去其腥气，易于粉碎，方便制剂。

【应用宜忌】同龟甲。

【医籍摘要】

1.《神农本草经》："主心腹癥瘕坚积，寒热，去痞息肉……。"

2.《本草汇言》："除阴虚热疟，解劳热骨蒸之药也。厥阴血闭邪结，渐至寒热，为癥瘕，为痞胀，为疟疾，为淋漓，为骨蒸者，咸得主之。"

【现代研究】

1. 化学成分：本品含动物胶、骨胶原、角蛋白、17 种氨基酸、碳酸钙、磷酸钙、碘、维生素 D 及锌、铜、锰等微量元素。

2. 药理作用：鳖甲能降低实验性甲亢动物血浆 cAMP 含量，提高淋巴母细胞转化率，延长抗体存在时间，增强免疫功能，保护肾上腺皮质功能，促进造血功能，提高血红蛋白含量，抑制结缔组织增生，故可消散肿块。有防止细胞突变作用，还有一定镇静作用。

麦 冬

【药性归经】甘、微苦，微寒。归胃、肺、心经。

【功效】养阴生津，润肺清心。

【主治】创伤感染心、肺、胃阴虚证之心烦、失眠多梦、健忘、心悸怔忡、鼻燥咽干、干咳痰少、咽痛音哑、舌干口渴、大便干结等症。

【用法用量】煎服，6～12g。

【应用宜忌】脾虚泄泻、湿痰内盛者忌用。

【医籍摘要】

1. 《神农本草经》："主心腹结气，……胃络脉绝，羸瘦短气。"

2. 《本草汇言》："清心润肺之药。主心气不足，惊悸怔忡，健忘恍惚，精神失守。或肺热肺燥，咳声连发，肺痿叶焦，短气虚喘，火伏肺中，咯血咳血。或虚劳客热，津液干少。或脾胃燥涸，虚秘便难"。

【现代研究】

1. 化学成分：本品含多种甾体皂苷、β-谷甾醇、豆甾醇、高异黄酮类化合物、多种氨基酸、各种类型的多聚糖、维生素 A 样物质、铜、锌、铁、钾等成分。

2. 药理作用：家兔用麦冬煎剂肌内注射，能升高血糖。正常兔口服麦冬的水、醇提取物则有降血糖作用。麦冬能增强网状内皮系统吞噬能力，升高外周白细胞，提高免疫功能。能增强垂体肾上腺皮质系统作用，提高机体适应性。能显著提高实验动物耐缺氧能力，增加冠脉流量，对心肌缺血有明显保护作用，并能抗心律失常及改善心肌收缩力。有改善左心室功能与抗休克作用，还有一定镇静和抗菌作用。

天　冬

【药性归经】甘、苦，寒。归肺、肾、胃经。

【功效】养阴润燥，清肺生津。

【主治】创伤感染肺、肾阴虚证或伤津之食欲不振、口渴及肠燥便秘等证。天冬与麦冬，既能滋肺阴、润肺燥、清肺热，又可养胃阴、清胃热、生津止渴，对于热病伤津之肠燥便秘，还可增液润肠以通便。二药性能功用相似，相须为用。然天冬苦寒之性较甚，清火与润燥之力强于麦冬，且入肾滋阴，还宜于肾阴不足，虚火亢旺之证。麦冬微寒，清火与滋润之力虽稍弱，但滋腻性亦较小，且能清心除烦，宁心安神，又宜于心阴不足及心热亢旺之证。

【用法用量】煎服，6～12g。

【应用宜忌】本品甘寒滋腻之性较强，脾虚泄泻、痰湿内盛者忌用。

【医籍摘要】

1.《药性论》："主肺气咳逆，喘息促急，除热，通肾气，疗肺痿生痈吐脓，……止消渴，去热中风，宜久服。"

2.《本草汇言》："润燥滋阴，降火清肺之药也。统理肺肾火燥为病，如肺热叶焦，发为痿痈，吐血咳嗽，烦渴传为肾消，骨蒸热劳诸证，在所必需者也。"

【现代研究】

1. 化学成分：本品含天门冬素（天冬酰胺）、黏液质、β-谷甾醇及5-甲氧基甲基糖醛、甾体皂苷、多种氨基酸、新酮糖、寡糖及多糖等成分。

2. 药理作用：天冬酰胺有一定平喘镇咳祛痰作用，可使外周血管扩张、血压下降、心收缩力增强、心率减慢和尿量增加。煎剂体外试验对甲型及乙型溶血性链球菌、白喉杆菌、肺炎双球菌、金黄色葡萄球菌等均有不同程度的抑制作用。天冬具有升高外周白细胞，增强网状内皮系统吞噬能力及体液免疫功能的作用。煎剂或醇提取液可促进抗体生成，延长抗体生存时间；对实验动物有非常显著的抗细胞突变作用，可升高肿瘤细胞 cAMP 水平，抑制肿瘤细胞增殖。

玉 竹

【药性归经】甘，微寒。归肺、胃经。

【功效】养阴润燥、生津止渴。

【主治】创伤感染肺、胃阴虚证之干咳少痰、咯血、声音嘶哑、口干舌燥、食欲不振等症。

【用法用量】煎服，6～12g。

【应用宜忌】脾胃虚寒泄泻者忌用。

【医籍摘要】

1. 《神农本草经》："主中风暴热，不能动摇，跌筋结肉，诸不足。"

2. 《日华子本草》："除烦闷，止渴，润心肺，补五劳七伤虚损。"

3. 《本草正义》："治肺胃燥热，津液枯涸，口渴嗌干等症，而胃火炽盛，燥渴消谷，多食易饥者，尤有捷效。"

【现代研究】

1. 化学成分：本品含甾体皂苷（铃兰苦苷、铃兰苷等）、黄酮及其糖苷（槲皮素苷等）、微量元素、氨基酸及其他含氮化合物，尚含黏液质，白屈菜酸、维生素 A 样物质。

2. 药理作用：本品具有促进实验动物抗体生成，提高巨噬细胞的吞噬百分数和吞噬指数，促进干扰素合成，抑制结核杆菌生长，降血糖，降血脂，缓解动脉粥样斑块形成，使外周血管和冠脉扩张，延长耐缺

氧时间，强心，抗氧化，抗衰老等作用。还有类似肾
上腺皮质激素样作用。

第六节　其他外用药

本章主要阐释外用的攻毒杀虫止痒及拔毒化腐生
肌药。前者主要适用于创伤感染疮痈肿毒、湿疹或虫
蛇咬伤、癌肿等，以研末外撒，或煎汤洗渍及热敷、
浴泡、含漱，或用油脂及水调敷，或制成软膏涂抹，
或做成药捻、栓剂栓塞等为用。后者主要适用于创伤
感染病人痈疽疮疡溃后脓出不畅，或溃后腐肉不去，
新肉难生，伤口难以生肌愈合之证，有些还常用于皮
肤湿疹瘙痒，五官科的口疮、喉证、目赤翳障等。本
类药物的外用方法，可根据病情和用途而定，如研末
外撒，加油调敷，或制成药捻，或外用膏药敷贴，或
点眼、吹喉、鼻、滴耳等。

轻　粉

【药性归经】辛，寒。有毒。归大肠、小肠经。

【功效】外用攻毒杀虫，敛疮。内服逐水通便。

【主治】外用治创伤感染疮疡溃烂，创面瘙痒，
湿疹，酒渣鼻等。内服治创伤感染后水肿胀满，二便
不利。

【用法用量】外用适量，研末调涂或干掺，制膏
外贴。内服每次 0.1～0.2g，入丸、散服。

【应用宜忌】

1. 本品有毒（可致汞中毒），内服宜忌，且服后应漱口。

2. 体虚及孕妇忌服。

【医籍摘要】

1.《本草拾遗》："通大肠，转小儿疳并瘰疬，杀疮疥癣虫及鼻上酒齇、风疮瘙痒。"

2.《本草图经》："服之过剂及用之失宜，则毒气被逼窜入经络筋骨莫之能出，变为筋挛骨痛，发为痈肿疳漏，经年累月，遂成废疾。因而夭枉，用者慎之。"

【现代研究】

1. 化学成分：主要含氯化亚汞（HgCl），又名甘汞。

2. 药理作用：轻粉有广谱抑菌作用，对多种革兰氏阳性与阴性菌及致病性皮肤真菌均有良好抑菌效果。口服有一定泻下和利尿作用。

雄　黄

【药性归经】辛，温。有毒。归肝、胃、大肠经。

【功效】解毒，杀虫。

【主治】创伤感染疮痈肿毒，湿疹或蛇虫咬伤。

【用法用量】外用适量，研末敷，香油调搽或烟熏。内服 0.05～0.1g，入丸、散用。

【应用宜忌】本品有毒，内服宜忌。孕妇禁用。

切忌火煅。外用不宜大面积涂擦及长期持续使用。

【医籍摘要】

1.《神农本草经》，"主寒热，鼠瘘，恶疮，疽痔，死肌，杀百虫毒。"

2.《日华子本草》"治疥癣，风邪癫痫，岚瘴，一切蛇虫、犬兽伤咬。"

3.《本草从新》："燥湿杀虫。治劳疳蛇伤，敷杨梅疔毒。"

【现代研究】

1. 化学成分：雄黄主要含二硫化二砷（As_2S_2），约含砷75%，硫24.5%，并夹杂有少量硅、铅、铁、钙、镁等杂质。

2. 药理作用：0.12g%雄黄体外对金黄色葡萄球菌有100%的杀灭作用，提高浓度也能杀灭大肠杆菌，以及抑制结核杆菌与耻垢杆菌。其水浸剂（1∶2）在试管内对堇色毛癣菌等多种致病性皮肤真菌有不同程度抑制作用。雄黄可通过诱导肿瘤细胞凋亡，抑制细胞 DNA 合成，增强机体的细胞免疫功能等多种因素发挥其抗肿瘤作用。此外，可抗血吸虫及疟原虫。

硫 黄

【药性归经】酸，温。有毒。归肾、大肠经。

【功效】外用解毒杀虫疗疮。内服补火助阳通便。

【主治】外用治创伤感染阴疽疮疡，湿疹。内服治创伤感染病人虚喘冷哮，虚寒便秘等。

【用法用量】外用适量，研末敷或加油调敷患处。内服 1.5～3g，炮制后入丸、散服。

【应用宜忌】本品有毒，不宜内服。阴虚火旺及孕妇忌服。

【鉴别用药】硫黄和雄黄均能解毒杀虫，常外用于疥癣恶疮湿疹等症。然雄黄解毒疗疮力强，主治痈疽恶疮及虫蛇咬伤。内服又能杀虫，燥湿，祛痰，截疟，亦治虫积腹痛、哮喘、疟疾、惊痫等证。硫黄则杀虫止痒力强，多用于疥癣、湿疹及皮肤瘙痒，并具补火助阳通便之效，内服可疗寒喘、阳痿、虚寒便秘等证。

【医籍摘要】

1.《神农本草经》："主妇人阴蚀，疽痔，恶血，坚筋骨，除头疮。"

2.《本草纲目》："主虚寒久痢，滑泄，霍乱，补命门不足，阳气暴绝，阴毒伤寒，小儿慢惊。"

【现代研究】

1. 化学成分：硫黄主要含硫，另杂有砷、硒、铁、碲等成分。

2. 药理作用：硫与皮肤接触，产生硫化氢及五硫磺酸，从而有溶解角质、杀疥虫、细菌、真菌作用。对动物实验性炎症有治疗作用，能使支气管慢性炎症细胞浸润减轻，并可促进支气管分泌增加而祛痰。一部分硫黄在肠内形成硫化氢，刺激肠壁增加蠕动，而起缓泻作用。

硼　砂

【药性归经】甘，咸，凉。归肺、胃经。

【功效】外用清热解毒，内服清肺化痰。

【主治】创伤感染病人咽喉肿痛，口舌生疮，目赤翳障或痰热咳嗽等。

【用法用量】外用适量，研极细末干撒或调敷患处。或化水含漱。内服，1.5～3g，入丸、散用。

【应用宜忌】本品以外用为主，内服宜忌。

【医籍摘要】

1.《日华子本草》："消痰止嗽，破癥结、喉痹。"

2.《本草纲目》："治上焦痰热，生津液，去口气，消障翳，除噎嗝反胃，积块结瘀肉，阴溃，骨鲠，恶疮及口齿诸病。"

【现代研究】

1. 化学成分：主要含四硼酸钠（$Na_2B_4O_7 \cdot 10H_2O$），另含少量铅、铝、铜、钙、铁、镁、硅等杂质。

2. 药理作用：硼砂对多种革兰氏阳性与阴性菌、浅部皮肤真菌及白色念珠菌有不同程度抑制作用，并略有防腐作用。对皮肤和黏膜还有收敛和保护作用。实验表明，硼砂能抗电惊厥和戊四氮阵挛性惊厥，减轻机体氟负荷，调整体内微量元素平衡，增加尿氟排出，但不能动员骨氟的移出。

升　药

【药性归经】辛，热。有大毒。归肺、脾经。

【功效】拔毒，去腐。

【主治】创伤感染病人疮疡溃后，脓出不畅，或腐肉不去，新肉难生或湿疮、黄水疮、顽癣及梅毒等。

本品有良好的拔毒去腐排脓作用，系外用的外科常用药之一。常与收湿敛疮的煅石膏同用，可随病情不同，调整二药的用量比例，如升药与煅石膏的用量比为 1:9 者称九一丹，拔毒力较轻而收湿生肌力较强；2:8 者称八二丹；3:7 者称七三丹；1:1 者称五五丹；9:1 者称九转丹，则拔毒提脓之力逐步增强。

【用法用量】外用适量。本品只供外用，不能内服。且不用纯品，而多配煅石膏外用。用时，研极细粉末，干掺或调敷，或以药捻沾药粉使用。

【应用宜忌】

1. 本品有大毒，外用亦不可过量或持续使用。

2. 外疡腐肉已去或脓水已尽者，不宜用。

【医籍摘要】

1.《外科大成》："治一切顽疮及杨梅粉毒、喉疳、下疳、痘子。"

2.《疡医大全》："提脓长肉，治疮口坚硬，肉暗紫黑，或有脓不尽者。"

3.《疡科心得集》："治一切疮疡溃后，拔毒去腐，生新长肉。"

【现代研究】

1. 化学成分：为粗制氧化汞（HgO），另含少量硫酸汞。

2. 药理作用：

（1）杀菌：升药在体外对金黄色葡萄球菌、乙型溶血性链球菌、绿脓杆菌、大肠杆菌等有很强的杀菌作用，效力比石碳酸大 100 倍以上，但因升药的组方配伍和炼制方法不尽相同，致使其成分、杀菌力和疗效也有差别。

（2）改善微循环：实验表明，升丹制剂可促进和改善创面微循环，减少微血栓，增加创面营养和血供，有利于创面愈合。

砒 石

【药性归经】辛，大热。有大毒。归肺、肝经。

【功效】外用攻毒杀虫，蚀疮去腐。内服劫痰平喘，截疟。

【主治】创伤感染病人腐肉不脱之疮疡。

【用法用量】外用适量，研末撒敷，宜作复方散剂或入膏药、药捻用。内服一次 0.002 ~ 0.004g，入丸、散服。

【应用宜忌】

1. 本品剧毒，内服宜忌。外用亦应注意，以防局部吸收中毒。

2. 孕妇忌服。不可作酒剂服。忌火煅。

【医籍摘要】

1.《日华子本草》："治疟疾、肾气，带辟蚤虱。"

2.《本草纲目》："除齁喘积痢，烂肉，蚀瘀腐瘰疬。"又能"蚀痈疽败肉，枯痔杀虫。"

【现代研究】

1. 化学成分：白砒和砒霜主要成分为三氧化二砷（As_2O_3），红砒尚含少量硫化砷（As_2S）等。

2. 药理作用：

（1）致坏死作用：动物实验，给兔耳每日涂敷枯痔散（内含白砒），可致干性坏死，而致脱落。实验表明，不含三氧化二砷的制品则无此作用。

（2）其他：砒石的主要成分为三氧化二砷，三氧化二砷具有砷剂的基本药理和毒理。砷有原浆毒作用，能麻痹毛细血管，抑制含硫基酶的活性，使肝脏脂变，肝小叶中心坏死，心、肝、肾、肠充血，上皮细胞坏死，毛细血管扩张。

（3）毒副作用：急性中毒症状有呕吐，淘米水样腹泻，蛋白尿，血尿，眩晕，头痛，发绀，晕厥，昏睡，惊厥，麻痹，以至死亡。暴发型可无上述明显症状，迅即发生虚脱，惊厥，麻痹而死亡。一般认为砷与含硫基酶结合，影响酶的活性，从而干扰组织代谢，出现中毒。

铅　丹

【药性归经】辛，微寒。有毒。归心、肝经。

【功效】拔毒生肌，杀虫止痒。

【主治】外用治创伤感染疮疡溃烂，创面瘙痒等。

【用法用量】外用适量，研末撒布或熬膏贴敷。内服每次0.3~0.6g，入丸、散服。

【应用宜忌】

1. 本品有毒，忌内服。

2. 不可持续使用以防蓄积中毒。

【医籍摘要】

1.《神农本草经》："主吐逆胃反，惊痫癫疾，除热下气。"

2.《药性论》："煎膏药用，止痛生肌。"

3.《本草纲目》："能解热拔毒，长肉去瘀，故治恶疮肿毒，及入膏药，为外科必用之物也。"

【现代研究】

1. 化学成分：主要含四氧化三铅（Pb_3O_4）。

2. 药理作用：

（1）抗菌：铅丹有直接杀灭细菌、寄生虫的作用，并有抑制黏膜分泌作用。

（2）毒性：铅为多亲和性毒物，作用于全身各个系统，主要损害神经、造血，消化及心血管系统。铅被人体吸人血中后，首先聚集于肝内，然后分布到全身各个组织，部分可经胃肠道、肾脏排泄。体内的铅绝大部分（95%），以三铅磷酸盐形式沉积于骨中，并随着血液酸度升高而重新溶解，再由血液进入肝、肺、神经系统，引起急性中毒。急性中毒可表现为肠绞痛，贫血，溶血，脑、肺血管充血、出血，眼底出血，肺水肿，胃肠道炎症变化，肾小管上皮变性坏死，肝细胞变性等。慢性铅中毒可见齿龈和大肠黏膜有硫化铅所组成的铅线等。

炉甘石

【药性归经】甘，平。归肝、胃经。

【功效】解毒明目退翳，收湿止痒敛疮。

【主治】创伤感染病人溃疡不敛，湿疮，湿疹，眼睑溃烂或目赤翳障。

【用法用量】外用适量，研末撒布或调敷。水飞点眼、吹喉。一般不内服。宜炮制后用。

【应用宜忌】宜炮制后用。

【医籍摘要】

1.《本草品汇精要》："主风热赤眼，或痒或痛，渐生翳膜，及治下部湿疮。调敷。"

2.《本草纲目》："止血，消肿毒，生肌，明目，去翳退赤，收湿除烂。"

【现代研究】

1. 化学成分：主要成分为碳酸锌（$ZnCO_3$），尚含铁、钙、镁、锰的碳酸盐。

2. 药理作用：本品所含的碳酸锌不溶于水，外用能部分吸收创面的分泌液，有防腐、收敛、消炎、止痒及保护创面作用，并能抑制局部葡萄球菌的生长。

白　矾

【药性归经】酸、涩，寒。归肺、脾、肝、大肠经。

【功效】外用解毒杀虫，燥湿止痒。内服止血，止泻，化痰。

【主治】外用治创伤感染湿疹瘙痒，疮面溃烂。内服可用治创伤感染病人便血，吐衄，湿热黄疸，久泻久痢，痰厥癫狂痫证等。

【用法用量】外用适量，研末撒布、调敷或化水洗患处。内服 0.6～1.5g，入丸、散服。

【应用宜忌】体虚胃弱及无湿热痰火者忌服。不宜长期服用，以免慢性铝中毒。

【医籍摘要】

1. 《神农本草经》："主寒热泻痢，白沃，阴蚀恶疮，目痛，坚齿骨。"

2. 《本草蒙筌》："禁便泻，塞齿疼，洗脱肛涩肠，敷脓疮收水。"

3. 《本草纲目》："矾石之用有四：吐利风热之痰涎，取其酸苦涌泻也；治诸血痛、脱肛、阴挺、疮疡，取其酸涩而收也；治痰饮、泻痢、崩带、风眼，取其收而燥湿也；治喉痹、痈疽、中蛊、蛇虫伤螫，取其解毒也。"

【现代研究】

1. 化学成分：为含水硫酸铝钾 $[KAl(SO_4)_2 \cdot$

$12H_2O$〕，枯矾为脱水白矾。

2. 药理作用：

（1）抗菌：白矾对金黄色葡萄球菌、变形杆菌、大肠杆菌、绿脓杆菌、炭疽杆菌、痢疾杆菌、伤寒杆菌、副伤寒甲杆菌、白色念珠菌、绿色链球菌、溶血性链球菌、肺炎球菌、白喉杆菌，百日咳杆菌、结核杆菌及脑膜炎球菌等均有抑制作用。

（2）收敛、止血：明矾具有收敛作用，内服刺激性很大，一般外用，可以止汗、硬化皮肤。此外，可用于止血，以明矾棒或粉剂直接放于出血点，有止血作用。

（3）其他：内服有抗癫痫、利胆、降血脂等作用。

（4）毒性：大剂量明矾刺激性大，可引起口腔、喉头烧伤、呕吐、腹泻、虚脱，甚至死亡。中毒后可用牛奶洗胃，并用镁盐作为抗激剂，虚脱者对症治疗。

胆　矾

【药性归经】酸、涩、辛，寒。有毒。归肝、胆经。

【功效】涌吐痰涎，解毒收湿，祛腐蚀疮。

【主治】创伤感染皮肤疮疡、胬肉疼痛、肿毒不溃或喉间痰壅闭塞，误食毒物或口、眼诸窍火热之证等。

【用法用量】温水化服，$0.3 \sim 0.6g$。外用适量，研末撒或调敷，或以水溶化后外洗。

【应用宜忌】体虚者忌用。

【医籍摘要】

1.《神农本草经》："主明目，目痛，金疮，诸痫痉，女子阴蚀痛，石淋，寒热，崩中下血，诸邪毒气。"

2.《本草纲目》："石胆，其性收敛上行，能涌风热痰涎，发散风木相火，又能杀虫，故治咽喉口齿疮毒有奇功也。"

3.《本草述》："娄全善有云：喉痹恶寒者，皆是寒折热，寒闭于外，热郁于内，切忌胆矾酸寒等剂点喉，反使其阳郁不升，为患反剧。若然，则此味宜于喉闭及缠喉风者，乃治阴不能蓄阳之痹，是为风淫，属不恶寒之喉痹也。"

【现代研究】

1. 化学成分：主含水硫酸铜（$CuSO_4 \cdot 5H_2O$）。

2. 药理作用：本品内服后能刺激胃壁神经，引起反射性呕吐，并能促进胆汁分泌。外用与蛋白质结合，生成不溶性蛋白质化合物而沉淀，故对胆矾浓溶液对局部黏膜具有腐蚀，可退翳。另对化脓性球菌、肠道伤寒、副伤寒、痢疾杆菌和沙门氏菌等均有较强的抑制作用。

主要参考文献

［1］高学敏. 中药学［M］. 北京：中国中医药出版社，2005

［2］徐三文. 中国骨伤秘方全书［M］. 北京：科学技术文献出版社，2002

下篇 各 论

第七章　创伤感染的高热

第一节　概　述

由于各种不同原因导致人体产热大于散热，使得体温超过正常范围则称为发热。临床上，按照热度高低将发热分为低热、中等度热、高热和超高热。

发热是机体的一种防御反应，可以使吞噬细胞活性增强、抗体生成增多、白细胞内酶的活性及肝脏的解毒功能增强，从而提高机体抵御疾病的能力、促进恢复，因此如果发热不是太高，一般情况尚好，则不需急于降温处理。但是发热过久或持续的高热不退，则会引起机体的代谢加快、耗氧量增加、脂肪代谢紊乱而致酮血症、脑皮质的兴奋－抑制功能失调、消化液分泌减少、胃肠功能紊乱等一系列全身性的病理变化。

创伤感染后引起的高热属于中医学中"外感高热"的范畴，多因外感六淫（主要为火热、暑邪）或疫毒之邪而引起。临床上以高热、寒战、烦渴、面赤、舌红苔黄、脉滑数等为主要表现，病情严重者，可出现神昏、谵语、抽搐等危急情况。对于高热的病机，黄星垣[1]提出"毒寓于邪，毒随邪入，热由毒生，毒不除，热不去，变必生"，此论源自于温病学中"邪之与热如形之如影，形亡影未有独存者"的因邪致热理论。盖国忠等人[1]则提出：邪毒伤人致高热，必然归结到肌腠病位，激惹通汇于肌腠的三焦真元之气，正邪交争，是正气消灭邪毒的反应结果。

高热的急症症候繁多，在临床证治中需紧抓表里虚实，详察病机传变。一般而言，本着由表及里、先实后虚的基本规律，按卫气营血传、表里传、三焦传，但由于高热发病热毒炽盛，变化迅捷，时常有变证发生。热盛生风、动血则见惊风、抽搐、出血等变证。热为阳邪，易耗气伤阴，故多见气阴两虚之兼症。若素体虚弱，或由于创伤而大量失血，血分亏耗，无力御邪，则邪漫血络而易形成毒瘀证。热势太盛，阻格阴阳则会形成厥证、脱证。

第二节　诊断标准

发热按热度高低可分为：①低热型：腋下温度不超过38℃。②中热型：腋下温度38.1℃~39℃。③高热型：腋下温度39.1℃~41℃。④极热型：腋下温度超过41℃。

发热按热型可分为：①稽留热：指体温恒定地维持在39℃~40℃的高水平，达数天或数周，24h内体温波动范围不超过1℃。②弛张热：又称脓毒血症热型，体温在24h内波动范围超过2℃，但都在正常水平以上。③间歇热：体温骤升至高峰后持续数小时，又迅速降至正常水平，无热期可持续1天至数天，高热期与无热期如此反复交替出现。④波状热：体温逐渐升高至 39℃ 或以上，数天后又逐渐下降至正常水平，数天后又逐渐升高，如此反复多次。⑤回归热：体温骤升至 39℃ 或以上，持续数天后又骤然下降至正常水平，高热期与无热期各持续若干天后规律性交替一次。⑥不规则热：发热的体温曲线无一定规律。

第三节　中医治疗

一、急救处治

（一）养阴补液

可口服大量的糖盐水、果汁、凉开水等，或静脉输注生脉注射液、参脉注射液、葡萄糖液、糖盐水等以补充体液，防止脱水。

（二）药物擦浴

对于表热较盛的患者，可用柴胡、薄荷、青蒿、防风，水煎冷擦浴；对于里热较盛的患者，则选用生石膏、知母、天花粉、葛根，水煎冷擦浴。

（三）放血疗法

对于持续高热不退的患者，可于委中、曲池、十宣等穴位处点刺放血，必要时可点刺后拔罐放血，有利于热邪的排出，即刻降温的效果较好，但易反复。

（四）中药灌肠

可用大承气汤（大黄、枳实、厚朴、甘草），水煎取汁 200mL，高位直肠灌注或保留灌肠 30 分钟，必要时每 2 ~ 4 小时 1 次，体温下降后则需减少灌肠的次数。

二、辨证论治

（一）卫分证

【临床表现】发热微恶风寒，热势不甚，无汗或少汗，咽喉肿痛，头身疼痛，口微渴，舌红苔薄黄，脉浮数。

【病机】创伤外感风热邪毒，卫表失和。

【治法】辛凉解表。

【治疗】银翘散。

金银花 12g　连翘 12g　薄荷_{后下}6g　桔梗 6g　淡竹叶 6g　淡豆豉 5g　荆芥穗_{包煎}5g　牛蒡子 9g　生甘草 6g

加减法：热甚者加黄芩 15g，板蓝根 12g，青蒿 30g；口渴甚者加天花粉 30g，葛根 15g；湿甚者加香薷 9g_{后下}，扁豆 12g；小便黄者加车前草 15g。

（二）气分证

【临床表现】壮热汗出，口渴饮冷，面赤心烦，咳喘鼻煽，胸膈灼热，口苦口臭，大便秘结，小便黄赤，苔黄少津，脉洪大。

【病机】热在气分，热盛津伤。

【治法】苦寒清热，益气生津。

【治疗】白虎汤。

石膏_{先煎}30g　知母 18g　生甘草 6g　粳米 9g

加减法：肺热甚者加金银花 12g，连翘 12g，鱼腥草 30g，芦根 30；胃热甚者加黄芩 12g，山栀 9g；胆热甚者加柴胡 6g，黄芩 12g，川楝子 9g；腑实者加大黄 12g，芒硝_{冲服}9g，厚朴 9g；津亏者加天花粉 30g，玄参 12g，玉竹 9g；气虚者加太子参 30g，山药 15g。

（三）营分证

【临床表现】身热夜甚，口干反不欲饮，心烦不寐，躁扰不宁，甚则神昏谵语，斑疹隐隐，或鼻衄、吐血，舌红绛，脉细数。

【病机】热邪传营，营阴耗伤。

【治法】清营解毒，泻热护阴。

【治疗】清营汤。

水牛角_{先煎}30g　生地 15g　银花 9g　连翘 6g　玄参 9g　黄连 5g　竹叶心 6g　丹参 6g　麦冬 9g

加减法：斑疹隐隐、衄血者加丹皮 15g，白茅根 9g，侧柏叶 12g；热入心包、神昏不宁者加莲子心 6g，竹叶卷心 6g，连翘心 6g，必要时可加服安宫牛黄丸、至宝丹；阴液大亏者，加人参 15g，山药 12g。

（四）血分证

【临床表现】身热灼手，斑疹密布，或鼻衄、吐血，或神昏谵语，甚则四肢抽搐，颈项僵直，牙关紧闭，舌绛紫，脉弦细数。

【病机】热邪入血，迫血妄行，甚则扰乱心神。

【治法】清热凉血，熄风宁神。

【治疗】犀角地黄汤。

水牛角_{先煎}30g　生地 24g　赤芍 12g　丹皮 9g

加减法：热毒炽盛者加黄连 6g，栀子 15g；出血者加大小蓟各 12g，白茅根 9g，侧柏叶 9g；血热动风者加羚羊角_{先煎}9g，钩藤 12g，必要时可加服紫雪丹。

三、针灸及其他疗法

（一）针灸治疗
1. 基本治疗

治法：清热泻火。以督脉、手太阴、手阳明经及井穴为主。

主穴：大椎、曲池、合谷、十宣及十二井穴。

配穴：风热甚加风池、尺泽、外关；气分热盛加内庭、商阳；热入营血加内关、血海、膈俞；腑实加天枢、大肠俞；气阴亏耗加关元、太溪、足三里；抽搐谵语加太冲、大敦；神昏加人中、内关。

操作：毫针泻法。大椎可刺络拔罐放血，井穴和十宣点刺放血。气阴亏耗加关元、太溪等穴位时采用毫针补法。

2. 其他疗法

（1）耳针：选耳尖、耳背静脉、神门等部位，耳尖、耳背静脉用三棱针点刺出血，其余穴位可用毫针强刺激。

（2）刮痧：选华佗夹脊穴和背俞穴，用特制刮痧板刮华佗夹脊和背俞穴，以皮肤红紫出痧点为宜。

（二）推拿治疗
1. 治疗原则　泻火退热。

2. 常用穴位　大椎、曲池、合谷、少商、印堂、太阳、风池。

3. 常用手法　一指禅推法、揉法、推法、抹法等。

4. 操作手法

（1）用大鱼际揉法从右侧太阳穴起，缓慢地移向右侧头维穴，再沿着前发际揉向左侧头维、太阳。

（2）施用偏峰一指禅推法于双侧太阳穴、印堂。

（3）蘸少许薄荷油，用偏峰一指禅推法从印堂推向神庭，往返20遍。再用一指禅推法作用于双侧曲池穴，最后点揉双侧合谷穴、掐少商穴。

（4）蘸少量薄荷油，施用一指禅推法自枕骨下经风府至大椎穴，随后从风池推至大杼。

（5）按揉双侧肺俞，随后提拿风池，最后拿肩井穴。

第四节　西医治疗

入侵致病微生物在体内的定植和生长繁殖是引起创伤外源性感染的前提。开放伤口的污染、损伤组织的充血、水肿、坏死、血肿形成及异物存留，均是致病微生物定植、生长繁殖的条件。早期彻底清创目前依然是减少局部细菌量，清除细菌赖以定植、繁殖的条件，防止创伤感染的有效措施[2]。在清创治疗的方式上，目前超声清创和负压封闭引流技术对控制创面感染有较好的治疗作用。

当高热患者出现神志改变、呼吸窘迫、血流动力学不稳定等危及生命时，应立即给予患者监护、建立静脉通路、实施气道管理、补液及氧疗，必要时予呼吸支持。创伤感染患者常见病原菌以 G⁻ 机会致病菌为主，但近年 G⁺ 菌有逐年上升的趋势，导致早期预防性和经验性治疗容易失败。因此强调严格遵守抗生素应用原则，预防性用药应选广谱抗生素，早期、短程、足量使用。经验性治疗应注意区分是全身炎症反应综合征还是全身感染，并明确是 G⁻ 菌还是 G⁺ 菌。目标性治疗应选择敏感、窄谱抗生素，尤其是鲍曼不动杆菌对常用抗生素耐药率高，控制困难，更应选择敏感性药物针对性治疗。严重感染者"降阶梯"治疗策略仍然适用。在治疗过程中，病原菌的监测和参照药敏用药应贯穿始终。

在上述基础之上，可视发热的程度采用口服、纳肛、肌注或静脉滴注解热镇痛药，常用的有阿司匹林、复方氨基匹林、吲哚美辛、赖氨酸阿司匹林等，但对于有消化道溃疡病史的患者应慎用，以免引起消化道穿孔。对于高热伴惊厥、谵妄者尚可应用冬眠疗法——按病情可采用冬眠 I 号（氯丙嗪 50mg、异丙嗪 50mg、哌替啶 100mg、5% 葡萄糖 250mL 静脉滴注）。此外，冰袋冷敷、酒精擦浴、冰毯等物理降温的方法也可适时应用。

第五节　现代研究进展

一、中医研究进展

创伤感染后高热，属于中医外感高热的范畴。病因主要为触感温热疫毒所致，风寒入侵，郁而化热者亦可遇见，其实质核心是热毒炽盛，正盛邪实证。治疗应宗"热者清之""治热以寒"的原则，主要治法应注重清热解毒。高热之时，热毒炽盛，轻清之剂，力不祛邪，此时宜大剂量，并多味清热药物联合投用，日服数剂，取其重剂，迅速抑制热毒。应用此法，最大的益处在于，若病邪在表，可截断病邪深入；若病邪入里，可扭转热势，溃退热邪，阻断逆传内陷。在热毒溃退，热势下降后，方可逐渐减少清热解毒药物的配伍、用量及日进剂数。体温正常后几日内，恐余邪未尽、热毒未清，仍需清热解毒治疗，但药物选用1~2味则可，不可过用，以避免过用苦寒，损伤脾胃。与此同时，还需结合脏腑用药，由于它更切病情，使药物直达病所，能直接影响整个疾病变化转归，故尤为重要。高热时分析病变脏腑，主要有肺、胃、大肠、小肠、肾、膀胱、肝、胆等。若邪在肺脏，治疗应重在清热解毒，结合肺主宣肃，与大肠相表里等生理功能，佐以宣透与通腑之法，使肺热之邪，在清解之时，上下分消，表里双解；若邪在胃肠，治疗应重在清解胃肠热毒，结合六腑以降为顺、以通为用的生理特点，佐以降气通腑之法，使胃肠邪热在清解的同时，又能从二便外出；若邪在肝胆，治疗应重在清解肝胆热毒，结合胆属六腑之一，佐以利胆通腑之法；若邪在肾与膀胱，治疗应重在清解下焦热毒，结合肾司二便，膀胱化气行水、贮尿排尿等生理功能，佐以化气行水、利湿泻热之法。

　　此外，受季节、地域、病患体质等多种因素的影响，高热兼症往往不尽相同，抓住主要病因病机，注重清热解毒的同时，佐以透、利、下三治则用药，亦十分重要。高热佐以透法，它不受病邪所犯病位局限，邪尚在表者，透之使其表散，邪已入里者，透之使其外达，即使邪入营血，亦能"透热转气"导邪外出。因此，透法是高热证常佐用之法。利法，是一种疏通水道、祛除水湿、治疗湿证的方法。高热证佐以利湿治则，从病因学而言，产生高热者往往多夹湿邪，因湿邪易阻遏气机，气机不畅，故无汗或汗出不畅而高热。用宣透利湿方法，能消除湿邪。从病理学而言，湿热为患，湿遏热伏，但清解热邪，湿遏不除，病难治愈。此时，若佐用利湿方法，使湿去热孤，热无所恋，有利于疾病康复。利湿药物有甘淡、苦寒之分，因清热解毒药物多苦寒，佐用利湿治则，选用甘淡药物较为合适。高热证佐用下法的意义主要有两个方面：①若邪在肺脏者，脏病治腑，有助于肺脏之宣肃功能正常发挥，并能使肺热之邪从大便而解；②若邪在肝、胆、胃肠者，更贴切其生理病理，它能直接将入侵肝、胆、胃肠之邪热荡涤外出。

　　近年来，随着研究的不断深入，在临床和实验研究方面都取得了一定的成效。在临床观察方面，重连口服液[3,4]（蚤休、连翘、射干、黄芩、大青叶、板蓝根、甘草）经临床和实验研究证实，可顿挫高热，有效缓解患者的全身症状，缩短病程，并能抑制白细胞介素的升高，具有减轻炎症反应的作用，而且其退热作用持续时间较长。与现代医学的常规疗法相比，中医清热解毒滋阴法[5]、升清降浊活血法[6]及双葛退热合剂[7]、退热颗粒[8]等都取得了良好的疗效。血必净注射液是由红花、丹参、赤芍、当归、川芎等32位中药材为原料，经提取、分离、超滤精制而成中药制剂。大量的临床和实验研究观察发现，血必净与抗生素并用，具有杀菌和对抗内毒素及多种炎性递质的作用，具有较强的免疫调节作用[9]。一项25个临床研究Meta分析结果显示，血必净注射液可降低脓毒症患者的28天病死率、观察期间病死率、治疗无效率、并发症发生率，改善急性生理学与慢性健康状况评分Ⅱ（APACHEⅡ评分），且无严重不良反应事件发生[9]。目前临床上血必净注射液在感染性和非感染性炎症反应治疗已有较广泛的应用。

　　在实验方面，研究发现，脑热清口服液的解热机制可能是通过抑制下丘脑环磷酸腺苷的生成与释放，同时通过促进精氨酸加压素释放两种途径发挥作用。此外，脑热清口服液还能扩张血管，加快体表散热，调节发热家兔促凝和抗凝物质的平衡、抑制致热性细胞因子的释放，从而达到解热作用[10]。清开灵注射液抑制下丘脑内生致热源和中枢发热介质的生成，促进解热物质的释放，可能是清开灵对感染性发热的重要解热机制[11]。板蓝根在体内外均能抑制炎症介质的合成与释放，阻止其级联反应，有利于控制过度的炎症反应，并且能够直接中和、降解内毒素，可显著拮抗内毒素导致的弥散性血管内凝血的生物效应，降低中药器官组织的血栓形成率，抑制内毒素所致的发热效应[12]。对大青叶的研究发现，其抗感染作用可能不是直接抑菌、杀菌，而在于调动机体内的其他抗感染机能[13]。黄芩提取物解热作用机制的研究发现，黄芩苷和野黄芩苷解热的主要机制均是通过抑制下丘脑前列腺素 E_2 和 cAMP 含量的升高，从而发挥解热作用[14]。

中医药治疗外感高热具有一定优势，退热起效快，疗效稳定，不易反复，且有较好改善症状的作用。中药对细菌、内毒素和促炎性细胞因子有一定的拮抗和抑制作用，中药新剂型的开发方便了中药在临床的应用，便于临床推广应用，但还需进一步探讨纯中药制剂退热机理，为临床治疗进一步提供理论依据。

二、西医研究进展

正常人的体温受体温调节中枢所控制，并通过神经、体液因素使产热和散热过程呈动态平衡，保持体温在相对恒定的范围内。当机体在致热源的作用下或各种原因引起体温调节中枢的功能障碍时，导致机体产热过多或散热过少，则会出现发热。致热源可分为外源性和内源性两大类。外源性致热源种类繁多，包括各种微生物病原体如细菌、病毒、支原体、衣原体、寄生虫等的毒素及其代谢产物，尤其以内毒素最为重要。外源性致热源多为大分子物质，不能通过血－脑屏障直接作用于体温调节中枢，而是通过激活血液中的中性粒细胞、嗜酸性粒细胞和单核－吞噬细胞系统，使其产生并释放内源性致热源而引起发热。内源性致热源又称白细胞致热源，如白介素－6（IL－6）等、肿瘤坏死因子（TNF－α）和干扰素等，可通过血－脑屏障直接作用于体温调节中枢的体温调定点，使调定点上升，体温调节中枢对体温加以重新调节发出冲动，并通过垂体内分泌因素及交感神经性因素，使得产热增多，散热减少，最终使得体温升高引起发热。

创伤感染的早期，在积极控制高热的同时，还需注意恢复组织供氧，缩短缺血低氧时间，减少缺血再灌注损伤，维护组织器官功能的正常发挥及保障神经－内分泌－免疫网络对创伤应激反应的调控作用。从预防创伤感染的角度，临床上提高创伤早期复苏质量的措施包括：①快速建立有效的静脉通道，最好是建立深静脉通道，有利于早期液体复苏和监测。②把握早期液体复苏的目标和方法：由于大剂量乳酸林格氏液有刺激中性粒细胞释放各种炎症因子，促进肠道炎症反应和细菌移位的作用，在早期复苏中推荐使用高渗盐和高渗盐糖苷，可明显减轻肠道炎症反应。③适时提供氧疗和呼吸支持，提高组织氧分压，降低组织对感染的易感性。④合理用血，提高氧的输送能力。

在创伤内源性感染发生机制中，创伤后肠黏膜屏障功能丧失和肠道菌群失调是构成肠道细菌移位的条件，而全身免疫功能紊乱则是移位细菌存活并导致感染的主要原因。研究认为，免疫功能紊乱是创伤后感染易患性增加的免疫学机制，创伤感染时免疫细胞模式识别受体、胞内信号转导通路、细胞释放的细胞因子间存在明显的反馈调控作用，这种复杂的网络关系，对失控炎症级联反应的形成和发生发展起到重要作用，加强免疫调控（镇静镇痛药物干预过度应激反应、免疫营养支持、免疫调节、维护肠道屏障功能等）是抗创伤感染的新举措。

创伤感染中最突出的病原菌是 G⁻菌，目前临床治疗 G⁻菌感染的主要措施仍是使用抗生素。抗生素杀菌后还有内毒素（LPS）的存在，细菌的裂解促使 LPS 大量释放入血，而且游离的内毒素与附在菌体的内毒素相比，其生物活性增加了数十倍，若不能有效清除，则炎性反应难以控制，使炎症级联反应放大，向脓毒症及多器官功能障碍方向演变，最终导致患者死亡。抗生素可以杀菌，但并未解决内毒素问题，至今临床上尚无既能杀菌又能中和 LPS 的抗生素。因此如何采取措施降低内毒素和炎性递质水平是控制创伤感染进一步发展的焦点。

主要参考文献

［1］ 姜良铎 . 中医急诊学 ［M］. 北京：中国中医药出版社，2003：65

［2］ 史忠 . 创伤感染控制的临床认识 ［J］. 创伤外科杂志，2011，13（2）：173 – 176

［3］ 李雪芩 . 中药热毒清口服液对内毒素性发热家兔血浆白细胞介素 – 8 和一氧化氮的影响 ［J］. 中国中医急症，2006，15（8）：887 – 889

［4］李雪苓，韩宁林，周大勇，等．清热解毒中药对内毒素血症家兔免疫调节的影响［J］．中国中医急症，2007，16（6）：709-710

［5］张铭熙．清热解毒养阴法治疗外感发热300例临床观察［J］．中国现代医药杂志，2006，8（6）：65

［6］刘兰林，王翼洲，季红燕，等．升清降浊活血法治疗温病肺系发热的临床研究［J］．北京中医药大学学报，2007，14（1）：28-30

［7］左怀荣．双葛退热合剂治疗外感高热100例［J］．吉林中医药，2008，28（7）：496

［8］奚肇庆，徐艳．透表清气法对上呼吸道病毒性感染发热体温影响的临床研究［J］．中国中医急症，2008，17（3）：281-282

［9］胡晶，商洪才，李晶，等．血必净注射液治疗脓毒症的系统评价［J］．解放军医学杂志，2010，35（1）：9-12

［10］刘智勤，蒋玉凤，陈鹊汀，等．脑热清对内毒素性发热家兔清热化瘀作用的研究［J］．北京中医药大学学报，2008，31（5）：326-328

［11］蒋玉凤，张丹卉，黄启福，等．清开灵对家兔内毒素性发热的作用及机制研究［J］．中国病理生理杂志，2003，19（8）：1103

［12］方建国，刘云海，王文清，等．板蓝根清热解毒实质研究［J］．中草药，2008，39（3）：321

［13］武彦文，高文远．大青叶的研究进展［J］．中草药，2006，37（5）：794-796

［14］徐珊，孟庆刚．黄芩提取物解热作用及机制研究进展［J］．中华中医药学刊，2008，26（6）：1180-1181

第八章 创伤感染全身炎症反应综合征

第一节 概 述

全身炎症反应综合征（SIRS）是指因感染或非感染性因素等打击所引起的机体高代谢（高耗氧量、氧耗与氧供出现病理性依赖、高血糖、蛋白质分解代谢增加，出现负氮平衡和高乳酸血症）、高动力循环（高心排出量、低外周阻力）及过度的免疫反应，是多种细胞因子及炎症介质失控性释放的一种状态[1]。其典型的病理生理学特征为：广泛的炎细胞激活，多种细胞因子、炎性介质的失控性释放，血管内皮损伤与微循环障碍，全身持续高代谢状态及能量代谢障碍。如病情控制不佳，进一步可发展为多器官功能障碍综合征（MODS）。

在中医学中，创伤感染全身炎症反应综合征的主要病机为毒、热、痰、瘀、虚。"毒者，火邪之盛也"、"火热者，必有毒"。"毒"乃一类致病物质的总称，对创伤感染性疾病而言，"毒邪"主要是指致病的各种病原体微生物及内毒素。诸多现代实验研究也从整体、器官、组织、细胞和分子水平上说明了"内毒素"是祖国医学"毒邪"之重要组成部分之一[2]。"热"为阳邪，其性炎上，易伤津耗气，且易生风动血，上扰心神，出现四肢抽搐、躁扰不宁、神昏谵妄等症状，SIRS患者在病情进展期常会出现上述表现，多为热邪所扰。"痰"为阴邪，致病广泛，变化多端，病势缠绵，病程较长。"痰邪"所致疾病可上达于头，下至于足，内而脏腑，外之肌肤，有"百病多由痰作祟"之论。SIRS患者由于诱因、原发病等的不同，其病位可由局部涉及五脏六腑、阴阳气血、经络血脉等，从而出现多样的临床症状——痰阻于肺，则见咳喘咯痰；痰阻于心，则见胸闷心悸；痰阻于胃，则见恶心呕吐；痰扰于上，则见头痛眩晕。"瘀，积血之病也。"具体而言，瘀即指血行迟缓滞涩，或血液凝结，壅塞血脉，或血液溢于脉外，瘀积于组织间隙之间而出现的一系列病理变化。现代研究发现，SIRS患者常伴有凝血功能异常，内毒素可直接激活凝血因子，损伤血管内皮细胞，最终导致微循环障碍和凝血机制的紊乱[3]。"虚"是指脏气亏虚、阴阳气血不足，对于SIRS患者而言，因"虚"致病主要有三种情况：患病之前，已有一种或多种疾病存在，病程日久，正气渐耗；邪毒炽盛，耗气伤阴，甚至导致阴阳气血俱衰；年老正气自衰。

第二节　诊断标准

目前，SIRS的诊断标准根据1992年8月美国胸科学院（ACCP）与危重病医学会（SCCM）所推荐标

准[4]：（1）体温 > 38℃ 或 < 36.0℃；（2）心率 > 90
次/分；（3）呼吸频率 > 20 次/分，或动脉血二氧化碳
分压（$PaCO_2$） < 4.3kPa（32mmHg）；（4）外周血白
细胞计数 > 12×10^9/L，或 < 4×10^9/L，或未成熟粒细
胞 > 10%。凡具备上述 4 种临床表现 2 种以上者，即
可确诊为 SIRS。

第三节　中医治疗

一、急救处治

（1）对于高热不退者，在大量补液的基础之上，
可采用针刺放血、药物擦浴及中药保留灌肠的方法，
尽快使体温下降。

（2）对于邪陷心包，神昏抽搐者，可大剂量静点
清开灵注射液或醒脑静注射液，配合口服或鼻饲安宫
牛黄丸。

（3）出现亡阴证者，可静脉大剂量给予生脉注射
液或参麦注射液，配合口服或鼻饲大剂量生脉散或独
参汤。

（4）出现亡阳证者，可静脉反复大量给予参附注
射液，同时配合口服或鼻饲大剂量参附汤。

二、辨证论治

（一）热毒炽盛证

【临床表现】创伤感染部位焮热肿痛，表面光亮，

伴壮热烦躁，汗出，口干口苦，喜饮冷，小便赤涩，大便干结，舌质红或红绛，苔薄黄或黄厚而干，脉洪数。

【病机】火热毒盛，充斥三焦。

【治法】苦寒清热，泻火解毒。

【治疗】黄连解毒汤。

黄连 9g　黄芩 6g　黄柏 6g　山栀 12g

加减法：肺热喘喝者，加石膏_{先煎}30g，鱼腥草20g，芦根 20g；胃热呕逆者加生地 12g，竹茹 9g，连翘 6g；胆热甚者加柴胡 6g，龙胆草 12g；腑实不通者加大黄 9g，枳实 6g，厚朴 6g；津液亏耗者加人参12g，天花粉 30g，玄参 9g；热迫血行而出血者加赤芍15g，丹皮 12g，白茅根 12g；热入心包、神昏不宁者加莲子心 9g，竹叶卷心 6g，连翘心 6g，连心麦冬 6g，玄参心 6g，必要时可加服安宫牛黄丸、至宝丹。

（二）痰热内蕴证

【临床表现】创伤感染部位红肿疼痛，可有浑浊的分泌物，伴身热不扬，口干口苦，咳喘咯痰，胸闷脘痞，头目昏眩，夜卧不宁，小便色黄，大便黏腻，苔黄厚腻，脉滑数。

【病机】热邪蕴结，炼液成痰，阻滞气机。

【治法】清热燥湿，行气化痰。

【治疗】涤痰汤。

胆南星 12g　半夏 12g　枳实 10g　茯苓 10g　石菖蒲 9g　人参 6g　橘红 6g　竹茹 5g　生甘草 6g

加减法：肺热咳喘者加杏仁 6g，瓜蒌 15g，川贝母 9g；痞满不舒者，加黄连 5g，莱菔子 6g，瓜蒌 15g；胸闷心悸者，加薤白 9g，瓜蒌 15g，桂枝 6g；头目昏眩者，加川芎 9g，白芷 6g，天麻 9g；痰热扰心、躁扰不宁者，加山栀 9g，麝香_{冲服}1.5g。

（三）瘀血阻滞证

【临床表现】创伤感染的部位疼痛剧烈，痛如针刺，固定不移，伴有鼻衄、齿衄、尿血、便血或黑便，出血质黏、紫黯，舌质紫黯，可见瘀点或瘀斑，舌下脉络迂曲，脉沉细涩。

【病机】气机阻滞，瘀血停滞。

【治法】行气活血，通络止痛。

【治疗】复元活血汤。

柴胡 9g　瓜蒌 9g　当归 9g　穿山甲 6g_{冲服}　桃仁 9g　红花 6g　大黄 12g　甘草 6g

加减法：四肢青紫肿痛，或有红斑结节者，加熟地 9g，麻黄 6g，白芥子 6g，肉桂 5g；肢体麻木疼痛、活动不利者，加地龙 6g，羌活 9g，威灵仙 12g，川芎 9g；胸闷胸痛者，加赤芍 9g，怀牛膝 12g，枳壳 6g；脘腹胁肋刺痛者，加香附 9g，乌药 6g，木香 6g，砂仁_{后下}6g；小便短赤、涩痛不利者，加车前草 12g，益母草 12g，大小蓟_各9g；便血或黑便者，加侧柏叶 12g，槐花 12g，荆芥穗_{包煎}9g。

（四）正气亏虚证

【临床表现】创伤感染部位红肿不甚，表面发暗，难以溃破，伴少气乏力，纳差，面色白，恶寒怕冷，

易汗出，舌质淡，脉沉细

【病机】元气亏损，阴血不足。

【治法】扶正补虚。

【治疗】八珍汤。

人参12g 茯苓9g 白术9g 熟地9g 白芍12g 当归15g 川芎9g 炙甘草5g

加减法：偏气虚者，加陈皮9g，山药12g，黄芪30g；偏血虚者，加黄芪30g，肉桂6g，乌药12g；偏阴虚者，加芍药12g，山萸肉15g，枸杞12g；偏阳虚者，加菟丝子12g，制附子6g_{先煎}，鹿角胶_{烊化}6g；亡阴者，加生脉散或独参汤；亡阳者，加参附汤。

三、针灸及其他疗法

（1）对于高热不退者，可选用针灸或推拿的方法辅助退热（具体内容参考第七章）。

（2）中药灌肠：研究表明，大黄牡丹皮汤早期灌肠，使患者大便通畅，可维持肠道内环境稳定，调理体内固有的自稳机制，调节炎性反应系统和抗炎性反应系统之间的平衡紊乱。

第四节 西医治疗

一、抗感染治疗

临床上 SIRS 确诊后应尽早查找感染源，去除感染灶，合理使用抗生素进行干预，从而控制病情的进一步恶化。当病原菌不明时，应根据感染部位、临床表现、患者自身状况等给予经验疗法，选择合适的抗生素。对于重症感染患者，入院后在查找病原体的同时，选用菌谱覆盖面广、杀菌力强的抗生素以改善预后。高度怀疑有真菌感染时，可给予经验性抗真菌治疗。经治疗后，一旦获得最初病原学培养和细菌敏感性试验结果，急要换用窄谱抗生素或停止治疗以减少耐药发生，若临床疗效与实验室检查结果不相符时，当以临床为准。胃肠道一直被认为是细菌及内毒素的贮库，是内在感染的主要来源。当各种因素诱发免疫紊乱状态导致 SIRS 时，由于炎症因子的破坏作用及促炎因子释放导致的免疫抑制状态等原因使肠道的屏障作用减弱、肠道通透性增高，大量细菌及内毒素持续性移位，炎症反应逐渐放大。庆大霉素等口服不易被肠道吸收的抗生素合用甲硝唑口服或鼻饲，可预防肠道细菌移位和菌血症的发生。

二、营养支持治疗

由于 SIRS 时机体处于高分解、高代谢状态，能量消耗增加，蛋白、脂肪分解增加，机体易出现营养不良及免疫力低下，从而抵抗力减弱。营养支持在降低病死率，减少并发症和促进患者恢复方面起重要作用。营养方式（肠内、肠外）及营养成分的组成应根据不同患者、不同病情适当调整，采用个体化原则。

三、抗炎症反应治疗

炎症介质过度释放是 SIRS 的重要病理生理学基础，控制、阻断或干扰机体过度的炎症反应，从而减轻对机体的损伤作用，对阻断 SIRS 恶化及改善病人预后有重要意义。一些药物可抑制或减少炎性介质的合成与释放：如己酮可可碱、氨吡酮、某些 β 受体阻滞剂（包括多巴酚丁胺）等，它们均可通过抑制 TNF - α 基因转录、翻译阻止 TNF - α 的合成，某些抗炎介质如 PGE_2、IL - 4、IL - 10、IL - 13 均可通过抑制 IL - 1、IL - 6、IL - 8 和 TNF - α 释放，从而缓解过度炎性反应；一氧化氮（NO）在 SIRS 中有十分重要的作用，它可使血管扩张，心肌细胞受抑，引起顽固性低血压；临床研究也证实，糖皮质激素能有效阻止 SIRS 进一步发展，降低 SIRS 发生率，纠正低氧和休克状态。此外，近年来，利用血液净化治疗，直接清除炎性因子的报道逐年增多，包括连续性血浆滤过吸附术（CPFA）、连续 V - V 血液滤过术（CVVH）或持续肾脏替代疗法（CRRT）等连续血液净化（CBP）技术[5]。

第五节　现代研究进展

一、中医研究进展

中医发病学很重视人体的正气，认为内脏功能正常，正气旺盛，气血充盈，则病邪难于侵入，疾病无从发生。正所谓"正气存内，邪不可干"、"邪之所凑，其气必虚"。所以说，正气不足是疾病发生的内在根据。炎性因子（包括内毒素）作为 SIRS 的重要启动因子，其在血液中的泛溢、播散、失控是 SIRS 的主要病理变化，可以视为邪气的部分；而机体内的抗炎因子可以拮抗 SIRS 的生产，调节因子之间的平衡，从而起到遏制炎性因子的作用，可以视为正气部分。外界的各种损伤因素，或机体自身的某些缺陷导致这种平衡的紊乱，则将发生 SIRS，且其各自力量的变化决定着 SIRS 的转归。马超英[6]等认为 SIRS/CARS 构成了矛盾的两个方面，与中医学之阴阳学说及正邪学说不谋而合。并且认为，机体在受到各种致病因素（邪气）的打击后，产生 SIRS，同时机体也产生了一系列代偿性抗炎症反应（CARS），前者与中医学之"邪气亢盛伤正"相吻合，后者则与中医学之"正气奋起抗邪"似乎相一致，并进一步认为 SIRS 是中医外感热病的极期，详细分析了从 SIRS 到 SIRS/CARS 失衡，再到 MODS 一系列的病机变化关系，从而总结出临床表现为邪毒猖獗为主者，多属 SIRS > CARS；表现为正气不支为主者，则多属 SIRS < CARS。而不论是 SIRS > CARS 抑或 SIRS < CARS，其病机均不外"热、瘀、闭、脱"四端，热毒炽盛、瘀热内结、气阴大亏则是 SIRS/CARS 的基本病理，以益气养阴、泻热通瘀为主的扶正祛邪法则可能是调整 SIRS/CARS 失衡的有效方法。

　　SIRS 的病机是比较复杂的，涉及阴阳、气血、脏腑、津液等的失调。孙元莹等[7]将王今达教授的"三证三法"（毒热证和清热解毒法、瘀血证和活血化瘀法、急性虚证和扶正固本法）应用于 SIRS，用以分析 SIRS 的病机，认为邪毒、各种创伤侵袭机体，正气奋起抗邪，邪正相争，根据邪正胜负决定疾病的发展，但是往往为正虚邪实的发展态势。早期主要表现为热毒炽盛、瘀血阻滞等实热症状，后期邪气伤正，主要表现为脏腑、阴阳、气血虚损等正气虚的症状。朱琳[8]通过总结 SIRS 的中医证型特点，认为热、痰和瘀是 SIRS 的主要病机。孔立等[9]认为 SIRS 的根本病机是气机逆乱，并将其概括为五个方面：始于一处，五脏皆乱；五脏皆乱始于肺；中焦是五脏气机逆乱的枢纽；由气及血致虚；气机逆乱，病理产物骤生；SIRS 早期易化火、生热、产毒；提出以调气为根本，时刻注意顾护胃气之为治疗大法。杨广等[10]通过总结大量的临床病例，认为肺是 SIRS 的启动脏腑，肾为枢纽，而中医五脏的传变规律为肺→心→肾→脾。胡淑霞等[11]根据八纲辨证原则将 SIRS 分为实热证、虚热证、气阴虚证、真热假寒证及阴阳衰竭证 5 大类，认为临床中按此施治可简化诊断与治疗。高迪等[12]对 91 例 SIRS 患者的中医四诊观察指标进行聚类分析后，将结果归纳为积瘀化热、湿热内蕴、气随血脱 3 证型，其中积瘀化热为最常见的证型。整体而言，SIRS 患者的基本病理变化为邪正交争，在发病早期，热邪为主要的致病因素，随着疾病的进展，毒、瘀、痰等致病因素渐盛，邪正交争亦达到高峰，若此时治疗及时、机体正气充沛，能阻断邪气的内入及传遍，则疾病就会向邪去正复的方向渐愈；若治疗不当，或正气已亏、无力抗邪，则疾病就会向正亏邪入、正脱邪陷的凶险境地发展，甚至于危及生命。

近年来，随着对 SIRS 认识的深入，相关辨证论治治疗 SIRS 的基础和临床研究已经广泛开展。中医学关于外感热病的辨证自古以来就形成了丰富的辨证体系，从张仲景之六经辨证，发展为叶天士的卫气营血辨证，再到吴鞠通的三焦辨证，这些辨证体系的提出极大了丰富了治疗外感热病的理论体系。SIRS 的发病规律与热病学存在着密切的联系，现代的学者也多从这些辨证体系分析和总结 SIRS 的发病和治疗特点。郭任[13]通过对伤寒六经病变本质特点的分析，认为伤寒六经病变本质即六类综合征，太阳病、阳明病、少阳病、太阴病、少阴病、厥阴病的本质分别是局限炎症反应综合征、SIRS、代偿性抗炎反应综合征、弥散性血管内凝血、休克、多器官功能障碍综合征，并且认为 SIRS 的病理实质是邪热亢盛，病性属实热，主张以抗毒、排毒、解热之法治疗。杨广等[2]将"打击 - 初次炎症 - 二次打击 - SIRS - SIRS 重症"的这一序列发展过程与卫 - 气 - 营 - 血的传变过程联系起来，指出可以用卫气营血辨证来指导 SIRS 的治疗。

在中医传统辨证论治的框架下，结合 SIRS 的病机特点，目前多采用清热解毒法、通腑泻下法、活血化瘀法、扶正祛邪法等。近年来，诸多的中医复方、单方及现代制剂在 SIRS 的治疗上都取得了一定的进展。对大承气汤的研究证实，能降低患者血浆内毒素水平，并下调促炎介质 TNF－α、IL－1β、IL－6 和抗炎介质 IL－4、IL－10 的产生，上调 HLA－DR 的表达[14]。对酵母多糖 A 诱导的小鼠 SIRS 模型的研究，也证明了大承气汤在 SIRS 过程中可以有效地抑制内毒素的转移和 TNF－α、IL－6 等炎症反应性细胞因子的产生[15]。血府逐瘀汤作为中医行气活血的代表方，能调节患者氧自由基代谢状况，并降低对 NF－κB 的活化作用，从而在一定程度上减少了炎性因子的释放，对系统炎症反应起到了一定的阻止作用[16]。大柴胡汤能够通里攻下，可以降低血液中炎症因子水平，减轻血管内皮细胞和组织损害，稳定溶酶体膜，提高线粒体的功能，增强清除氧自由基的能力，显著降低血液中 IL－1、TNF－α 的含量[17]。吴彪等[18]认为大柴汤胡的机制可能为：①通腑泻下，防止细菌移位，对抗内毒素；②改善微循环，对炎症早期毛细血管通透性增加、渗出和水肿有明显的抑制作用；③增强肠蠕动；④下调 TNF－α、IL－6。该方能清除循环中已产生的炎症因子，进而减轻组织损伤，利于机体恢复，有助于 SIRS 的治疗。胡宗德等[19]用大黄牡丹皮汤灌肠治疗创伤后 SIRS，结果表明，通过中药早期灌肠，可维持肠道内环境稳定，调理体内固有的自稳机制，调节炎性反应系统和抗炎性反应系统之间的平衡紊乱。周刚等[20]用升降散治疗 SIRS，测定患者治疗前及治疗后不同时期的血中肿瘤坏死因子（TNF－α）、白细胞介素－6

（IL－6）、内毒素水平，结果治疗组血浆 TNF－α、IL－6、内毒素水平较对照组后期有显著差异。俞兴群等[21]以益气活血法治疗 SIRS 后，中医证候总积分、APACHE Ⅱ 评分均得到明显改善，且 CRP 和细胞因子 TNF－α、IL－1β、IL－6、IL－8 水平均显著降低。

大黄具有泻下攻积、清热泻火、活血祛瘀等多种功效，现代研究也一致认为大黄对胃肠道屏障和蠕动功能存在积极的影响，能改善胃肠黏膜血流和组织灌注，减少肠源性毒素和细菌移位，有利于体内毒素排出体外，且通过调节胃肠－肝脏－肺轴，协助维护各脏器间平衡、协调和制约的关系从而影响全身炎症反应[22]。丹参具有清除氧自由基、抗内毒素、调节细胞因子分泌等作用，能明显降低脂多糖腹腔注射后 wistar 大鼠的血清 TNF－α 和 IL－6 水平，下调过高的炎症反应，减轻肝、肺、肾等器官的损害，使 SIRS 大鼠 48h 存活率明显提高[23]。黄芪是一种作用广泛的免疫调节剂，对感染性休克大鼠能通过抑制促炎性细胞因子 TNF－α 和 IL－6 的产生，从而拮抗过度的全身性炎性反应，提高存活率[24]。川芎嗪为中药川芎的主要活性成分之一，可以抑制 NF－κB 的活性，使炎症细胞因子的释放减少，从而达到抑制炎症反应的作用。除能保护肠黏膜屏障外，尚能抑制脓毒血症大鼠的炎性细胞因子 TNF－α、IL－1β 的基因表达，减轻肠源性肺损伤[25]。

痰热清注射液具有清热解毒、抑菌降温、解毒、化痰镇惊的功效，调节机体免疫，在抑制各炎症、增强免疫、抗病毒及配合重症治疗方面有明显疗效。大量临床研究证实：痰热清注射液能有效拮抗内毒素，清除体内炎症介质，同时可改善微循环，减少血小板黏附聚集，并降低急性炎症时毛细血管通透性，从而减少炎症渗出，改善局部血液循环，促进炎症吸收，最终促进病变部位修复及愈合[26]。血必净注射液具有活血化瘀、疏通经络、溃散毒邪的作用，钟勇等[27]研究发现，其可明显降低 SIRS 患者血浆细胞因子 TNF-α 和 IL-6 的水平，可阻断炎性介质的瀑布反应和心肺复苏后 SIRS 的进程，有助于降低 MODS 发生率和死亡率。神农 33 注射液是以桃仁、红花、川芎、当归、赤勺、丹参配伍的中药复方制剂，具有活血化瘀、清热凉血的功效。研究表明，神农 33 注射液通过抑制 TNF-α 的基因表达，减弱了过度的炎症反应，从而起到保护肺脏的作用。并且具有下调促炎细胞因子 TNF-α、IL-6，减轻组织损伤，阻止 MODS 发生发展的作用[28]。生脉注射液可益气养阴、止渴固脱、敛汗生脉，研究显示[29]生脉的应用降低了 MODS 的发生，降低了患者的死亡率，是普外科 SRIS 治疗的一项重要补充。参麦注射液具有大补元气、益气固脱、养阴生津之功效，研究发现[30]，参麦注射液对改善 SIRS 患者的临床病理过程有显著的作用，若早期给药，作用更佳。

　　目前中药防治 SIRS 尚处于初期阶段，分阶段采用清热祛毒、通腑泄热、凉血活血、扶正祛邪等治法，从多角度入手，筛选干预 SIRS 的有效方药，从细胞生物学、分子生物学角度探讨其作用机制，取得了一定的成效，但还需大样本多中心的前瞻性随机对照研究，以逐步形成切实可行的诊疗规范。

二、西医研究进展

目前的研究表明，SIRS 的实质是机体释放过多的炎症介质与炎性细胞因子使许多生理及免疫通路被激活，从而引起炎症失控和免疫紊乱。从全身炎症反应综合征、SIRS 到 MODS，机体发生的 5 种免疫反应为[31]：局部炎症反应、初始的全身反应、失控的全身反应即 SIRS、过度的免疫抑制（代偿性抗炎症反应综合征，CARS）、免疫失衡（失代偿性炎症反应综合征，MARS）。无论是感染或非感染因素侵犯机体后，体内均会产生炎症介质和细胞毒素，从而激活粒细胞使内皮细胞损伤，血小板黏附，进一步释放氧自由基和脂质代谢产物等，并在体内形成"瀑布效应"样连锁反应，引起组织细胞损伤。因此，可以认为 SIRS 是机体在遭受严重损伤后，由失控的炎症反应所致的"介质病"。

迄今为止，对 SIRS 尚无理想的治疗方法，治疗的目的和核心是有效地阻止 SIRS 向 MODS 进展，因此 SIRS 整体治疗的重点，包括 3 个反面：原发病的治疗、器官功能的保护、预防"二次打击"[32]。首先，在原发病的治疗方面，主要包括选用合适的抗生素控制感染、积极救治创伤、纠正机体的缺血缺氧状态以及应用胆碱能受体阻滞剂和非甾体类抗炎药。其次，在机体遭受创伤感染后，较早出现的是低灌注和组织缺血缺氧，快速的补充血容量，维持终末器官的灌注，可以有效地减轻缺血再灌注性损伤，是保护器官功能的重要措施[33]。最后，创伤感染等早期的直接损伤作为第一次打击，所造成的全身炎症反应往往较轻，但第一次打击激活了机体的免疫系统，如果此后病情稳定，炎症反应则会逐步减轻。如果第一次损伤后再出现感染、休克、出血等"二次打击"，则机体已处于激活状态的免疫系统，会产生大量的炎症介质，导致组织器官更严重的损伤，虽然"二次打击"的强度本身可能不及第一次打击，但往往是致命性的[34]，因此对治疗过程中可能出现的潜在发病因素进行早期干预，对预防 SIRS 向 MODS 进展具有重要意义。

炎症介质过度释放是 SIRS 的重要病理生理学基础，控制、阻断或干扰机体过度的炎症反应，从而减轻对机体的损伤作用，对阻断 SIRS 恶化及改善病人预后有重要意义。内毒素为炎症级联反应的始动因子，故可针对进行治疗。在抗核心多糖和类脂 A 的单克隆抗体方面，HA–IA（人单克隆抗体）和 E5（鼠单克隆抗体）为针对大肠杆菌内毒素脂多糖（LPS）中脂质 A 部分的抗体，动物实验证实用于治疗大肠杆菌败血症有效，但临床疗效尚不肯定[35]。另外，细菌通透性增强蛋白（BPI）具有强大的杀灭 G^- 细菌及中和 LPS 活性的作用。动物实验发现，BPI 治疗可显著提高大肠杆菌败血症大鼠生存率，但由于其血浆半衰期较短，用量较大，成本高，难于在临床推广应用[36]。在阻断炎症级联反应方面，肿瘤坏死因子 TNF–α 和白介素 IL－1 被认为是 SIRS 中最重要的关键因子，因此，抗 TNF－α 和 IL－1 治疗具有潜在的临床应用价值。动物实验发现，TNF－α 的单克隆抗体能降低菌血症动物的病死率，IL－1 受体拮抗剂可减少感染性休克动物的病死率[37]。此外，糖皮质激素有抑制中性粒细胞和内皮细胞黏附，减少前炎症细胞因子合成，阻断细胞因子释放，调节体内超强免疫反应的作用。临床研究也证实，糖皮质激素能有效阻止 SIRS 进一步发展，降低 SIRS 发生率，纠正低氧和休克状态[5]。

近年来，关于血液净化治疗 SIRS 的报道越来越多，包括连续性静脉－静脉血液滤过技术（CVVH）、连续性血浆滤过吸附术（CPFA）和超滤量血液滤过术等。血液净化技术可清除促炎和抗炎因子，明显改善和恢复单核－巨噬细胞系统功能，重建机体免疫系统的动态平衡[38]。但血液净化治疗有其局限性：各种细胞因子具有不同的清除率、蛋白结合率和带电荷量，筛选系数均不同，无法指令定量清除某种递质；血滤时间和血流量因人因病种而异；滤膜面积和孔径对细胞因子的作用也不明确；机体合成和释放细胞因子处于动态变化中，血液净化如何维持一种平衡状态，都需进一步证实[39]。此外，核因子 NF－κB 抑制剂（包括吡咯烷二硫氨基甲酸、IL－10、氧化亚氮、糖皮质激素等）参与多种炎症因子的调控，可以减少促炎基因的表达，减轻组织损伤和炎症反应，因此在 SIRS 的治疗中具有一定的应用价值[40]。

主要参考文献

［1］ Dellinger RP, Levy M M, Cadet J M, et al. Surviving Sepsis Campaign: international guidelines for management of severe sepsis and septic shock: 2008 ［J］. Crit Care Med, 2008, 36 (1): 296 – 327

［2］ 杨广, 张敏州. 从卫气营血辨证看全身炎症综合征 ［J］. 时珍国医国药, 2008, 19 (2): 392 – 393

［3］ 吴玲, 吕书勤. 浅谈全身炎症反应综合征中医病机 ［J］. 内蒙古中医药, 2010, (4): 130

［4］ American College of Physician/Society of Critical Care Medicine. American College of physicians/society of Criti cal Care medicine consensus conference: definitions for sepsis and organ failule and guidlines for the use of innovative therapies in sepsis ［J］. Critical CareMed, 1992, 20 (6): 864 – 874

［5］ 孟繁铭, 吴云霞. SIRS 干预在外科重症感染治疗中的应用进展 ［J］. 山东医药, 2008, 48 (26): 116 – 117

［6］ 马超英, 耿耘. 论中医扶正祛邪法则在调控和诱导全身炎症反应综合征/代偿性抗炎反应综合征平衡中的应用 ［J］. 中国中西医结合急救杂志, 2006, 13 (1): 3 – 5

［7］ 孙元莹, 李志军. 全身炎症反应综合征的中医辨证论治 ［J］. 中国中医急症, 2005, 14 (5): 340 – 341

［8］ 朱琳, 罗小星. 全身炎症反应综合征危重期患者的中医证候规律初探 ［J］. 中国中医急症, 2007, 16 (3): 306 – 307

［9］ 孔立, 卢笑晖. 全身炎症反应综合征的根本病机是气机逆乱 ［J］. 中国中西医结合急救杂志, 2005, 12 (2):

68 - 70

[10] 杨广，张敏州，李松. MODS/SIRS 患者中医五脏传变规律探讨 [J]. 中国中医急症，2008，17 (8)：1093 - 1094

[11] 胡淑霞，方宜. 全身炎症反应综合征辨治浅析——附366 例临床分析 [J]. 中国中医急症，2007，16 (3)：272

[12] 高迪，张勇，贾斌，等. 全身炎症反应综合征中医证型的聚类分析 [J]. 中国中医急症，2012，21 (1)：27

[13] 郭任. 伤寒六经病变本质探究 [J]. 河南中医，2009，29 (3)：221 - 222

[14] 曹书华，王今达. 大承气汤在多器官功能障碍综合征治疗过程中的免疫调节作用 [J]. 中国创伤杂志，2004，20 (12)：720 - 723

[15] 万幸，刘倩娴，王培训. 大承气汤对全身性炎症反应干预作用的实验研究 [J]. 广州中医药大学学报，2003，20 (2)：153 - 156

[16] 郭昌星，杨兴易，林兆奋，等. 血府逐瘀汤对全身炎症反应综合征患者氧自由基的影响 [J]. 中国中西医结合急救杂志，2002，9 (4)：228 - 229

[17] 余少鸿，雷正明，张陪明，等. 大黄素对大鼠重症胰腺炎 TNF - α、IL - 6 及胰腺腺泡细胞凋亡的影响 [J]. 中国中西医结合外科杂志，2003，9 (3)：209

[18] 吴彪，瞿紫微，李晓辉，等. 大柴胡汤在大鼠全身炎症反应综合征中的作用 [J]. 中国现代普通外科进展，2011，14 (7)：545

[19] 胡宗德，张雅萍，贺卫，等. 大黄牡丹皮汤对创伤后全身炎症反应综合征的治疗作用 [J]. 上海中医药杂志，2006，40 (12)：20 - 22

[20] 周刚，张朝晖，龚勋，等. 升降散治疗重症患者全身炎症反应综合征临床研究 [J]. 中国中医急症，2012，21（4）：537 – 538

[21] 俞兴群，侯勇，李思远. 益气活血法为主治疗全身炎症反应综合征的临床研究 [J]. 中国中西医结合急救杂志，2010，17（2）：73

[22] 周迎宏. 大黄在危重病治疗中的应用进展 [J]. 现代医学，2009，37（1）：73 – 75

[23] 马志胜，沈文律. 中药丹参、生脉治疗全身炎症反应综合征的实验研究 [J]. 中国普外基础与临床杂志，2005，12（4）：395 – 398

[24] 张成明，杨艇舰，于金玲，等. 黄芪对感染性休克大鼠保护作用的实验研究 [J]. 中国中西医结合急救杂志，2005，12（6）：373 – 376

[25] 蒋丽. 川芎嗪对大鼠脓毒血症时核因子 – κB 活性的抑制作用 [J]. 中华现代中西医杂志，2004，2（3）：196 – 199

[26] 随韶光. 痰热清注射液治疗急诊全身炎症反应综合征 56 例效果观察 [J]. 中国中医药咨询，2011，3（6）：162

[27] 钟勇，梁道业，莫绍春，等. 血必净对心肺复苏后全身炎症反应的影响研究 [J]. 广西中医学院学报，2008，11（4）：26

[28] 曹书华，高红梅，王永强. "神农 33 号" 对多器官功能障碍综合征大鼠细胞因子的影响 [J]. 中华急救医学杂志，2003，12（2）：94 – 96

[29] 王煊，刘务华. 生脉注射液在普外科 SIRS 中的应用 [J]. 中国社区医师，2010，12（22）：150

[30] 陈匡，杨晓琨. 参麦注射液治疗全身炎症反应综合征 41 例疗效观察 [J]. 中国中医急救，2009，18（3）：384

[31] 陈霞. 全身炎症反应综合征的研究进展 [J]. 临床医药实践, 2010, 19 (8B): 1087 - 1088

[32] 李银平, 沈中阳. 在脓毒症指南的推广中我们还缺少些什么 [J]. 中国危重病急救医学, 2009, 21 (12): 706 - 707

[33] Wessler I, Michel - S chmidt R, S chmidt H, et al. Upregulatedacetylcholine synthesis during early di fferenti ation in the embryonic stem cell line CGR8 [J]. Neurosci Lett, 2013, 547: 32

[34] Beale R, Reinhart K, Brnnkhorst F M, et al. Promoting Global Research Excellence in Severe Sepsis (PROGRESS): lessons from an international sepsis registry [J]. Infection, 2009, 37 (3): 222 - 232

[35] 冯琪, 郭在晨. 全身炎症反应综合征的治疗 [J]. 临床儿科杂志, 2002, 20 (2): 647 - 649

[36] 徐德斌. 抗内毒素治疗的基础和临床研究进展 [J]. 国外医学·呼吸系统分册, 2003, 23 (6): 292 - 295

[37] 刘禹赓, 李春盛. 全身炎症反应综合征和凝血系统功能紊乱 [J]. 中国急救医学, 2004, 24 (11): 836 - 838

[38] 吴立峰, 李子龙, 汪正权, 等. 预防性血液净化治疗对全身炎症反应综合征患者细胞因子及预后的影响 [J]. 中华急诊医学杂志, 2008, 17 (9): 992 - 994

[39] 王小荣, 李琳琳, 牛春雨, 等. 全身炎症反应综合征防治研究进展 [J]. 中国老年学杂志, 2014, 32 (13): 2899 - 2901

[40] 沈建昕, 张三明, 牛春雨. NF - κB 与心肌损伤的研究进展 [J]. 江苏医药, 2010, 36 (10): 2445

第九章　创伤感染的休克

第一节　概　述

　　休克是指机体由于受到外来的或内在的强烈致病因素打击或二者共同作用而出现的以机体代谢和循环功能紊乱为主的一组临床综合征，这些致病因素包括大出血、创伤、中毒、烧伤、窒息、感染、过敏、心脏泵功能衰竭等。本章所论述的主要为创伤感染导致的休克。创伤感染的发生与发展和早期处理密切相关。严重创伤后全身常伴有休克，凡休克重或复苏延迟者，易发生感染。认识到休克和感染的内在联系，临床上就不能满足于患者能否度过休克期，还应注意休克的纠正是否及时与正确，因为它严重影响到机体防御感染的功能。

　　创伤感染所导致的休克属中医脱证的范畴。脱证是因邪毒侵扰，脏腑败伤，气血受损，阴阳互不维系而致的以突然汗出，目合口开，二便自遗，甚则神昏为主要表现的急危病证。"脱"之名源自《灵枢·血络论》篇："阴阳之气，其新相得而未合和，因而泻之，则阴阳俱脱，表里相离，故脱色而苍苍然"。本病为元气不足，营卫失和，邪毒内侵，或伤津耗液，损精亏血，脱气亡阳枯于下，阳尽于上，上引下竭，阴阳互不相抱，五络俱衰。属危急重症。

第二节 诊断标准

一、中医诊断和类症鉴别诊断

（一）疾病诊断要点

（1）起病急骤，创伤之后，亡血脱液，热毒内陷者。

（2）神情淡漠或烦躁，面色苍白或灰白或紫赤，语声低弱，息微而促，大汗淋漓，尿少或无尿，舌淡白而干，脉沉细数，甚则卒然昏仆，目合口开，二便自遗，手撒肢冷，脉芤或伏。

（二）证候诊断要点

1. 气脱

神志淡漠，声低息微，倦怠乏力，汗漏不止，四肢微冷，舌淡，苔白润，脉微弱。

2. 阴脱

神情恍惚，面色潮红，口干欲饮，皮肤干燥而皱，舌红而干，脉微细数。

3. 阳脱

神志淡漠，声低息微，汗漏不止，四肢微冷，舌淡，苔白润，脉微弱。甚者突然大汗不止或汗出如油，神情恍惚，四肢逆冷，二便失禁，舌卷而颤，脉微欲绝。

（三）鉴别诊断要点

1. 神昏

以神志不清为特征，可突然出现，更常见于慢性疾病过程中渐次出现，多见于内科杂病危重阶段，发病前可有头昏，恶心，呕吐，心慌，气急，肢麻，偏瘫，尿少，尿闭，浮肿等症状。

2. 厥证

以突然昏仆，不省人事，四肢厥冷，面色苍白，但短期内可逐渐苏醒为特征。实证居多。脱证常有大汗淋漓，目合口开，二便失禁，脉微或伏，不一定有昏仆，四肢厥冷。厥证、脱证可以同时出现。

3. 中风

发病年龄多在 40 岁以上，急性起病，突然昏仆，半身不遂，言语不利，口舌歪斜为主症。

二、西医诊断标准和鉴别诊断

（一）创伤感染性休克的诊断

当同时满足以下 3 个条件时，即可诊断为感染性休克。①先决条件：创伤之后，机体存在感染和脓毒症的证据。②难以纠正的低血压：经充分液体复苏后仍难以纠正。③低血压标准：收缩压（SBP）＜90mmHg，或平均动脉压（MAP）＜70mmHg，或 SBP 下降＞40mmHg，或儿童 SBP＜正常血压标准差的 2 倍。

（二）创伤感染性休克的鉴别诊断

1. 低血容量性休克

（1）存在有效血容量的体外丢失和体内丢失。常见体外丢失的原因有开放性创伤导致的失血、上消化道大出血等。体内丢失有颅内出血、腹腔内出血、后腹膜出血、大量腹水或胸水、重症急性胰腺炎的大量渗出、机械性肠梗阻等。

（2）收缩压和舒张压均可降低，而以收缩压降低为主。体温低，皮肤苍白，四肢末梢发绀，颈静脉塌陷，口渴，少尿或无尿，尿密度升高，红细胞压积低或正常。

（3）单纯的液体复苏即可迅速恢复血流动力学，除非存在持续的失液或失血，且可迅速停用多巴胺。

2. 心源性休克

（1）心源性休克多继发于心脏疾病进行性恶化或急性心脏病变（急性心肌梗死、心瓣膜或室间隔破裂等）。

（2）心动过缓和心律不齐导致心脏舒缩功能异常、回心血量减少和心输出量降低，主要特点为低心输出量伴有 CVP 的显著升高和颈静脉怒张，伴有容量不足时扩张可不明显。

（3）接受针对心脏异常的处理措施后血压迅速回升。

3. 梗阻性休克

（1）存在导致心脏流出、流入通道梗阻的各种原因，如胸部穿透性创伤引起的张力性气胸、心包填塞、上下腔静脉梗阻等。

（2）颈静脉怒张是最主要特点，而 CVP 的升高和降低与梗阻部位相关。

（3）手术解除梗阻后血压可迅速恢复。

第三节　中医治疗

一、急救处治

脱证是临床急危重症，应立即进入抢救程序，予吸氧，鼻饲，静脉给药，针灸等综合救治。

（1）鼻导管或面罩吸氧。

（2）24小时监测神志、呼吸、血压、心率。

（3）立即建立静脉通道，扩容基础上可适当使用血管活性药物。

二、辨证论治

本病属内科急危症，为阴枯阳竭，阴阳不相维系之象。治疗上应益气回阳救阴，急固其本。

（一）气脱

【临床表现】面色苍白，神志淡漠，声低息微，倦怠乏力，汗漏不止，四肢微冷，舌淡，苔白润，脉微弱。

【病机】真气亏虚，散乱欲脱。

【治法】益气固脱。

【治疗】独参汤：人参30g，亦可以党参30g、黄芪30g代之。

加减法：若喘脱，加五味子15g；汗漏，加煅龙牡各30g、五味子15g、黄芪30g；二便不禁，加附子10g、肉桂15g。

（二）阴脱

【临床表现】神情恍惚或烦躁不安，面色潮红，心烦潮热，口干欲饮，便秘少尿，皮肤干燥而皱，舌红而干，脉微细数。

【病机】真阴枯竭，虚阳欲脱。

【治法】救阴固脱。

【治疗】生脉散：人参 10g、麦冬 10g、五味子 15g。

加减法：虚阳上浮而见潮热、心悸，加生牡蛎 30g、鳖甲 15g 以滋阴摄阳；口干咽燥加石斛 10g、花粉 15g、玄参 10g 养阴生津；便秘加麻仁 15g、玄参 10g、生地 20g 增液润肠。

（三）阳脱

【临床表现】突然大汗不止或汗出如油，神情恍惚，心慌气促，声短息微，四肢逆冷，二便失禁，舌卷而颤，脉微欲绝。

【病机】真阳欲脱。

【治法】回阳救逆。

【治疗】参附汤：人参 10g、附子 10g。

加减法：若汗脱不止，加五味子 10g、煅龙骨 30g、煅牡蛎 30g；心悸胸闷，加磁石 30g、薤白 10g；四肢逆冷，加桂枝、当归；气促加五味子、黄芪。

三、针灸及其他疗法

（一）体针

治法：醒神开窍。

取穴：人中、印堂、内关、劳宫、十宣或十二井穴。

手法：毫针，用重刺激捻转泻法。人中穴捻转 1 分钟，其他穴可捻转 30 秒钟。十宣或十二井穴用三棱针或 7 号针头点刺放血。

（二）灸法

治法：固脱回阳、温中散寒。方法：灸任脉的气海、关元两穴，亦可用小茴香、川椒以及葱、姜捣合一处，加盐炒热，放脐部熨之亦效。极重者，脐孔中可放少麝香，对救治休克病人有显效。

（三）放血疗法

十宣或十二井穴用三棱针点刺放血，每穴放血5~8滴，以泻热通窍，特别适用于热毒炽盛者。委中主要刺其横脉之小络，令其出血5~8滴，具有泄热解痉之功。

第四节　西医治疗

一、控制感染

感染性休克的发生常来势闪猛，病情危急，且细菌的病原菌不明，常带来治疗困难。可选用碳青霉稀类（美平、泰能等），而美平毒副作用要小，疗效较高，应尽早应用。

二、扩容治疗

感染性休克时均有血容量不足，根据血细胞比容、

CVP 和血流动力学监测选用补液种类，掌握输液速度。原则上晶体胶体交叉输注，盐水宜缓，糖水可快，有利于防止肺水肿和心力衰竭的发生。

三、应用血管活性药和血管扩张剂

感染性休克由于血压下降，临床多采用多巴胺和间羟胺（阿拉明）。由于感染性休克晚期是血管痉挛收缩，故加用血管扩张剂是合理的，它不仅解除微动脉痉挛，而且有降低心脏前后负荷，解除支气管痉挛，有利通气改善，有利于恢复有效循环血量及组织灌注，使组织代谢酸性产物进入血液循环从而得到及时纠正，达到消除休克之目的

四、改善细胞代谢

（1）纠正低氧血症。

（2）补充能量，注意营养支持。

（3）自由基清除剂。

五、肾上腺皮质激素

糖皮质激素具有抗过敏、抗炎、抗毒素、抗休克等作用，经临床大量观察证明其可降低脓毒症、感染性休克病死率。

六、纠正酸碱、水、电解质失衡

代谢性酸中毒多采用每次以 5% 碳酸氢钠静脉注射，具体剂量，应根据血气和临床资料合理给予。感

染性休克早期呼吸性碱中毒，一般不作特殊处理，在晚期发生呼吸性酸中毒，加剧病情，故低氧血症鼻导管给氧不能纠正时，应尽快使用无创或有创呼吸机。伴有低氯、低钾性代谢性碱中毒时，低氯可用精氨酸纠正，低钾者补充氯化钾和适量胰岛素。

七、防治各种并发症

脓毒症和感染性休克常可导致各类脏器损害，如心功能不全、心律失常、肺水肿、消化道出血、DIC、急性肾功能衰竭、肝功能损害和 ARDS 等，尤其警惕进一步发展为多系统脏器衰竭（MSOF），导致死亡，故应作积极的救治。

第五节　现代研究进展

一、中医研究进展

近年来，中医积极参与感染性休克的治疗和研究，也取得了一定的进展。临床治疗方面主要包括回阳救逆法、益气救阴法、闭固脱法、中西医结合治疗等。王左等[6]针对邪毒内陷所致厥脱证，以回阳救逆法为主，分为参麦注射液组（43 例）、参附注射液组（21例），治疗上除使用抗生素及扩容、纠酸等对症治疗，均不使用血管活性药和激素。二组用药后均有不同程度的升压、减慢心率与呼吸、并使神志转清、汗出停止、四肢转温、脉转有力。郎继孝[7]等认为气阴两亏乃败血症之主要病机，故不论是在败血症之早期，正盛邪实之时，治当重用解毒，同时顾护气阴，还是在败血症之后期，正虚邪实之时，有肝肾阴竭之虞，更应以益气护阴为主。马超英[8]等认为感染性疾病的始动病因虽多为温热毒邪，但邪气深入营血，灼伤气阴，血液为之瘀滞；瘀热互结、蕴毒酿痰，内闭脏腑，导致心、脑、肾等重要脏器的功能严重紊乱，神明失主，易成热毒瘀邪内闭血分，正气耗散的内闭外脱证。治则当以祛邪开闭为主，扶正固脱为辅，即重用清热解毒、活血化瘀，兼以养阴益气之剂。方用具有清热解毒、通瘀开窍化浊之功的"牛珀至宝丹"合参麦注射液。付亚雷[9]认为中西医结合治疗感染性休克优于单用西药，主要表现为升压的时间短、稳压效果好，从而降低死亡率。陈乔林[10]认为中西医优势互补的结合点有：①阻断或减弱内毒素及其诱导产生的细胞因子的毒害损伤作用（即解毒），②救治急性虚证与恢复机体自我调节机制（即扶正），③更有效地防治弥散性血管内凝血（即活血化瘀）。故在中医解毒、扶正、活血化瘀疗法与西医治疗相辅时，须根据该病特点和具体情况综合分析，把握要点，在中医理论指导下辨证施治，这样才能真正起到中西医优势互补，提高临床疗效。

在中医药治疗感染性休克的基础研究方面，中药的作用主要包括改善血液流变学，清除氧自由基，保护溶酶体、线粒体的结构完整和功能正常，拮抗炎性介质肿瘤坏死因子等方面。张爱民等[11]通过心脉灵对内毒素休克狗作用的实验研究证明：心脉灵液具有稳定红细胞膜、提高红细胞变形能力，改善血液黏度，增加微循环灌注，从而达到回阳救逆抗休克效应。实验证明心脉灵液、牛珀至宝丹微丸、生脉注射液或通过抑制血管内皮的黄嘌呤/黄嘌呤氧化系统，或直接清除氧自由基，或增强超氧化物歧化酶、谷胱甘肽酶及线粒体琥珀酸脱氢酶活力，提高清除活性氧的能力，而减少红细胞和一些重要脏器如心、肝等的丙二醛（MDA）含量，从而达到抗休克目的。马超英等[12]研究表明牛珀至宝丹可有效保护线粒体的呼吸功能，其预处理组的呼吸控制率（RCR）和光密度百分比（体现线粒体膜通透性），与模型组比较，$P < 0.01$。研究表明血清 TNF - α 水平与血浆内毒素水平呈正相关关系，抗厥注射液可通过降低血清 TNF - α 水平、NO 水平、ET 水平而达到抗休克目的。

感染性休克属于中医"脱"证范畴，是外感六淫之邪或外感疫毒邪气导致人体脏腑功能严重紊乱，气血津液大量耗伤失调，阴阳之气骤然不相顺接的危重症。其病机多为热毒挟瘀，内闭脏腑而致气阴两脱尽管单纯开闭法（如清热解毒、通里攻下、活血化瘀）和固脱法（益气养阴、回阳救逆）均取得一定的效果，但若是一味扶正固脱，往往难以达到救脱口的，只有在脱证表现突出时，才有可能单纯用扶正药取效。而单纯用祛邪开闭之法亦往往只是对邪闭较低而正脱尚不突出时有效，然而感染性休克的邪闭与正脱是互为因果的，忽视哪一方都达不到最佳治疗效果。所以感染性休克的治疗原则当是二者并举，缺一不可。临床根据邪闭与正脱的微甚，而确定以何者为主。不论中医治疗或中西医结合治疗均应重视辨证施治，方随法变，切忌执一方一法。目前人们对中药抗感染性休克机理的研究主要在拮抗内毒素、抑制炎症介质释放等方面，与免疫之间的关系研究得较少。近年来，TNF 做为感染性疾病的始动因子，NO 做为体内重要的信使分子和效应分子，参与细胞的信号转导、与自由基反应后的双重效应，中药抗休克的机理研究可从如何打断 TNF 分子网络对机体的损害作用，如何阻断NO 信号转导途径，使之不对机体产生致害效应等方面进行研究，利用分子生物学技术进行中药抗休克的免疫机制将是中医药研究的重要方向之一[13]。

二、西医研究进展

现代医学方面，对于感染性休克的机制和治疗上亦有了新的进展。

发病机理方面首先是免疫反应方面。临床资料提示，内毒素 LPS（脂多糖）血症所致多器官功能衰竭（MOF）首先侵犯肺脏，因此休克早期有效消除 LPS 或降低 TNF – A 和 IL – 1 水平是防治此种肺损伤的一种新途径[14]。其次近年对感染性休克发病机制提出了炎症失控说，感染性休克是脓毒症发生发展过程中的并发症，是严重感染（革兰氏阴性和阳性细菌）引起的全身炎症反应综合征。第三，内皮素系统和凝血系统在感染性休克的发病中亦起着十分重要的作用[15]。激活的内皮细胞和单核细胞可释放大量的组织因子，其启动外源性凝血途径在微循环中形成广泛的微血栓，微血栓可加重内皮损伤进一步促进凝血，形成正反馈式的恶性循环。内毒素亦可与内皮细胞相互作用导致内皮功能障碍，激活内皮素系统，使 E 含量升高，与 ARDS、心功能不良、内脏低灌流和 DIC 密切相关。同时，在基因研究方面，美国发现鼠体身上一种 TIr4 基因突变，使机体对沙门氏菌引起严重感染的过敏反应。体内正常 TIr4 基因在 G^- 菌内毒素免疫反应中具有重要作用，但突变的基因损伤了这一免疫过程，致感染持续、播散、大量化学产物堆积引发感染性休克。

在治疗方面，控制感染和消除感染源，补充血容量，纠正酸碱紊乱和电解质失衡，应用血管活性药以支持循环，维护重要器官的功能，以及适当应用肾上腺皮质激素这些措施仍是当前对感染性休克的基本治疗。同时，近年来证实亚甲兰尚具有抑制诱导型一氧化氮（NOS）表达及功能，抑制内毒素导致的 TNF－A 合成、抑制氧自由基、减少花生四烯酸代谢等作用。1998～2000 年由挪威及俄罗斯的一组联合研究证明，亚甲兰治疗感染性休克确有一定效果，但尚缺乏大范围验证[16]。目前认为脑内阿片样肽是一新的致休克因子，作用于阿 L 和 J 受体，使心肌抑制，心输出量减少，血压下降。阿片受体拮抗剂可拮抗内啡肽的作用，改善休克时的血流动力学效应，增加心肌收缩力，增加心输出量，升高动脉压，使组织灌流改善，对内毒性、出血性、创伤性休克的低血压均有逆转作用[17]。近年研究发现，活化蛋C是炎症瀑布式反应中调节微循环和炎症的重要调节因子，具有抗血栓、抗炎、抗纤溶作用，并通过抗凋亡机制阻断内皮细胞受损，保护血管和器官功能。

　　近年来对感染性休克的基础理论研究较有实质性进展，表明和期望临床早期有效清除 LPS 或降低 TNF－A 介导产生过量的 NO、ET－1、IL－1 水平或抑制胞质内 Ca^{2+} 含量为保护肺损伤提供新的一种途径；休克期 DO_2 （氧供）和 VO_2 （氧耗）之间双相变化，对临床组织氧合与指导治疗具有重大意义；抑制（降低）胃肠激素中肠肽（VIP）和增强（升高）其生长抑制素（SS）的释放度，与改善险情提高存活率密切相关；被动免疫封闭疗法未见提高临床效应；血浆置换或全血交换治疗，免疫增强剂［粒细胞集落刺激因子（G－CSF），粒－巨细胞集落刺激因子（GM－CSF），白细胞输注和静注 r－球蛋白］对抗感染性休克的效果有待进一步研究，可望免疫吸附循环 TNF－A 等介质及 Dantrolene （药物）作为一种新的治疗方法；期待发现新的用于抗感染性休克治疗的抗内毒素抗体，NO 合成抑制剂，CO 抑制剂、抗黏附分子抗体，组织因子通路抑制物[18]。

主要参考文献

［1］李顺保，等. 中医急诊临床实用手册［M］. 北京：学苑

出版社，2013，139 – 140

[2] 姜良铎. 中医急诊学［M］. 北京：中国中医药出版社，2003，41 – 45

[3] 张文武. 急诊内科学［M］. 北京：人民卫生出版社，2007，224 – 234

[4] 杨元德. 针灸在急诊中的应用［J］. 中医函授通讯，1992，04：37 – 38

[5] 危北海. 针灸治疗休克的临床概况［J］. 中国针灸，1982，06：43 – 45

[6] 王左，方正龙，郑舜华. 回阳救逆法治疗邪毒内陷所致厥脱证［J］. 中成药，1994，（1）：28

[7] 郎继孝，李松林，唐由君. 赵炳南益气养阴法治疗败血症探究［J］. 辽宁中医杂志，1997，24（2）：541

[8] 马超英，耿耘，彭仁才，等. 牛珀至宝丹拮抗内毒素的实验研究［J］. 中国危重病急救医学，1999，11（9）：559 – 560

[9] 付亚雷，谷明志. 中西医结合治疗感染性休克 30 例临床观察［J］. 湖南中医药导报，1995，（2）：27

[10] 朱虹江. 陈乔林谈中西医互补救治感染性休克［J］. 云南中医中药杂志，1998，19（2）：6 – 8

[11] 张爱民，黄启福. 心脉灵注射液对内毒素休克狗红细胞流变学紊乱的影响［J］. 北京中医药大学学报，1994，17（2）：57 – 61

[12] 耿耘，马超英，肖诚，等. 牛珀至宝丹对内毒素休克大鼠血液流变学的影响［J］. 中国危重病急救医学，1997，9（12）：715 – 717

[13] 章韵. 感染性休克的中医研究进展［J］. 陕西中医，2004，12：1149 – 1150

[14] 蔡国龙，严静，虞意华，等．高容量血液滤过对老年感染性休克合并 MODS 患者细胞因子的影响［J］．中华急诊医学杂志，2006，15（1）：57－60

[15] 蒋宏，杜秀婷．感染性休克患者血浆前列腺素和内皮素测定的临床意义［J］．临床内科杂志，2002，19（3）：232－233

[16] 任同悦，李媛，王方，等．感染性休克犬应用亚甲蓝对肠道灌注和氧合的影响［J］．中国医师杂志，2003，5（9）：1213－1214

[17] 蒋慧芳．纳洛酮治疗感染性休克的临床疗效观察［J］．浙江实用医学，2004，9（2）：91－106

[18] 黄志英．感染性休克研究进展［J］．中国卫生检验杂志，2009，03：709－711

第十章　创伤感染的呼吸衰竭

第一节　概　述

急性呼吸衰竭是指由于某种突发的因素，使肺通气和（或）换气功能迅速出现严重障碍，在短期内呼吸功能迅速失代偿，导致动脉血氧分压（PaO_2）下降 <60 mmHg（低氧血症），伴或不伴有二氧化碳分压（$PaCO_2$）升高 >50 mmHg（高碳酸血症），从而产生一系列生理功能紊乱及代谢障碍的临床综合征。急性呼吸衰竭的常见病因有严重肺基础疾患、各种严重心脏病、心力衰竭引起的心源性肺水肿、气道阻塞性疾病、创伤、休克、电击、急性气道阻塞、药物中毒等，本章主要叙述由创伤感染所致的急性呼吸衰竭。

现代医学的呼吸衰竭属中医肺衰的范畴。肺衰是指由于肺之脏真受伤，气力衰竭，呼吸错乱，百脉不畅而引起的危机重症。肺者，肺脏也；衰者，机能极度减退也。肺衰之名始见于唐代《备急千金要方·诊候第四》，称为"肺气衰"。本病多属虚实夹杂之恶候。虚者，主在肺气虚衰也；实者，多邪气壅实也。病情险恶，易危及生命。发病无明显季节性。本节主要讨论创伤感染后导致的呼吸衰竭。

第二节　诊断标准

一、中医诊断和类症鉴别诊断

（一）疾病诊断要点

1. 病史

创伤之后感染外邪，部分可有肺胀、哮喘等病史。

2. 临床表现

气息喘促，张口抬肩，呼吸不能接续，或深浅不一，快慢不齐，间歇停顿，口唇、爪甲青紫，形瘦神疲，胸前后径增宽，状如水桶，胸中窒闷，痰涎黏稠，不易咯出，烦躁，焦虑，舌质红或紫暗，苔少或白腻或黄。或伴有表情淡漠，嗜睡，甚至神昏，抽搐。或伴见肢体浮肿，或伴有汗出如油。

（二）证候诊断要点

1. 实证

气息喘促，张口抬肩，昏厥痰壅，口唇青紫，高热，烦躁不安。口渴便秘，甚则神昏谵语，舌红苔黄腻，脉涩。

2. 虚证

喘促短气，语言无力，咳声低微，自汗畏风，面色苍白，舌淡，脉细弱；或喘促气短，动则喘甚，喘不能卧，浮肿，腰以下为甚，按之凹陷，心悸心慌，尿少肢冷，颜面晦暗，口唇发绀，舌质淡胖或紫暗，苔白滑腻，脉沉涩无力。

（三）鉴别诊断要点

1. 哮病

哮病是一种反复发作性疾病，以气急息促、喉中喘鸣如水鸡声、难以平卧为特征。如《类证治裁·哮证论治》曰："哮者，气为痰阻，呼吸有声，唯若拽锯，甚则喘咳，不得卧息。"

2. 短气

以呼吸气短，状若不能接续为特征，呼吸虽急而无痰声，亦不抬肩，但卧为快。《丹溪心法·短气》曰："短气乃气急而短促，呼吸频数而不能相续，似喘而不能摇肩，似呻吟而无痛。"但短气往往是肺衰先发之证。

二、西医诊断标准和鉴别诊断

（一）创伤呼吸衰竭的诊断

创伤后的呼吸衰竭多为急性呼吸衰竭，根据创伤史、缺氧和 CO_2 潴留的临床表现，结合动脉血气分析，可以诊断呼吸衰竭。

1. 临床表现

（1）呼吸困难：呼吸困难是呼吸衰竭的早期重要症状。患者主观感到空气不足，客观表现为呼吸用力，伴有呼吸频率、深度与节律的改变。

（2）发绀：发绀是缺氧的典型体征。表现为耳垂、口唇、口腔黏膜、指甲呈现青紫色的现象。

（3）神经精神症状：急性严重缺氧可出现谵妄、

抽搐、昏迷。CO_2 潴留出现头痛、肌肉不自主的抽动或扑翼样震颤，以及中枢抑制之前的兴奋症状如失眠、睡眠习惯的改变、烦躁等。

2. 血气分析

动脉血气分析是反映外呼吸功能的一项重要指标，也是诊断呼吸衰竭的主要手段。血气分析结果中，以 $PaO_2 < 60mmHg$ 和（或）$PaCO_2 > 50mmHg$ 作为诊断标准。

（二）创伤呼吸衰竭的鉴别诊断

呼吸衰竭的诊断并不困难，但应注意鉴别。呼吸衰竭分为Ⅰ型呼吸衰竭和Ⅱ型呼吸衰竭。若 PaO_2 低于 $60mmHg$，$PaCO_2$ 正常或低于正常时即为Ⅰ 呼吸衰渴；若 PaO_2 低于 $60mmHg$，$PaCO_2$ 大于 $50mmHg$ 时即为Ⅱ型呼吸衰竭。

第三节　中医治疗

一、急救处治

（1）吸氧，建立静脉通道。
（2）24 小时监测神志、呼吸、血压、心率。

二、辨证论治

（一）实证

【临床表现】气息喘促，张口抬肩，昏厥痰壅，口唇青紫，或高热，烦躁不安，口渴便秘，甚则神昏谵语，舌质或红或紫暗，苔黄白厚腻，脉滑。

【病机】邪实壅塞，肺失宣肃。

【治法】泻肺平喘，化痰降逆。

【治疗】（1）方药：葶苈大枣泻肺汤。葶苈子10g、大枣10g。

加减法：痰热壅盛者，加瓜蒌20g、石膏30g、浙贝母10g；腑实气逆者，加大黄10g、厚朴10g、芒硝10g、枳实10g等；痰瘀阻肺者，加七厘散。

（2）中成药：安宫牛黄丸1丸，每日3次，口服或鼻饲。礞石滚痰丸9g，每日2次，口服。鲜竹沥，每次15mL，每日3～4次，口服。牛黄蛇胆川贝散，每次1g，每日2次，口服。穿琥宁注射液400～600mg，加入250mL液体中，每日1～2次，静脉滴注。双黄连粉针剂，每次60mg/kg体重，加入250mL液体中，每日1～2次，静脉滴注。

（二）虚证

【临床表现】喘促气短，动则喘甚，喘不能卧，浮肿，腰以下为甚。按之凹陷，心悸心慌，尿少肢冷，颜面晦暗，口唇紫暗，舌质淡胖或紫暗，苔白滑腻，脉沉涩无力。

【病机】肺气亏虚，心血不畅。

【治法】温通心肺。

【治疗】（1）方药：真武汤合葶苈大枣泻肺汤。炮附子10g、白术15g、茯苓15g、芍药10g、生姜10g、葶苈子10g、大枣10g。

加减法：气机不利，胸胁满闷者，加白芥子10g、旋覆花 10g 祛痰降气；咳甚者，加干姜 10g、细辛 3g、五味子 10g 敛肺止咳。

（2）中成药：六神丸，每次 10 粒，每日 3 次，口服。猴枣散，每次 0.3g，每日 2 次，口服。桂龙咳喘宁胶囊，每次 4 粒，每日 3 次，口服。鱼腥草注射液 50mL，每日 2 次，静脉滴注。复方丹参注射液 30mL 加入 5% 葡萄糖注射液 250mL。每日 2 次，静脉滴注。参麦注射液 30mL 加入 5% 葡萄糖注射液 250mL，每日 2 次，静脉滴注。参附注射液 100mL 加入 5% 葡萄糖注射液 250mL，每日 2 次，静脉滴注。

三、针灸及其他疗法

（一）体针

实证取大椎、曲池、肺俞穴，点刺，不留针。痰多壅盛，加天突、膻中，用泻法；喘而欲脱，加内关、三阴交，用平补平泻法。虚证取肺俞、内关、丰隆、足三里穴，用补法。痰多壅盛，加天突；喘而欲脱，加心俞、三阴交。

（二）耳针疗法

取心肺交感肾上腺皮质下及脑干等穴，强刺激，留针 20～30 分钟，每 5 分钟捻针一次，或以电针刺激。

（三）穴位注射

（1）洛贝林 3mg，注射于曲池穴，根据病情可两侧多次交替注射。

（2）回苏林 8mg，注射于足三里或三阴交，可两侧多次交替注射。

（3）醒脑静 1 ~ 2mL，注射于膻中、曲池、中府、肺腧、足三里等穴，每 30 分钟更换穴位注射。

第四节 西医治疗

呼吸衰竭的治疗原则包括基础疾病（病因）治疗，去除诱发因素（诱因），保持呼吸道通畅，纠正缺氧，解除二氧化碳潴留，治疗与防止缺氧和二氧化碳潴留所引起的各种症状。

一、基础疾病治疗

（一）抗感染治疗

创伤感染引起的呼吸衰竭应首先控制感染，同时应注意患者是否合并有肺部感染，这在呼吸衰竭的发生、发展和预后中至关重要。

（二）保持气道通畅

采用纤维支气管镜清除呼吸道内痰栓、血凝块及分泌物，通畅气道，必要时冲洗并注入药物，可进行分泌物的培养、气道监护等。此措施在呼吸衰竭抢救中是安全、快捷、有效的。

（三）湿化与雾化吸入

呼吸道干燥时，气管黏膜纤毛清除功能减弱。通过向呼吸道输送适当水分，保持呼吸道正常生理功能，已成为呼吸衰竭综合治疗中的重要环节。

（四）胸部体疗

凡气道分泌物增多、黏稠，或分泌物的自然清除机制因疾病受到影响时，都可进行胸部体疗，如体位引流、拍击、振动、深呼吸等。

二、氧气治疗

氧气治疗是应用氧气吸入纠正缺氧的一种治疗方法，简称氧疗。合理氧疗，可以纠正低氧血症，降低呼吸及心脏负荷。判断患者是否缺氧最客观的依据是动脉血气检查。呼吸衰竭 [$PaO_2 < 60mm\ Hg$ ($8.0kPa$)] 是氧疗的绝对适应征。氧疗方式包括：鼻导管给氧、面罩吸氧、高压氧治疗。

三、机械通气治疗

机械通气是借助于人工装置的机械力量产生或增强患者的呼吸动力和呼吸功能。机械通气是治疗急性呼吸衰竭最有效的手段。对于慢性呼吸衰竭患者正确使用机械通气治疗能十分有效地纠正缺氧和二氧化碳潴留，并能为原发支气管－肺部感染的治疗赢得时间，减少和避免缺氧和二氧化碳潴留对其他脏器造成损害。如何根据呼吸衰竭的不同病因及其不同的病理生理变化，正确选用机械通气的策略和技术，及早防治各种并发症，是进一步提高呼吸衰竭抢救成功率的关键。

四、支气管扩张药物的应用

支气管扩张药能够舒张气道平滑肌，对慢性呼吸衰竭患者通畅气道、改善缺氧和二氧化碳潴留是非常有益的。所以，正确使用支气管扩张药对呼吸衰竭患者将是有益的。

（一） 抗胆碱能药物

应首选抗胆碱能药物如溴化异丙托品，可通过吸入给药，很少吸收入血循环，不良反应极小。

（二） β_2 激动药

β_2 激动药具有迅速和确切的支气管扩张作用。可以经吸入、口服、皮下和静脉途径用药，但是最好通过吸入方式给药。口服给药最常见的不良反应有肌肉震颤，但吸入用药引起肌肉震颤则十分罕见。另外，吸入用药导致心血管系统的不良反应也明显少于全身用药。

（三） 氨茶碱

近年研究发现，氨茶碱除有扩张支气管的作用外，还有一定的抗气道非特异性炎症的作用。口服和静脉使用普通剂型适用于急性加重期患者的治疗。需要注意的是许多因素可以影响氨茶碱在体内的代谢和血药浓度，吸烟、饮酒、抗惊厥药物，利福平可降低氨茶碱半衰期。喹诺酮类药物、西咪替丁等可增加血药浓度。所以，有条件应随时监测血中氨茶碱浓度，防止茶碱过量的不良反应发生。

五、呼吸兴奋剂的应用

呼吸兴奋剂是为增加通气量及改善动脉血气而应用的直接或间接兴奋呼吸的药物，也称为呼吸刺激药。它主要用于通气严重不足，伴有神志不清或昏迷，或对吸氧后造成缺氧驱动作用减弱，呼吸出现抑制，造成CO_2潴留的患者。它通过兴奋呼吸中枢，从而增加肺泡通气量，有利于体内潴留的二氧化碳排出，并改善缺氧。此外，尚能使患者暂时清醒，有利于咳嗽和排痰。

（一）尼可刹米（可拉明）

是最早应用的呼吸兴奋剂，目前仍为国内常用药物，疗效较为确实。主要兴奋延髓中枢，对颈动脉体及主动脉体的外周化学感受器也有刺激作用，主要为增加呼吸频率。但在通气增加同时，代谢率也上升，通气效率未有相应改善。在机械负荷增加，如气道阻力升高或胸、肺顺应性降低时，这种负性作用更加明显。对大脑皮质、对循环中枢也有兴奋作用。

（二）洛贝林（山梗菜碱）

主要刺激颈动脉体化学感受器，反射性地兴奋呼吸中枢，副作用小，一般与尼可刹米合用或交替使用。

（三）回苏灵

属于中枢兴奋药，主要通过直接兴奋延髓呼吸中枢，也可通过刺激颈动脉体和主动脉体的化学感受器反射性的兴奋呼吸中枢，使呼吸加深加快，通气量增加，提高了血中氧分压，降低了血中二氧化碳分压。提高呼吸中枢对二氧化碳的敏感性，在呼吸中枢处于抑制状态时兴奋作用尤为明显。作用强度大于可拉明，安全范围较宽。但剂量过大可引起肌肉抽搐或惊厥。

六、纠正酸碱失衡及电解质紊乱

呼吸衰竭时，由于缺氧，细胞能量代谢的中间过程受到抑制，无氧代谢可引起体内有机酸的中毒。同时，有感染性休克、血容量不足，以及肾功能衰竭等又进一步加重了代谢性酸中毒。酸中毒的存在也引起了相应的电解质改变，再加上治疗措施的影响，如激素、利尿剂等的应用，可以产生代谢性碱中毒和呼吸性碱中毒等改变。为此，应根据不同阶段的主要矛盾，采取相应的积极措施加以纠正。

第五节 现代研究进展

一、中医研究进展

随着中医急症抢救水平的日益提高，中医也逐渐参与了呼吸衰竭的抢救治疗。目前有关呼吸衰竭的辨证分型治疗方面的研究最多，刘氏[4]治疗慢性阻塞性肺病呼吸衰竭 52 例，中医辨证分为两型，即痰热瘀毒气阴两虚型，治以清热化痰、活血化瘀、益气养阴，药用鱼腥草、金银花、连翘、黄芩、川贝母、法半夏、茯苓、橘红、桃仁、丹参、麦冬、五味子、南北沙参；痰湿瘀毒兼阳气欲脱型，治以燥湿痰、活血化瘀、温肺益气，药用法半夏、橘红、茯苓、杏仁、薏苡仁、厚朴、苏子、桔梗、干姜、细辛、丹参、炙甘草。治疗组显效率与对照组比较，有显著性差异。李氏[5]等对 30 例 COPD 慢性呼吸衰竭急性加重，肺性脑病患者，给予中医辨证论治及建立人工气道机械通气中西医结合治疗，上机阶段以清肺化痰、泻下通腑及活血化瘀为主，方用清金化痰汤加减；撤机至拔管阶段以健脾养阴为主，辅以活血化痰，方选六君子汤加减。治疗组同时给予丹参注射液或参麦、参附注射液静滴。结果显示，治疗组抢救成功率96.6%，其呼吸功能改善明显高于对照组。钟氏[6]等治疗50例中重度呼吸衰竭的患者，分3型，肺肾气虚外感型，偏寒者，用小青龙汤加味，偏热者，用麻杏甘石汤加味；脾肾阳虚水泛型，用苓桂术甘汤合真武汤加味；痰浊闭窍型（肺性脑病），用涤痰汤加味。治疗组总有效率80%，明显优于对照组。

其次为专方及中成药治疗。周氏[7]以通活汤治疗呼吸衰竭，药选当归、赤芍、川芎、牡丹皮、桃仁、杏仁、桔梗各10g，鸡血藤12g，鱼腥草30g。肺气虚者，加黄芪、党参；阴虚者，加沙参、麦冬；脾虚者，加淮山药、白术、茯苓；水肿者，加五加皮、冬瓜皮。每日1剂，水煎服。临床证明，本方有降低血液黏稠度，改善肺部微循环的作用，与西药配合，能提高疗效，缩短病程。蒙氏[8]以加味四君子汤配合常规治疗措施治疗慢性呼吸衰竭失代偿期66例，治疗组以加味四君子汤治疗（红参10g，白术12g，茯苓12g，炙甘草6g，黄芪15g，胡桃肉10g），临床证明可改善呼吸衰竭的主要症状、体征、动脉血气分析，而且能增强病人体质等。李氏[9]以化痰祛瘀法治疗慢性呼吸衰竭50例，自拟中药方丹参、赤芍、当归、杏仁、桃仁、瓜蒌、苏子、莱菔子等，治疗后动脉血气、呼吸功能有显著改善，且症状有所缓解。杨氏[10]等以冬虫夏草治疗 5 例肺心病呼吸衰竭患者，在西医常规治疗基础上，同时给予口服天然水煎蜜制冬虫夏草液，发现冬虫夏草可补充人体必需氨基酸，改善营养状况，增强抵抗力，达到对肺心病呼吸衰竭的治疗作用。曹氏[11]治疗 28 例慢性呼吸衰竭的患者，在常规西医治疗基础上，加用参麦注射液，结果发现参麦注射液有提高血氧分压，降低二氧化碳分压，使肺型 p 波消失，呼吸频率减慢的功能。李氏[12]等运用云南灯盏花注射液治疗肺心病呼吸衰竭 75 例，提示其具有明显的改善心、肺功能，纠正低氧血症及降低血液黏稠度的作用。陈氏[13]等亦观察灯盏细辛注射液对 87 例慢性呼吸衰竭患者血液气体分析的影响。在常规西药治疗基础上加用灯盏细辛注射液治疗，结果发现灯盏细辛注射液能改善血气情况，减缓慢性呼吸衰竭的进展。

　　特色疗法的研究相对较少，有些疗法如搐鼻法、水罐疗法等只有简单的介绍，未有临床对照研究结果，尚缺乏充足的临床依据，需要进一步开发及深入研究，其他更有效的治疗手段亦有待我们去继续挖掘。中医药治疗呼吸衰竭具有值得肯定的疗效，但剂型相对单一，速效、高效、安全的中药注射剂不多，因此，急待对各种传统剂型进行改革。

　　众多研究虽然显示中医和中西医结合治疗呼吸衰竭具有一定疗效，但设计严谨的临床随机对照试验不多，尤其缺乏大样本的多中心盲法随机对照试验在今后的临床研究中，应通过其研究，来探索中医或中西医结合治疗的优势。动物实验方面的研究亦较少，科学、合理、符合或接近临床实际的动物模型研究尚欠缺，限制了本病发病机制和病理、生理研究的深入局限了中医药治疗本病机制的探索因此，建立合理的动物模型，以及对呼吸衰竭的病理、生理和中医药治疗机制的研究也是今后研究的方向[14]。

二、西医研究进展

近年来，国内外学者从细胞分子水平进行了较深入的研究，并对呼吸衰竭的主要发病环节通气功能障碍、换气功能障碍和通气/血流比例失调的病理生理有了新的认识。呼吸衰竭的病因、类型不同其发病机制亦不完全相同。主要的发病机理有氧化应激作用、蛋白酶–抗蛋白酶失衡、细胞因子、炎性介质的介导作用等。

（一）氧化应激作用

有足够证据表明 COPD 患者的氧化应激反应明显增加，激活的氧化物参与了 COPD 的病理生理过程，当氧化与抗氧化失衡，氧化应激增加则可造成 COPD 患者肺实质的损害，进而造成呼吸衰竭[15]。

（二）蛋白酶–抗蛋白酶失衡

在 COPD 患者支气管肺泡洗出液中的胶原酶和明胶酶明显增多。Owen CA 等用体外循环加 LPS 造成严重的急性肺损伤，肺内中性粒细胞浸润明显，弹性蛋白酶和明胶酶活性增加。明胶酶抑制剂可阻止急性肺损伤的发生，减弱弹性蛋白酶活性[16]。

（三）细胞因子、炎性介质的介导作用

致病因素激活细胞、释放炎症介质及其相互作用，导致体内过度失控的炎症反应，引起继发性肺脏损伤，这在急性呼吸衰竭发病过程中起着重要作用。炎症细胞激活和释放介质是同炎症反应伴随存在的，密不可分。急性肺损伤时已发现有大量促炎介质形成，近年对抗炎介质也开始有研究。一般认为急性肺损伤时由于二者失衡，促炎过强而抗炎弱，使炎症失控，甚至发生全身性炎症反应综合征。

通过对呼吸衰竭的发病机理研究，我们可以针对发病中各个环节提出相应的治疗对策，开发出一些新的治疗药物，对其防治具有极其重要的意义[17]。

主要参考文献

[1] 姜良铎．中医急诊学［M］．北京：中国中医药出版社，2003，73 – 76

[2] 张文武．急诊内科学［M］．北京：人民卫生出版社，2007，322 – 336

[3] 任成山，钱桂生．呼吸衰竭的临床诊断与治疗［J］．中华肺部疾病杂志，2011，01：63 – 76

[4] 刘宏敏，孙太振．中西医结合治疗慢性阻塞性肺病呼吸衰竭 32 例分析［J］．中医药学刊，2003，21（12）：2123 – 2133

[5] 李皖玲，杨延光，王顺肾，等．中西医结合治疗 COPD 慢性呼吸衰竭急性加重［J］．实用中西医结合杂志，1997，

10（9）：843

[6] 钟世杰，谭荣益，刘涛，等．中西医结合治疗中、重度呼吸衰竭临床研究 [J]．中国中医急症，2003，12（1）：1-2

[7] 周喜忠，顾江萍，孙桐杰．通活汤治疗呼吸衰竭48例 [J]．中医药信息，2000，17（2）：22

[8] 蒙定水．加味四君子汤治疗慢性呼吸衰竭失代偿期66例 [J]．广西医学，1999，21（4）：64-65

[9] 李瑞兰，刘启松．化痰祛瘀法治疗慢性呼吸衰竭50例 [J]．陕西中医，1994，15（4）：46-47

[10] 杨志彬，杜建民．冬虫夏草辅助治疗肺源性心脏病呼吸衰竭30例疗效观察 [J]．浙江中西医结合杂志，2002，12（5）：268-269

[11] 曹汉彬．参麦注射液治疗慢性呼吸衰竭疗效观察 [J]．中国中医急症，2001，10（2）：89

[12] 李慧，邓瑞锋，王曙光，等．云南灯盏花治疗慢性肺心病呼吸衰竭疗效观察 [J]．实用心脑肺血管病杂志，2001，9（4）：238-239

[13] 陈刚，吴莉琴，李旭．灯盏细辛对慢性呼吸衰竭患者血气的影响 [J]．浙江中西医结合杂志，2002，12（5）：279-280

[14] 韩云，刘慧，林嬿钊．呼吸衰竭的中医药治疗现状 [J]．中医研究，2005，02：51-53

[15] Van Beurden WJ, Smeenk FW, Harff GA, et al. Markers of inflammation and oxidative stress during lower respiratory tract infections in COPD patients. Monaldi Arch Chest Dis, 2003, 59（4）：273-280

[16] WallaceAM, Sandford AJ. Genetic polymorphisms of matrix

metalloproteinases: functional importance in t he development of chronic obstructive pulmonary disease? Am J Pharmacogenomics , 2002, 2 (3): 67 - 75

[17] 凌亦凌, 黄新莉. 呼吸衰竭发病机制的研究进展 [J]. 临床内科杂志, 2004, 10: 649 - 652

第十一章　创伤感染的心力衰竭

第一节　概　述

急性心力衰竭，又称急性心功能不全，是指由不同病因引起的心脏舒缩功能障碍，发展到使心排血量在循环血量与血管舒缩功能正常时不能满足全身代谢对血流的需要，从而导致具有血流动力异常和神经激素系统激活两方面特征的临床综合征。急性心力衰竭包括急性左心衰竭及急性右心衰竭。本章主要介绍由创伤感染导致的急性心力衰竭。

现代医学的心力衰竭属中医心衰的范畴。心衰是指心体受损，脏真受伤，心脉"气力衰竭"，无力行气运血所致的常见危重急症。古有心衰、心水之名。《金匮要略·水气病脉证并治》云："心水者，其身重少气，不得卧，烦而躁，其人阴肿"。《医参》则云："心主脉，爪甲不华，则心衰矣。"本病无性别差异，以老年人多见，四季均可发病。

第二节　诊断标准

一、中医诊断和类症鉴别诊断

（一）疾病诊断要点

（1）病人以呼吸困难，心悸烦躁，尿少，下肢水肿，乏力，干咳或咯血，多汗，胁胀痛为主症。既往多有心痹、卒心痛、痰饮、肺胀、头痛、眩晕、消渴等病史。

（2）多采取坐位或半卧位，面唇青灰或发绀，四肢不温，皮肤湿冷，颈静脉怒张，心音低弱或闻及舒张早期奔马律，双肺底可闻及细小湿啰音或哮鸣音，舌质暗淡、青紫，舌下脉络迂曲，粗大色紫，脉疾数，或促，强弱不一。

（二）证候诊断要点

心衰病人多为虚实错杂，需详加分辨。

1. 实证

尿少，浮肿，脘腹胀痛，唇甲发绀，脉弦涩或沉结。

2. 虚证

心悸气短，动则尤甚，肢冷畏寒，甚则心悸不止，张口抬肩，烦躁不宁，大汗，四肢厥冷；或见五心烦热，两颧泛红，咽干口燥，舌淡苔白厚，或舌边尖红少苔，脉虚数无力，或沉微、结代。

（三）鉴别诊断要点

1. 气胸

突发剧烈胸痛，呼吸困难，干咳，汗出，口唇爪甲青紫，患胸饱满，叩之如鼓，患侧呼吸音消失，多无尿少水肿。胸透等检查可鉴别。

2. 哮病

多有反复发作史，喉中哮鸣如吼，心脏多正常，两肺满布哮鸣音，青年人多发。心衰常有头痛、眩晕、心脏病病史，夜间多发，难以平卧。胸透、心脏体征、心功能有助鉴别。

二、西医诊断标准和鉴别诊断

创伤感染所致心动过速，发热、毒素对心肌和心瓣膜直接抑制，低氧血症及机体耗氧量增加等，均予代偿性超负荷心脏以额外负担而诱发心衰。心衰可分为左心衰竭、右心衰竭和全心衰竭。

（一）左心衰竭

1. 呼吸困难

为左心衰竭最常见和最重要的临床症状。典型表现可有夜间发作的呼吸困难和端坐呼吸。晚期心排血量下降致脑组织缺血缺氧，呼吸中枢受抑而呈陈 - 施呼吸或潮式呼吸。

2. 咳嗽、咳痰和咯血

系支气管黏膜和肺间质瘀血所致，痰常呈白色泡沫样或浆液性。咯血色鲜红，量不定。急性肺水肿时咳出大量粉红泡沫样痰。

3. 体征

心脏可增大，心率增快，心尖区有舒张期奔马律，P_2亢进，可触及交替脉，阵发性呼吸困难时两肺可闻及较多干湿性啰音。

（二）右心衰竭

临床主要表现为体循环瘀血－体静脉压升高，体循环瘀血而致脏器慢性持续充血和功能改变，常继发于左心衰竭。

1. 症状

胃肠道瘀血症状（呕吐，恶心，食欲不振，腹胀，腹痛等）；肝脏瘀血症状（右上腹部胀痛等）；肾脏瘀血症状（夜尿增多、尿少量红细胞、颗粒或透明管型、血浆尿素氮升高等）；中枢神经系统改变（头痛、眩晕、嗜睡、谵妄等）。

2. 体征

（1）心脏两侧扩大和（或）单纯右心扩大；心尖冲动呈弥散抬举样；胸骨左缘第 3~4 肋间可闻及舒张期奔马律。

（2）半卧位或坐位时锁骨上方可见颈外静脉充盈或怒张。

（3）肝颈静脉回流征阳性，肝脏增大。

（4）下垂性凹陷性皮下水肿。

（5）胸腔积液多见于右侧胸腔。

（三）全心衰竭

兼有左、右侧心力衰竭的表现，但可以一侧为主，由于右室较左室壁薄，易于扩张，故全心衰竭时右心衰竭的表现常比左心衰竭明显。

除症状、体征外，超声心动、心电图、X 线胸片、BNP 有助于心衰的诊断。

第三节　中医治疗

一、急救处治

（1）体位：应取坐位或半卧位，两腿自然下垂，及时吸出气道分泌物，保持气道通畅。

（2）吸氧：采用鼻导管或面罩吸氧，选取：75% 酒精湿化后吸入。

（3）监测生命体征。

（4）避免情绪紧张，少食多餐，少盐，控制饮水量。

二、辨证论治

（一）实证

1. 痰瘀内阻

【临床表现】心悸气短，动则尤甚，肢体浮肿，按之没指，双下肢为甚，面色晦暗，口唇、爪甲青紫，胁下癥块，咳嗽痰多，甚则咯血，颈静脉怒张，舌紫黯，体大有齿痕，苔腻，脉沉涩或结代。

【病机】心血瘀阻，脉道不利，水瘀互结。

【治法】化瘀利水。

【治疗】（1）方药：血府逐瘀汤合苓桂术甘汤。当归 15g、生地黄 20g、桃仁 10g、红花 10g、炙甘草 10g、枳壳 10g、川芎 10g、赤芍 10g、柴胡 10g、牛膝 10g、桂枝 10g、泽泻 10g、茯苓 10g、桔梗 10g、白术 10g。

加减法：气滞明显，加青皮 10g、乌药 10g。水湿壅盛，加泽泻 10g、通草 10g。

（2）中成药：丹参滴丸 3 丸，每日 3 次，舌下含服；六神丸 10 粒，每日 3 次，口服。速效救心丸 4 粒，每日 4 次，舌下含服。麝香保心丹 5 粒，每日 4 次，口服。复方丹参注射液 20~40mL 加入 5% 葡萄糖注射液 250mL，每日 1~2 次，静脉滴注。醒脑静注射液 20~30mL 加入 5% 葡萄糖注射液 250mL，每日 1~2 次，静脉滴注。

2. 痰水凌心

【临床表现】心悸气短，咳吐痰涎，胸脘痞满，口干渴，不欲饮，尿少浮肿，颜面虚浮，舌质暗淡，体大，有齿痕，苔白滑或厚，脉滑数。

【病机】痰水内聚，凌心射肺，心气衰竭。

【治法】豁痰利水。

【治疗】（1）方药：葶苈大枣泻肺汤合皂荚丸。葶苈子 10g、大枣 10g、皂角 10g。

加减法：心烦痰黄，加黄连 10g、瓜蒌 15g 以泻热除烦；心悸气短，浮肿尿少，加五加皮 10g、六神丸以强心利水；阳虚明显，可合用真武汤；伴瘀血见证，加用复方丹参注射液。

（2）中成药：灯盏细辛注射液，每次 20~40mL，加入生理盐水 250mL，每日 1~2 次，静脉注射。

（二）虚证

【临床表现】心悸喘促，不能平卧，全身浮肿，尿少，脘腹胀满，肢冷畏寒，腰膝酸软，食少恶心，舌淡体大，有齿痕，苔白润，脉沉无力，或数疾、结、促。

【病机】心肾阳气虚衰，水饮内泛外溢。

【治法】温阳利水。

【治疗】（1）方药：真武汤加葶苈子、黄芪。附子 10g、茯苓 15g、白术 15g、白芍 15g、生姜 6g、葶苈子 10g、黄芪 15g。

加减法：伴阴虚者，生脉散合猪苓汤，人参 15g、麦冬 10g、五味子 10g、猪苓 10g、茯苓 15g、阿胶 10g、滑石 15g。兼瘀血证，加苏木 10g、川芎 10g、丹参 15g。

（2）中成药：参附注射液 10～30mL，加入 5% 葡萄糖注射液 250mL，每日 1～3 次，静脉滴注。参麦注射液 50～100mL，加入 5% 葡萄糖注射液 250mL，每日 1～3 次，静脉滴注。

三、针灸及其他疗法

（一）针灸

1. 体针

主穴：内关、间使、通里、少府、心俞、神门、足三里。

水肿者，加水分、水道、阳陵泉、中枢透曲骨；或三阴交、水泉、飞扬、复溜、肾俞。两组穴位可交替使用。咳嗽痰多者，加尺泽、丰隆；嗳气腹胀者，加中脘；心悸不眠者，加曲池；喘不能卧着，加肺俞、合谷、天突。

2. 耳针

取穴心、肺、肾、神门、交感、定喘、内分泌，每次选取 3~4 穴，埋针或用王不留行贴压。

3. 灸法

取穴心俞、百会、神阙、关元、人中、内关、足三里。

喘憋者，加肺俞、肾俞；水肿者，加水道、三焦俞、阴陵泉。每次选用 3~5 穴，艾条灸 15~20 分钟，灸至皮肤潮红为度，每日 1 次。

（二）其他疗法

苦参煎剂：苦参、益母草各 20g，炙甘草 15g。水煎服，适用于脉数或促者。

珍合灵：（每片含珍珠粉 0.1g，灵芝 0.3g），每次 2~4 片，日 3 次。

葶苈子：1 日用量 6~10g，水煎剂；若用粉剂，1 次 1~2g，水冲服，1 日 3 次。

福寿草：粉碎过筛，1 次用量 25mg，水冲服，1 日 1~3 次。

第四节　西医治疗

一、一般治疗

（一）休息

适当体力休息与充足睡眠，限制活动程度和时间的长短一般以不出现症状为原则，严重者需绝对卧床休息 > 2 周。

（二）限制钠盐

①轻度心衰者钠摄入 2g/d（约氯化钠 5g）；②中度心衰者摄入 1g/d（约氯化钠 5g）；③重度心衰者钠摄入 < 0.4g/d（约氯化钠 1g）。

（三）病因与诱因治疗

创伤感染所致的心衰应积极控制感染。

二、药物治疗

（一）利尿剂

常用利尿剂分排钾和保钾两类。排钾利尿剂包括：①噻嗪类利尿剂：以氢氯噻嗪为代表；②祥利尿剂：以呋塞米为代表。保钾利尿剂包括：①螺内酯；②氨苯蝶啶。

（二）洋地黄制剂

缓慢作用类包括洋地黄叶和洋地黄毒苷。快速作用类常用地高辛、西地兰、毒毛花苷 K。

（三）血管扩张剂

①直接作用于血管平滑肌：硝酸酯制剂、肼苯哒嗪、硝普钠等；②通过神经体液或受体作用而间接作用于血管：α_1 受体阻滞剂（酚妥拉明、哌唑嗪等）、钙离子拮抗剂（硝苯地平、维拉帕米、地尔硫草）。

（四）正性肌力血管扩张剂

①β 受体激动剂；②多巴胺类（多巴胺受体激动剂）；③磷酸二酯酶抑制剂（PDEI）和部分磷酸二酯

酶抑制剂；④混合型类：除磷酸二酯酶抑制外，还具有钠通道刺激、钙通道阻滞、钾通道调节等多种作用。

第五节　现代研究进展

一、中医研究进展

中医古籍无心力衰竭之病名，其论述多散见于"痰饮""喘证""水肿""心悸""怔忡""心水"等病证中。祖国医学认为，心衰病因复杂，五脏均可被涉及，为本虚标实，虚实夹杂之证，心气、心阳及正气亏虚是发病基础，贯穿于本病发生发展的始终，血瘀是中心病理环节，水饮则是主要病理产物，三者互为因果，形成恶性循环，致使病情复杂，病程缠绵。李绍敏认为，心衰三大主症（呼吸困难、乏力、浮肿）均与肾虚有关，肾为五脏之本，元气之根，命门所在，精气所藏，主水、主纳气。血脉虽为心所主，但推动血液运行的心气则有赖于肾之化生。肾气亏虚不仅心气化源不充，鼓动血脉无力，且因不能纳气归元而直接导致喘促；肾阳衰微，气化失权，水湿内停，故水肿腰以下甚，肾为作强之官，人的精力和体力为肾阳的作用，肾阳不足则体力下降，疲乏无力。陈可冀认为，其最根本病机为内虚，早期主要为心气心阳亏虚，可兼肺气亏虚，随病情发展及病机变化，心气心阳亏虚致血运无力，瘀血内停；中期脾阳受损，脾虚失运，复加肺气亏虚，水道失其通调，水湿内停；

后期肾阳虚衰，膀胱气化不利，水饮泛滥。因此，心力衰竭的病机可用虚、瘀、水三者概括。张国伦认为，在心衰发展过程中先有心气不足，日久则产生心肾阳虚衰。气虚血运无力，阳虚则气化不利，出现血瘀、痰阻、水饮标实之候。

在治疗方面，有在主方基础上加减、专方专药、中药注射剂等的治疗。庞敏等在西药常规治疗的基础上，应用中药方（人参、黄芪、党参、炙附子、红花、当归、五加皮、葶苈子、大腹皮）治疗，若咳喘加桔梗、杏仁、款冬花，伴感染加金银花、鱼腥草，浮肿加茯苓皮、猪苓；瘀血重加丹参。方中人参具有增加冠脉血流量，降低心肌耗氧量，改善心肌能量代谢，清除氧自由基，保护心肌功能；黄芪可抑制磷酸二酯酶及其激活剂，调节蛋白的活性，加强心肌细胞兴奋—收缩，产生强心作用；附子、五加皮改善微循环，提高肾灌流量；葶苈子强心利尿；茯苓、大腹皮、猪苓改善肾血流，利尿；桔梗、杏仁、款冬化止咳化痰，茯苓皮、丹参降低血黏度。邓铁涛教授研制出暖心胶囊益气暖心，通阳行瘀。方中人参为主药，培元益气；附子温阳；薏苡仁、茯苓健脾利水；半夏、橘红通阳化痰；三七功主活血，但与人参同科，也有益气强心作用，组成以补虚为主，标本兼顾之剂，临床疗效满意。左玉潭研究生脉注射液可增强心肌收缩力，改善心肌耐缺氧能力，提高射血分数及心脏指数，有效改善患者心功能，通过提高迷走神经张力，抑制交感神经张力，改善自主神经调节的平衡性，而显著改善心力衰竭患者的心率变异性，降低猝死率，减少严重心脏事件，改善患者预后。

大量研究证实：中药及其组成方剂能明显改善心功能指标，改善心肌能量代谢，具有药理作用的多靶点效应，在拮抗神经内分泌的过度激活，防止心室重塑方而，有着很好的疗效，从而大大提高患者生存质量，减少心血管恶性事件的发生率。治疗心衰中成药及其中药注射剂的开发研究有待进一步深入展开。

二、西医研究进展

心力衰竭在发达国家人群中有很高的发病率和致死率，是老年人的一大健康"杀手"。尽管现有的药物治疗和植入性器械治疗能减缓心力衰竭的发展以及提高心脏功能，但是心力衰竭患者的 5 年存活率只有 50%。美国心脏学会的调查发现，目前美国有心力衰竭患者近 600 万例，每年新增 40 万例。心力衰竭在发展中国家的发病率也在不断增加。中国目前已有心力衰竭患者 360 万例，心力衰竭正在成为中国严重的公共卫生问题。

心力衰竭的形成机制仍不完全明确，但与 β 肾上腺素受体的信号传导，钙离子调节，依赖于 cGMP 的磷酸酯酶 5 等有一定的相关性，治疗上也去得了一定进展，但仍不能使人满意。控制诱导心力衰竭的危险因素如高血压、心肌梗死、糖尿病和肥胖症理所当然是预防心力衰竭的首要任务。但引发心力衰竭的危险因素还包括老年化、先心病等难以人为控制的原因。对于心力衰竭患者而言，防止心脏功能进一步衰退则有助于提高生活质量及延缓生命。虽然，最近十几年未研制出新的治疗心力衰竭的化学药物，但这些年对心力衰竭的基础研究，使得对心力衰竭产生机制有了进一步的了解。对心力衰竭的认识不再停留在心脏肥厚、扩张或功能减弱上，对心脏功能调节的理解不再是单一的、线性的。即便是某一种心脏细胞（如心肌细胞）的功能也被发现是受在不同亚细胞结构上的多种生物大分子多方位、多层次的调节，同时这些调节具有空间性和时间性。另外，细胞间质重塑也被发现与心脏功能密切相关。基因疗法及干细胞疗法给心力衰竭的临床治疗带来了新的希望和冀盼。

主要参考文献

[1] 姜良铎. 中医急诊学［M］. 北京：中国中医药出版社，2003，69－73

[2] 张文武. 急诊内科学［M］. 北京：人民卫生出版社，2007，277－284

[3] 王琛，唐彤. 心力衰竭研究的进展与展望［J］. 中华高血压杂志，2012，12：1102－1105

[4] 张运波. 慢性心力衰竭中医治疗思路及研究进展［J］. 实用中医内科杂志，2011，09：34－36

[5] 李绍敏. 补肾法治疗充血性心衰与益气法的对比研究［Z］. 实用中医内科杂志，2005，19（5）：480

［6］李立志，陈可冀．治疗充血性心力衰竭经验［Z］．中西医结合心脑血管病杂志，2006，4（2）：136 - 138

［7］王佳涛，王丹．张国伦教授治疗慢性心力衰竭的辨证经验［Z］．陕西中医，2005，26（2）：146 - 147

［8］庞敏，杨秀炜．中西医结合治疗慢性心力衰竭31例疗效分析［Z］．实用中医内科杂志，2005，19（2）：167

［9］邹旭，刘泽银，林晓忠，等．暖心胶囊治疗慢性心力衰竭远期疗效及生活质量的观察［Z］．中国中西医结合杂志，2006，26（3）：269 - 270

［10］左玉潭．生脉注射液对老年慢性心力衰竭患者心率变异性的影响［Z］．陕西医学杂志，2005，34（12）：1585 - 1586

［11］Jiang H，Ge J. Epidemiology and clinical management of cardio myopathies and heart failure in China. Heart，2009

［12］Koitabashi N，D. A Kass. Reverse remodeling in heart failure - mechanisms and therapeutic opportunities. Nat Rev Cardiol，2012

［13］Roger VL，Go AS，Lloyd - Jones DM，etal. Heart disease and stroke statistics - 2012update：a report from the american heart association，Circulation，2012

第十二章 创伤感染的脑功能衰竭

第一节 概 述

急性脑功能衰竭是多种病因所致的一种以颅内压增高及意识障碍为主要表现的临床病理状态，它是临床各科中常见的、病死率最高的脏器功能衰竭。急性脑功能衰竭属于中医神昏的范畴。神昏指由多种病证引起心脑受邪，窍络不通，神明被蒙，以神识不清为特征的急危重症。神昏病名首载于宋代《许叔微医案》："神昏，如睡，多困，谵语，不得眠。"

第二节 诊断标准

一、中医诊断和类症鉴别诊断

（一）疾病诊断要点

1. 病史

患者有创伤病史，可有内伤杂病史（如高热、急黄、中暑、中风、肺衰、消渴、鼓胀、痛证、中毒等）。

2. 发病特点

创伤感染所致的脑功能衰竭多为突发或在疾病发

展过程中逐渐出现。

3. 症状特点

神志不清，甚者对外界刺激毫无反应，可伴见抽搐，喉中痰鸣，瞳仁或小或大，口唇发绀，舌质红或紫黯，苔黄焦燥起刺，或白腻，或见少苔，脉象沉实、弦滑、数为主，或大而无力、细弱。

（二）证候诊断要点

本病因心脑受邪，窍络不通，神明被蒙，神机受损而致。临证可见扰神：多见于邪陷心包、腑热熏蒸、瘀血阻窍等证型；蒙神：多见于痰浊蒙窍、痰热互结、风痰内闭等证型；败神：多见于阴竭阳脱的证型，呈现病性由实到虚，病情由轻到重的发展过程。常见于多种疾病的危重阶段，病在心脑，关乎五脏，病性有虚实之分，早期实证与虚实兼夹多见，晚期则见虚证。

1. 邪毒内闭

神昏，高热，烦躁，二便闭结，舌红或绛，苔厚腻或黄或白，脉沉实有力。

2. 内闭外脱

神昏，面色苍白，身热，肢厥，呼吸气粗，目闭口开，撒手遗尿，汗出黏冷，舌红或淡红，脉沉伏，虚数无力，或脉微欲绝。

3. 脱证

（1）亡阴：神志不清，皮肤干皱，口唇无华，面色苍白，或面红身热，目陷睛迷，自汗肤冷，气息低微，舌淡或绛，少苔，脉芤或细数或结代。

（2）亡阳：昏愦不语，面白唇紫，气息微弱，冷汗淋漓，四肢厥逆，二便失禁，舌淡润黯，脉微细欲绝。

（三）鉴别诊断要点

厥证：由气机逆乱，气血运行失常所致，以突然发生的一时性昏倒，不知人事，或伴有四肢逆冷为主要临床表现的一种急性病证，其特点虽有神识不清，但短时间内逐渐苏醒，无明显后遗症。

二、西医诊断标准和鉴别诊断

在脑功能衰竭的诊断上，包括临床诊断，脑损害部位和病因诊断，以及脑死亡的确定。

（一）临床诊断

脑功能衰竭的诊断主要是依据脑部受损的临床征象，临床诊断主要包括颅内压增高及意识障碍的分析与判断。

1. 意识障碍

意识障碍是脑功能衰竭的主要临床表现之一。意识障碍通常可分为觉醒障碍和意识内容障碍。依据检查时刺激的强度和患者的反应，可将觉醒障碍区分为嗜睡、昏睡、浅昏迷和深昏迷四种程度。意识内容障碍常见的有意识混浊、精神错乱和谵妄状态。在意识障碍出现的同时，势必伴随脑的某些部位症状如言语功能、眼球活动和肢体运动等方面出现障碍，国外则习惯于依这些表现作为判断意识障碍与脑损伤严重程度的客观指征，临床上最常见的是 Glasgow 昏迷计分法。凡积分 <8 分为预后不良；积分 5～7 分为预后恶

劣；积分＜4分者罕有存活；而正常人计分应为满分（15分）。

2. 颅内压增高

急性脑功能衰竭的重要病理改变是脑水肿、颅内压增高。典型表现为头痛、恶心呕吐与视盘水肿，常伴有血压增高、脉搏缓慢、呼吸慢而深、瞳孔缩小、烦躁不安或意识障碍、抽搐等生命体征的变化。随着颅内压增高，终致脑疝形成，急性发生者常表现为突然和急剧进展的意识障碍、瞳孔改变，呼吸与循环功能异常、肌张力障碍等。临床上常见而危害大的脑疝有小脑幕裂孔下疝、枕骨大孔疝和小脑幕裂孔上疝，它们可单独存在或合并发生。

3. 脑死亡的诊断

急性脑功能衰竭的最严重后果是脑功能的永远不恢复，称为脑死亡或过度昏迷或不可逆性昏迷。脑死亡是颅内结构的最严重损伤，一旦发生，即意味着生命的终止。脑死亡的诊断标准，归纳起来如下：①自主呼吸停止；②深度昏迷；③脑干反射消失；④脑生物电活动消失，脑电图呈电静止，诱发电位的各波消失。

第三节　中医治疗

一、急救处治

神昏属重危之候，一旦发生，当以开窍醒神为大法。属于闭证，以开闭通窍为主，阳闭用凉开法，阴闭用温开法。在辨证时必须掌握闭脱的主次，以闭证为主而兼见脱证者，当以祛邪开窍为主，兼以扶正，注意祛邪而不伤正；若以脱证为主，兼见闭证者，当以扶正固脱为主，兼以祛邪。

（一）生命体征监护

应将患者安置在重症监护室，以便于严密观察生命体征，随时抢救治疗。

（二）建立静脉通道，保持呼吸道通畅，控制体温，吸氧

立即建立静脉通道，根据不同的原发病予以不同流量吸氧，中枢性高热需要戴冰帽，舌后坠者，放置口咽管。取侧卧位，以利口腔分泌物的引流，防止误吸或窒息。

（三）支持疗法

急性期常先短时间禁食，静脉补液，补充营养，在生命体征稳定后，依病情给予鼻饲易消化、高蛋白、富含维生素、有一定热量的流质饮食。

二、辨证论治

（一）邪毒内闭（闭证）

【临床表现】神昏，高热或身热不扬，烦躁，或见谵语，二便闭结，舌红或绛，苔厚或腻或黄或白，脉沉实力。

【病机】邪毒内阻，神明被蒙。

【治法】清热化痰，开闭醒神。

【治疗】（1）方药：菖蒲郁金汤：石菖蒲 15g、炒栀子 10g、鲜竹叶 10g、丹皮 10g、郁金 10g、连翘 10g、灯芯草 10g、竹沥 10g。

加减法：热甚入于营血分者，可予清营汤、犀角地黄汤等；腑实内甚者，加大黄 6g、芒硝 10g、枳实 10g、厚朴 10g；若夹有瘀血者，用桃仁 10g、红花 10g。

（2）中成药：安宫牛黄丸 1 丸，口服或鼻饲。紫雪丹 3 ~ 6g，每日 3 次，口服或鼻饲。清开灵 40mL 加入 5% 葡萄糖盐水或生理盐水 250 ~ 500mL 静脉滴注，每 1 ~ 2 次。醒脑静注射液 20mL 加入 5% 葡萄糖盐水或生理盐水 250mL 静脉滴注。

（二）虚证（脱证）

1. 亡阴

【临床表现】神志昏迷，皮肤干皱，口唇干燥无华，面色苍白，或面红身热，目陷睛迷，自汗肤冷，气息低微，舌淡或绛，少苔，脉芤或细数或结代。

【病机】热邪久羁，或高热不下，大汗、吐下不止，阴损及阳，阴液耗竭，阳气暴脱，神无所依。

【治法】救阴敛阳，回阳固脱。

【治疗】（1）方药：冯氏全真一气汤：人参 15g、麦冬 10g、五味子 10g、熟地 15g、白术 15g、附子 6g、牛膝 10g。

加减法：若口干少津，则去附子、白术，加沙参 15g、黄精 10g、石斛 10g 养胃生津。

（2）中成药：生脉饮鼻饲。生脉注射液 20 ~

40mL 加入 5% 葡萄糖注射液 60mL 静注，15 分钟一次，血压回升后改静脉滴注。

2. 亡阳

【临床表现】昏愦不语，面色苍白，口唇青紫，呼吸微弱，冷汗淋漓，四肢厥逆，二便失禁，唇舌淡润，脉微细欲绝。

【病机】真阳欲脱。

【治法】回阳固脱。

【治疗】（1）方药：陶氏回阳急救汤：附子 10g、肉桂 10g、人参 10g、麦冬 10g、陈皮 10g、干姜 6g、白术 15g、五味子 10g、炙甘草 6g。

（2）中成药：参附注射液 60~100mL 加入 10% 葡萄糖注射液 250mL 中静脉滴注，每天 1 次。

（三）内闭外脱

【临床表现】神志昏迷，目开口合，肢厥，鼻鼾息微，或声高气促，面色苍白，脉微欲绝。舌苔厚腻。

【病机】邪盛内闭，正气耗散，神不守舍。

【治法】开窍通闭，回阳固脱。

【治疗】（1）方药：回阳救逆汤：熟附子 10g、干姜 10g、肉桂 10g、人参 10g、白术 15g、茯苓 15g、陈皮 10g、炙甘草 10g、五味子 10g。

加减法：痰热盛者加石菖蒲 15g、浙贝母 10g、竹沥 10g；兼血瘀者加桃仁 10g、红花 10g、丹参 15g。

（2）中成药：参附注射液 60~100mL 加入 10% 葡萄糖注射液 250mL 中静点，每日 1 次。生脉注射液 60~100mL 加入 5% 葡萄糖注射液 250mL 静滴，每日 1 次。

三、针灸及其他疗法

（一）针灸

1. 体针

（1）取穴：常用穴有百会、水沟、十二井、神阙。备用穴有大椎、承浆、四神聪、风池、关元。

（2）治法：一般取常用穴，如效不佳，酌选备用穴。十二井以三棱针刺血，百会、神阙分别用艾卷灸和隔盐灸，关元针后加灸。隔盐灸壮数以苏醒为度。艾卷灸，可置于穴位上3~5毫米处，以雀啄法灸之，直至穴区皮肤呈红晕，甚至起小泡为止。其余穴位，采用泻法不留针。据症情轻重及改善情况，每日可刺灸2~4次。

2. 电针

（1）取穴：常用穴为脑户、大敦。

（2）治法：脑户穴向下斜刺进针5分~1寸；大敦穴针刺5分，用强刺激提插、捻转之法，持续刺激10分钟。并通电针行强刺激。每日2次，4~5日为一疗程。同时应用常规西医治疗药物。

3. 皮肤针

（1）取穴：常用穴有百会、风池、风府、印堂、大椎。备用穴有膻中、鸠尾、肝俞、头维。

（2）治法：常用穴为主，酌加备用穴。以右手拇、中指挟持七星针针柄，食指作固定，动用腕力，以轻快细匀的手法上下移动叩刺，以穴区为范围反复施行。速率每分钟240次，刺后将刺处对捏，挤出血少许。如效不显，可适当加重手法和延长叩刺的时间。日可刺 3～4 次。

（二）其他疗法

中药保留灌肠疗法昏迷患者神志不清，不能配合口服给药，且患者多因邪热内盛，致使腑气不通。使用具有豁痰开窍、清热通腑功效的中药保留灌肠，使邪从下泄，可促使昏迷患者神志清醒，以减少并发症，降低死亡率，提高患者的生活质量。中药保留灌肠操作简单、安全、无痛苦、无副作用，灌肠时间、中药保留时间越长效果越好，大便通畅者效果较好。常用药物有生大黄、芒硝、全瓜蒌、菖蒲、牛膝等，可煎汁备用。每次取用 100～150mL，加温至 39℃～41℃左右，肛管粗细适中，插入深度以 20～30cm 为宜，缓慢滴入。

第四节　西医治疗

一、一般处理

原则上应将患者安置在有抢救设备的重症监护室内，以便于严密观察，抢救治疗。给氧，加强护理，一般常侧卧位或仰卧位，利于口鼻分泌物的引流。保持床褥平整、清洁。一般是每 2～4 小时翻身一次，骨突易受压处加用气圈或海绵垫，并适当按摩；防止舌后坠，定期吸痰，保持呼吸道通畅，注意口腔清洁，便后及时清洗，留置尿管者，定期冲洗膀胱及更换尿管。急性期有昏迷者先短时禁食，靠静脉补液，在生命体征稳定后，依病情给予易消化、高蛋白、富维生素，有一定热量的流质。

二、对症处理

控制脑水肿，降低颅内压；维持水，电解质和酸碱平衡；人工冬眠疗法；镇静止痉；防治脏器功能衰竭；控制感染。

三、脑保护剂的应用

某些药物能减少或抑制自由基的过氧化作用，降低脑代谢从而阻止细胞发生不可逆性改变，形成对脑组织起保护作用，称为脑保护剂。如巴比妥类、苯妥英钠、甘露醇、肾上腺皮质激素、依托咪酯、富马酸尼唑苯酮等。

四、脑代谢活化剂的应用

严重的创伤感染引起脑代谢障碍，并有相应的病理生理和生化的改变，在脑功能衰竭中起重要作用。故只有积极改善脑代谢紊乱，才能促进脑功能的恢复，防止或减少脑损害的后遗症。临床上主要用促进脑细胞代谢、改善脑功能的药物，即脑代谢活化剂。较常用的有：①脑活素；②胞磷胆碱；③细胞色素 C；④三磷腺苷（ATP）；⑤辅酶 A；⑥乙胺硫脲；⑦氯蟛醒；⑧都可喜；⑨左旋多巴、乙酰谷酰胺、谷氨酸盐；⑩具有苏醒作用的中成药，如醒脑静注射液、牛黄清心丸、紫雪丹和至宝丹等；⑪促甲状腺素释放激素（TRH）；⑫其他，如肌苷、吡硫醇、吡拉西坦、维生素 B6 等。

五、改善微循环、增加脑灌注量

对无出血倾向，由于脑缺氧或缺血性脑血管病引起的脑功能衰竭，可用降低血液黏稠度和扩张脑血管的药物，以改善微循环和增加脑灌流量，帮助脑功能的恢复。常用药物有：①血管扩容剂；②维脑路通；③钙通道阻滞剂；④丹参；⑤川芎嗪。

六、高压氧疗法

在正常大气压下，人肺泡中氧分压为 13.3kPa（100mmHg），在 3 个大气压下吸入纯氧，肺泡内氧分压可高达 400kPa，每 100mL 全血中溶解的氧可从 0.31mL 提高到 6mL。因此，高压氧疗能明显提高脑组织与脑脊液的氧分压，纠正脑缺氧，减轻脑水肿，降低颅内压，促进意识的恢复。有条件有适应症者应尽早使用。

第五节　现代研究进展

一、中医研究进展

近年来，中医中药对多种内科疾病昏迷的抢救治疗发挥了很好的疗效；有关老中医经验、治则的临床研究，剂型改革研究的开展等均从不同方面反映了对昏迷急症的研究动态和认识水平。

中医研究院著名老中医蒲辅周对温病神昏，擅用杨栗山《伤寒温疫条辨》方。如温病表里大热，神昏不语，形如醉人，或哭笑无常，或手舞足蹈，或谵语骂人，不省人事，用大复苏饮（白僵蚕、蝉衣、当归、生地、人参、茯神、麦冬、天麻、犀角、丹皮、栀子、黄连、黄芩、知母、生甘草、滑石）；温病大热，或误用发汗解肌，以致谵语发狂，昏迷不省、燥热便秘，或饱食而复者，用小复苏饮（白僵蚕、蝉衣、神曲、生地、木通、车前子、黄芩、黄柏、栀子、黄连、知母、桔梗、牡丹皮）；温病表里三焦大热，五心烦热，两目如火，唇焦口渴，神昏，谵语，用增损三黄石膏汤（石膏、白僵蚕、蝉衣、薄荷、豆豉、黄柏、黄连、黄芩、栀子、知母）。潘澄濂对热病昏迷治疗，认为紫雪丹在乙脑、流脑病人的治疗中使用，解热作用明显，并有通利二便之效，这样发生脑水肿的可能性大大减少，对暑温、温毒昏迷都有一定效果。如果昏谵而表现为热毒甚重，伴发斑疹，可用神犀丹；昏语时昧时清、身热不高、舌质黄腻苔垢，属痰浊蒙蔽者，用菖蒲郁金汤，送服玉枢丹；对乙脑呼吸衰竭，用六神丸每次10粒，每小时1次，最大量日服50~60粒，分，5~6次；如小儿肺炎心衰用六神丸，先定总量，按成人量60粒/日推算，同时配以竹沥10毫升加姜汁2~3滴，有豁痰宣闭之效。

国内学者对昏迷辨证论治及专题研究也有所开展。

王氏根据温病昏迷的不同临床表现，结合中医理论将昏迷分为热入心包、胃热腑实、瘀热交阻、湿热蒙蔽、阴衰阳竭五种证候，相应提出清热解毒、开窍、通里攻下、清热豁痰、芳香化浊、凉肝熄风、救阴固脱等多种治法。尤其对通里攻下、活血化瘀治疗昏迷问题多有阐发，并认为及早确立昏迷性质，积极治疗昏迷基本疾病，具有重要意义。

建国三十多年来，虽然中医对昏迷治疗取得了一定成绩和进展，对中医理法的探讨，也提供了新的内容和方法，但仍缺乏较为统一的认识，今后应进一步发挥中医中药优势，同时从多病种及大宗病例中去总结成功经验和失败教训，以期昏迷的急救治疗研究不断深入。

二、西医研究进展

脑功能衰竭的主要临床表现为意识障碍及脑部受损的定位症状和体征。其诊断主要依靠特殊检查如 CT、MRI、EEG、PET、SPET 等。但仍缺乏统一的认识和标准，治疗上包括病因的治疗，对症治疗（维持血循环功能、维持呼吸功能、维持水电解质平衡、及时处理胃肠功能紊乱、控制感染、控制体温及癫痫发作、躁动处理），降低颅内压，脑保护剂，高压氧疗法，冬眠疗法，脑苏醒及脑细胞活化剂的应用，支持疗法等，但仍需要继续深入的研究和探索。

林岩崇等对急性重型外伤性脑功能衰竭 500 例分析，认为早期诊断对保证急性重型外伤性脑功能衰竭

（ASTBFF）治疗效果满意与否及降低死亡率和病残率是非常重要的。近年来有人对急性脑功能衰竭的原因作了专门研究，认为临床上急性脑功能衰竭系急性脑部病变，以意识障碍为主要表现的危急的临床综合征，意识障碍是脑功能衰竭的基本表现，其程度一般与脑功能障碍程度相应。并指出脑部受损后所致的脑衰之临床症状在不同情况下有很大差异，主要是取决于脑损害的类型与损害种类。因此早期认识意识障碍并发现其病因，及时治疗，是抢救脑功能衰竭病人生命的关键。对 ASTBFF 病人，作者认为手术中应根据脑组织损伤的程度，决定是否行充分大骨瓣减压术。有人主张 ASTBFF 病人出现脑疝时，不论急性硬膜下血肿，脑挫裂伤，脑内血肿者，均可考虑作额、颞、顶枕部一侧性特大骨瓣减压。但作者认为，一侧性颅骨大骨瓣减压亦应根据术中情况酌情考虑，如已作一侧大骨瓣减压，术中见脑肿胀仍很严重，就应考虑行双侧额颞部大骨瓣减压，继而采取种种综合性抢救措施，使病人能渡过脑水肿高峰期，这对降低病死率，提高治愈率具有重大意义。

主要参考文献

［1］姜良铎．中医急诊学［M］．北京：中国中医药出版社，2003，54－58

［2］张文武．急诊内科学［M］．北京：人民卫生出版社，2007，259－276

［3］王琦，马龙侪．中医治疗昏迷概况［J］．上海中医药杂

志，1984，08：24 - 27

［4］李晨．急性脑功能衰竭的治疗进展［J］．医师进修杂志，1993，09：6 - 7

［5］中医药研究院．蒲辅周医疗经验集［M］．北京：人民卫生出版社，1976

［6］潘澄濂．温病证治述要［J］．云南中医杂志，1980，06：3 - 5

［7］王琦．略论温病昏迷的证治［J］．江苏中医杂志，1980（1）：8

［8］林岩崇，吕世亭．急性重型外伤性脑功能衰竭500例分折［J］．温州医学院学报，1989，01：37 - 39

第十三章　创伤感染的肝功能衰竭

第一节　概　述

　　肝功能衰竭是肝脏合成、解毒、排泄和生物转化等功能发生严重障碍或失代偿，出现以凝血机制障碍和黄疸、肝性脑病、腹水等为主要表现的一组临床症候群。可按照中医的急黄进行治疗。急黄是指由于热毒炽盛之邪而引起的急骤发黄为主症的内科急症。其特点是猝然起病，身目俱呈金黄色，高热，烦渴，胸腹胀满，恶心呕吐，尿少色如柏汁，甚则神昏谵语，吐衄，便血，或肌肤斑疹。本病记载首见于《诸病源候论·黄疸诸候·急黄候》："脾胃有热，谷之郁蒸，因为热毒所加，故卒然发黄，心满气喘，命在顷刻，故云急黄也。有得病即身体面目发黄者，有初不知是黄，死后乃身目黄者。其候，得病但发热心战者，是急黄也。"

第二节　诊断标准

一、中医诊断和类症鉴别诊断

（一）疾病诊断要点

（1）有创伤感染病史。

（2）急性起病，病情发展迅速。

（3）骤然起病，身目俱黄，小便发黄且短少，或黄色如柏汁。

（二）证候诊断要点

本病因创伤而致热毒之邪入侵。临床证候为身目俱黄，小便黄且短少，或色黄如柏汁，发热恶寒，甚则烦热口渴，神昏谵语，衄血便血，肌肤斑疹，脘腹胀闷，胁痛，舌红而绛，苔黄燥或腻，脉弦数或细数。

（三）鉴别诊断要点

1. 阳黄

虽然亦见全身发热身黄，小便黄，口渴，恶心呕吐，但其病发展较急黄慢，与急黄之发病急骤、迅速发展变化有明显的区别。

2. 阴黄

黄色晦暗，食少纳呆，有神疲畏寒，肢冷等表现，易与急黄相鉴别。

二、西医诊断标准和鉴别诊断

（一）诊断标准

肝功能衰竭的临床诊断需要依据病史、临床表现和实验室检查等综合分析而确定。

1. 临床诊断

创伤感染所致的肝功能衰竭多为急性肝功能衰竭，起病多急，2 周内出现 II 度及以上肝性脑病（按 IV 度分类法划分）并有以下表现者：①极度乏力，并有明显厌食、腹胀、恶心、呕吐等严重消化道症状；②短期内黄疸进行性加深；③出血倾向明显，PTA < 40%，且排除其他原因；④肝脏进行性缩小。

2. 组织病理学表现

肝细胞呈一次性坏死，坏死面积大于肝实质的2/3；或亚大块坏死，或桥接坏死，伴存活肝细胞严重变性，肝窦网状支架不塌陷或非完全性塌陷。

（二）鉴别诊断

（1）传染性肝炎（黄疸型）的鉴别，肝功能衰竭者，可见神经精神障碍等临床表现。

（2）与精神类疾病相鉴别，精神类疾病没有"黄疸、肝功能损伤"等表现。

（3）与急、慢性肾功能衰竭鉴别，主要是根据肝功能衰竭患者有明显黄染，肝功能损伤的表现。

第三节　中医治疗

一、急救处治

（1）24小时监测生命体征。

（2）卧床休息及吸氧，应予低脂、低盐饮食，适当增加葡萄糖进量，严格限制蛋白的摄入，补充维生素B、C等。

（3）避免使用对肝脏损害较大的药物，慎用镇静剂、利尿剂等，防止出现电解质紊乱及酸碱平衡紊乱。

二、辨证论治

（一）邪在气分

【临床表现】身目发黄，尿黄且短少，乏力纳呆，恶心呕吐，大便溏或便秘，发热恶寒，舌红苔黄腻或白腻，脉滑数。

【病机】时令热毒，侵入人体，郁而不达，胆汁外溢而致。

【治法】清热利湿，解毒通便。

【治疗】（1）方药：茵陈蒿汤加减：茵陈15g、栀子10g、大黄6g、黄柏10g、黄芩10g、车前子10g、猪苓10g、茯苓10g。

加减法：有呕逆者加竹茹10g；脘腹胀闷加枳实10g、厚朴10g；有胁痛者加郁金10g、延胡索10g。

（2）中成药：5%葡萄糖注射液250～500mL加茵栀黄注射液40～80mL，每日1次，静脉滴注。

（二）邪在营血

【临床表现】身目发黄，迅速加深，高热烦渴，小便深黄，腹胀胁痛，神昏谵语，或鼻衄，齿衄，肌衄，呕血，便黑，身发斑疹，或出现腹水，嗜睡，舌红绛，苔黄褐干燥。

【病机】湿热毒邪，燔灼营血，迫血妄行而致。

【治法】清营凉血。

【治疗】（1）方药：犀角散：水牛角30g、黄连10g、栀子10g、土茯苓30g、金银花10g、连翘10g。

加减法：有鼻衄、齿衄等可加仙鹤草15g、地榆炭 15g、三七 10g 等。有神昏者可加石菖蒲 15g。

（2）中成药：茵栀黄注射液 100mL 加入 5% 葡萄糖注射液 500mL 中，静脉滴注，每日 1 次。醒脑静注射液 20～40mL 加入 10% 葡萄糖注射液 500mL，静脉滴注，每日 1 次。

三、针灸及其他疗法

（一）针灸

毫针刺胆俞、阳陵泉、行间等穴。针刺胆俞穴时，针刺向脊椎方向斜刺，进针 1 寸行捻转泻法，使针感向胸前部扩散。阳陵泉进针 1.5 寸，行间进针 1 寸均用捻转提插泻法，留针 30 分钟。发热加大椎、曲池；胁痛加期门、支沟；恶心呕吐加中脘、内关，均用提插捻转泻法。

（二）穴位注射水针

常选肝俞、胆俞、脾俞、期门、足三里等穴。每次选 2～3 穴。注射维生素 B_1、维生素 B_{12} 注射液，每穴注射 0.5～1mL，每日 1 次。

第四节　西医治疗

肝衰竭至今尚无特效的治疗方法，目前仍强调综合治疗。在密切监护、早期诊断的基础上，加强基础支持治疗，针对肝衰竭的病因和发病机制，进行多环节阻断和治疗，积极预防和治疗各种并发症。

一、基础支持治疗

全身监护，绝对卧床休息，高糖、低脂、适当蛋白饮食；酌情补充白蛋白、新鲜血浆，或凝血因子；维持水电解质及酸碱平衡；注意消毒隔离，加强口腔护理，预防医院感染发生。

二、针对病因治疗

由创伤感染所致的肝功能衰竭应积极控制感染。

三、阻止肝细胞坏死，促进肝细胞再生

（1）促肝细胞生长因子（HGF），在肝衰竭越早使用效果越好。

（2）前列腺素 E1（PGE1），国内外文献报道加用 PGE1 可以降低病死率，但副作用较大。

四、其他治疗

（1）抗内毒素治疗，目前尚缺乏疗效满意的药物。可间歇应用广谱抗生素、口服乳果糖或拉克替醇、抗内毒素单克隆抗体和抗 TNF - a 单克隆抗体等。

（2）选用改善微循环药物、抗氧化剂如还原型谷胱甘肽、必需磷脂（易复善）和 N - 乙酰半胱氨酸半（NAC）治疗。

第五节　现代研究进展

一、中医研究进展

肝功能衰竭要早期诊断，及时用药，要充分发挥

中医辨证施治的特点，抓住轻重缓急，以便用药有所侧重。综合近些年治疗经验，中医多从以下方面进行治疗：利胆退黄，改善肝功；利尿除胀，消退腹水；通便泻热，苏醒神志；凉血祛瘀，防止出血；清热解毒，控制感染。此外，还要注意后期的综合康复调整，如生活起居的规律、饮食的调摄、精神情绪的稳定，这样会大大提高其治疗效果。

刘政芳引入证素的概念，对300例肝功能衰竭患者的临床资料进行回顾性调查分析。结果提示提示肝功能衰竭损伤的脏腑主要有肝、胆、脾、胃、肾、三焦等，其中肝、胆是肝功能衰竭损伤的主要受损脏腑，随着病情进展，脾、胃、肾、三焦受损频率均增加。结合肝功能衰竭疾病特点，研究发现，其常见的病性证素有湿热、血瘀、气滞、气虚、湿阻、阴虚、阳虚、寒湿、痰浊、亡阴、亡阳11项。其中急性肝功能衰竭患者以湿热、亡阴、亡阳为多；亚急性肝功能衰竭患者以湿热、痰浊、气滞为多；慢加急性（亚急性）肝功能衰竭以湿热、血瘀、气虚为多；慢性肝功能衰竭患者以血瘀、气虚、阴虚、湿阻为多。慢加急性（亚急性）肝功能衰竭，证素最多，急性肝功能衰竭证素较少，各型常表现为多种证素组成的复合证候。

在治疗方面，罗国钧在肝功能衰竭的中医治疗亦应强调辨证施治，重点应把握五个主证的治疗，包括利胆退黄，改善肝功；利尿除胀，消退腹水；利便泻热，苏醒神志；凉血祛瘀，防止出血；清热解毒，控制感染。强调要掌握主证的缓急轻重，以便用药有所侧重。

二、西医研究进展

肝衰竭是由于肝细胞大量坏死而出现肝功能严重受损为特征的综合征，主要表现为严重的消化道症状，黄疸迅速加深，出血倾向，并先后出现各种并发症的肝功能衰竭征象。发生于许多严重的肝脏疾病过程中，临床过程为进行性多器官功能衰竭，除中毒引起者可用解毒药外，无特效疗法。症候险恶，预后多不良，严重威胁人类健康。

引起肝衰竭的病因很多，包括肝炎及非肝炎病毒、药物及有毒物质、急性妊娠脂肪肝、HELLP 综合征、自身免疫性肝炎、肿瘤细胞广泛浸润和细菌感染等均可引起肝功能衰竭。在我国，病毒性肝炎尤其是乙型肝炎为其主要致病原因，其次为肝毒性药物诱发的肝损伤、自身免疫性肝炎、Budd – Chiari 综合征及 Wilson 病等。

治疗方面首先是病因学治疗。乙型肝炎病毒感染是我国肝衰竭的最常见病因，与其他原因所致肝衰竭不同，对于乙型肝炎相关肝衰竭患者的治疗除了规范化的综合内科治疗外，是否应进行抗病毒治疗成为近年来研究的热点。既往认为免疫病理损伤是肝衰竭患者病情发展的关键，乙型肝炎病毒在肝衰竭发病过程中只是起启动作用，所以抗病毒治疗并没有引起学者们足够的重视。但随着对肝衰竭特别是乙型肝炎引起肝衰竭致病机制的深入研究，越来越多的学者意识到病毒在机体内持续复制而诱发免疫应答亢进是肝衰竭的主要致病因素，起着主导作用，所以主张应及时、及早地进行抗病毒治疗以控制病情的发展。目前大量研究表明，乙型肝炎相关肝衰竭在内科综合治疗的基础上加用核苷类药物抗病毒治疗后，能够快速有效地抑制病毒复制、降低病毒载量，缓解过强的免疫反应，减轻肝细胞炎症，促进肝组织的修复，改善肝脏功能及患者临床症状，从而达到缓解病情、降低病死率的目的。同时在使用核苷类药物抗病毒治疗过程中较少出现不良反应，患者的耐受性良好。其次是对于并发症的治疗，常见的并发症有肝性脑病和脑水肿、凝血机制异常、消化道出血、肝肾综合征、继发感染。而原位肝移植是治疗进展期 ALF 唯一有效的方法，也是提高 ALF 患者生存率的根本方法。人工肝支持系统是治疗肝衰竭有效的方法之一，其治疗机制是基于肝细胞的强大再生能力，通过一个体外的机械、理化和生物装置，清除各种有害物质，补充必需物质，改善内环境，暂时替代衰竭肝脏的部分功能，为肝移植再生及肝功能恢复创造条件或等待机会进行肝移植。

　　尽管近年来对肝衰竭的认识和处理已取得了较大进展，但肝衰竭至今尚无特效的治疗方法，目前仍强调综合的治疗方法。当前在人工肝、肝细胞移植等方面的治疗研究正崭露头角，而更具针对性、更高效的治疗方法是未来肝衰竭治疗研究的重点方向。我们有理由相信关于肝衰竭治疗方面的研究可能会在不久的将来取得突破性进展，从而使我国肝衰竭的诊治水平迈上一个新的台阶。

主要参考文献

［1］姜良铎．中医急诊学［M］．北京：中国中医药出版社，2003，156 – 158

［2］张文武．急诊内科学［M］．北京：人民卫生出版社，2007，348 – 361

［3］吴旭，盛灿若，冯杏元．急症针灸学［M］．南京：教育出版社，1999，143

［4］赵晓光，吴伟．急性肝功能衰竭的病因及治疗研究进展［J］．中国全科医学，2010，05：462 – 464

［5］罗国钧．肝功能衰竭的辨证施治探要［J］．中医药学刊，2003，08：1382 – 1383

［6］周伯平，袁静．肝功能衰竭的诊断和治疗现状［J］．内科急危重症杂志，2007，06：280 – 282

［7］刘政芳．肝功能衰竭中医证素分布研究［J］．环球中医药，2012，05：329 – 331

［8］Liu Q, Liu Z, Wang Q, etal. Characteristics of acute and sub – acute liver failure in China：nomination, classification and interval, Journal of Gastroenterology, 2007

［9］中华医学会感染病学分会肝衰竭与人工肝学组．生物型人工肝支持系统治疗肝衰竭指南（2009 年版），中华临床感染病杂志，2011，2：321 – 325

［10］谢青，汤伟亮．肝功能衰竭研究进展［J］．肝脏，2012，06：377 – 380

第十四章　创伤感染的肾功能衰竭

第一节　概　述

急性肾功能衰竭是由多种病因引起的肾功能在短期内急剧下降，导致氮质代谢产物和其他有毒产物在体内潴留的一种临床综合征。表现为血肌酐、尿素氮进行性升高（血肌酐平均每日增加 $\geqslant 44.2\mu mol/L$）；水电解质、酸碱平衡紊乱，常伴少尿或无尿。以少尿或无尿者称为少尿型急性肾衰，无少尿者称为非少尿型急性肾衰。

现代医学的肾功能衰竭属于中医肾衰的范畴。肾衰是指肾体受损，脏真衰竭，阴液不化，五液失司，开合失职而引发水津代谢失常，溺毒入血，壅塞三焦的急危重症。本病中医尚有"关格"、"水毒"之称。《伤寒论·平脉法第二》说："关则不得小便，格则吐逆。"

第二节　诊断标准

一、中医诊断和类症鉴别诊断

（一）疾病诊断要点

（1）多有原发性肾系疾病，有创伤病史，临床以少尿，恶心呕吐，视物不清，倦怠乏力，头晕耳鸣较为突出，或见浮肿，头痛，搐溺，心悸气短，皮肤瘙痒，脘腹胀痛，甚则嗜睡、昏迷等复杂临床见症。

（2）体检常见多系统受损表现，面白唇暗，烦躁不安，视力下降，口中尿味，胃压痛，肾区叩痛，或见胸水，腹水，全身浮肿等。

（二）证候诊断要点

1. 辨虚实

肾衰证候当以虚实为纲，区别正虚与邪实的孰轻孰重。

实证：小便短赤，灼热，或闭塞不通，头昏胀，皮肤瘙痒。口黏口苦，或有溺臭，渴不多饮，水肿，腹水，甚者高热烦躁，苔厚浊，脉沉实有力。

虚证：面色㿠白，形寒肢冷，神疲乏力，全身浮肿。尿少清白，舌质淡，脉沉无力。

2. 察急慢

肾衰分急性与慢性。急性病人往往在短时间内发病，多经历少尿、多尿、恢复三期过程，一般症见血肌酐升高，尿素氮升高。慢性病人多有慢性肾病，而无三期表现，但以多系统受损表现为主。

（三）鉴别诊断要点

癃闭是以尿闭、排尿困难、下腹胀痛为主，多无恶心呕吐，B 超示膀胱充盈，但长期不解可发展为肾衰。

（四）相关检查

肾功能与尿比重改变，肾衰指数 > 2，肾图、超声多有病理性改变，尿中多有蛋白、红细胞、白细胞及各种管型，多呈进行性贫血。

二、西医诊断标准和鉴别诊断

（一）诊断要点

有创伤感染病史，可伴有原发病史，并有以下临床表现：

1. 少尿（或无尿）期

（1）尿量在起病后迅速减少，在解除脱水之后，尿量仍然减少，24h 内尿量 < 400mL，有的 24h 尿量 < 50mL，则称无尿、少尿期可持续数口至数周，一般 8 ~ 14d。

（2）尿毒症症状和特征：食欲减弱，恶心呕吐，头痛，精神恍惚，嗜睡，烦躁不安，甚或昏迷，惊厥，有呼吸深长等酸中毒表现，亦可有出血倾向。

（3）高血钾：由于尿量减少，钾因排除障碍而潴留，组织分解代谢的内生钾增加及酸中毒致细胞内钾外逸，致使血清钾增高而出现高血钾症状和体征，如烦躁不安、神志恍惚、感觉异常、口唇麻木、四肢无力。如病情进展，可见面色苍白，四肢发凉，腱反射减弱，心率缓慢，心律不齐，血压下降或心脏停搏。肾脏可有轻度肿大，有叩击痛及压痛。

2. 多尿期

多尿期又称利尿期，一般在少尿后第 8～14 天开始，较少超过 1 个月者。当出现排尿量≥400mL 即为利尿开始，也标志着肾机能已开始恢复。①利尿早期氮质血症可在短期内更为加重。②尿量过多常致失水。③电解质排除过多，常致低血钾或见低血钠，表现为肌肉软弱无力，呼吸困难，腹胀，肠鸣音减弱或消失，心率增快，腱反射减弱。

3. 恢复期

尿量恢复正常，一般情况好转，但病人身体虚弱，四肢无力，面色苍白，表现为贫血虚弱。

（二）鉴别诊断

本病除与功能性少尿区分外，尚须与肾脏本身疾病及尿路梗阻之少尿、无尿鉴别。

1. 重症急性肾炎或慢性肾炎急性发作

有时可急骤发病，数日内可出现少尿、无尿、心力衰竭及尿毒症，询问病史可资区别。

2. 肾盂肾炎伴发坏死性肾乳头炎

坏死组织或肿胀的乳头阻塞尿道，可出现少尿、无尿症状，应根据肾盂肾炎症状、严重毒血症及尿液中的坏死乳头碎片帮助诊断。

3. 双侧肾皮质坏死

症状与本病相同，难于区分，长期治疗肾功能不能恢复。

4. 泌尿道梗阻

前列腺肿大、膀胱颈肿瘤、结石阻塞等常引起急性尿闭。可根据病史、体格检查或用腹部平片、膀胱镜等检查，以明确诊断。

第三节　中医治疗

一、急救处治

（1）原发性疾病的治疗：肾衰不是独立的疾病，针对创伤感染引发的肾衰应积极控制感染对于治疗至关重要，这是救治肾衰的关键所在。

（2）调节水及电解质平衡，注意液体出入量。调节血钾、血钙、血钠及体内酸碱平衡，纠正可逆转因素。必要时可予西药调节，或血液透析，中药腹膜透析等。

（3）饮食给予优质蛋白饮食，忌食豆制品、鱼头等物，宜低盐饮食。

二、辨证论治

（一）实证

【临床表现】小便短赤，灼热，或闭塞不通，头昏胀，皮肤瘙痒，口黏口苦，或有溺臭，渴不多饮，大便不通，水肿，腹水，甚或高热烦躁，或见出血，苔厚浊，脉沉实有力。

【病机】湿毒、水浊、瘀血蕴结于肾，气化失司，开合失职。

【治法】祛浊复肾。

【治疗】（1）方药：温胆汤：制半夏10g、竹茹10g、枳实10g、橘皮10g、白茯苓10g、炙甘草6g。

加减法：热毒瘀滞者，合用清瘟败毒饮（生石膏30g、生地黄15g、水牛角15g、黄连10g、栀子10g、桔梗10g、黄芩10g、知母10g、赤芍10g、玄参10g、连翘10g、甘草10g、丹皮10g、鲜竹叶10g）；水浊壅盛者，合用五苓散（猪苓30g、泽泻15g、白术15g、茯苓15g、桂枝10g）；邪毒害肾者，合用黄连解毒汤（黄连10g、黄芩10g、黄柏10g、栀子10g）。

（2）中成药：川芎嗪40～80mg加入5%葡萄糖注射液500mL，每日1次，静脉滴注。复方丹参注射液20mL，加入5%葡萄糖注射液250mL，每日1～2次，静脉滴注。

（二）虚证

【临床表现】面色㿠白，形寒肢冷，神疲乏力，全身浮肿，尿少清白或夜尿频多，腰酸膝软，食少便溏或伴心慌气短，胸水，腹水或见手足心热，口干咽燥，两目干涩，舌淡，脉沉虚无力。

【病机】脾肾阳气虚乏，无以气化，出入开合之机障碍。或精血亏乏，肾体失养。

【治法】补肾复气。

【治疗】（1）方药：偏于脾肾阳虚者，用真武汤：茯苓15g、芍药15g、白术15g、生姜10g、附子6g。偏于肝肾阴虚证，用六味地黄丸：熟地黄15g、山萸肉 15g、山药 15g、泽泻 10g、牡丹皮 10g、茯苓 10g。

加减法：喘咳息促不能平卧加生龙骨 30g、生牡蛎 30g、磁石 30g 潜阳固脱；汗出如珠山萸肉加至 60g 敛汗固脱。

（2）中成药：至灵胶囊 5 粒，每日 3～5 次，日服。杞菊地黄丸 1 丸，日 3～4 次，口服。黄芪口服液 1 支，每日 4 次，口服。人参健脾丸 1 丸，日 3 次，口服。金匮肾气丸 1 丸，日 3 次，口服。黄芪注射液 20～40mL，加入 5% 葡萄糖 250mL，每日 1～2 次，静脉滴注。

三、针灸及其他疗法

（一）针灸疗法

先灸气海、天枢等穴各 3～7 壮，后服用六一散等药以利小便。

艾灸肾俞及肋脊角区，有时能增加尿量。阳虚水肿者，取水分、气海、三焦俞、足三里穴，配脾俞、肾俞、阴陵泉穴，针刺补法，并施以灸法；尿少尿闭者，取肾俞、脾俞、三焦俞、关元、阴谷、三阴交穴，针刺补法，并灸；肾虚腰痛者，取肾俞、委中、命门、志室、太溪穴，毫针补法，或针灸并用。

（二）其他疗法

1. 灌肠疗法

（1）肾衰结肠灌注液 100mL 加入 5% 碳酸氢钠注射液 10～20mL，保留灌肠 30 分钟，每天 6～8 次。

（2）生大黄（后下）、六月雪、徐长卿、皂角、生牡蛎，浓煎取汁100mL，保留灌肠，每日1次。

（3）用大黄、丹参、牡蛎、蒲公英、槐花、地榆，加水400mL浓缩至200mL，分2次保留灌肠，每天1次。

外敷疗法：紫皮独头蒜、芒硝，共捣成糊状，外敷肾区1小时，每日1次。甘遂末，敷神阙穴。

2. 外敷疗法

取丹参、红花、赤芍、细辛、川芎、透骨草，分装2布袋中，水煎30分钟，分置于双肾区热敷。

3. 穴位注射

以川芎嗪1mL（20mg），于中极穴位注射。

第四节　西医治疗

急性肾功能衰竭总的治疗原则是去除病因，维持水、电解质及酸碱平衡，减轻症状，改善肾功能，防止并发症发生。对肾前性ARF主要是补充液体、纠正细胞外液量及溶质成分异常，改善肾血流，防止演变为急性肾小管坏死。对肾后性ARF应积极消除病因，解除梗阻。无论肾前性与肾后性均应在补液或消除梗阻的同时，维持水电解质与酸碱平衡。对肾实质性ARF，治疗原则如下：

1. 少尿期的治疗

少尿期常因急性肺水肿、高钾血症、上消化道出血和并发感染等导致死亡。故治疗重点为调节水、电解质和酸碱平衡，控制氮质潴留，供给适当营养，防治并发证和治疗原发病。

2. 多尿期治疗

多尿期开始时威胁生命的并发证依然存在。治疗重点仍为维持水、电解质和酸碱平衡，控制氮质血症，治疗原发病和防止各种并发证。部分急性肾小管坏死病例多尿期持续较长，每天尿量多在 4L 以上，补充液体量应逐渐减少（比出量少 500 ~ 1000mL），并尽可能经胃肠道补充，以缩短多尿期。对不能起床的患者，尤应防治肺部感染和尿路感染。

多尿期开始即使尿量超过 2500mL/天，血尿素氮仍可继续上升。故已施行透析治疗者，此时仍应继续透析，直至血肌酐降至 265μmol/L（3mg/dl）以下并稳定在此水平。临床一般情况明显改善者可试暂停透析观察，病情稳定后停止透析。

3. 恢复期治疗

一般无需特殊处理，定期随访肾功能，避免使用对肾脏有损害的药物。

4. 原发病的治疗

对于创伤感染所致的急性肾功能衰竭，应积极控制感染。另外，可选用肾脏保护及修复促进药物，如大剂量维生素 E、促肝细胞生长因子、胰岛素样生长因子、表皮生长因子、甲状腺素以及冬虫夏草等中药。

第五节　现代研究进展

一、中医研究进展

急性肾功能衰竭（ARF）在临床上较为常见，病势急而危重，变化迅速，故病理性质总属本虚标实，虚实错杂。故在治疗时应首辨虚实，初期以邪实为主，浊邪内侵，三焦闭阻，病延则伤正，邪盛正虚，虚实夹杂。此时需以查病因而权衡稳急，判断气血属性，把握病位，评审尿量，细观尿色，暴闭多实，久癃多虚，实则疏导通利，虚则益气补肾。

少尿期以邪实为主，治疗时以"通"为用，而达通利之效，以助气化，可将其大致分为热毒炽盛，痰浊壅肺，血瘀水停之类，各位医家对不同类型采用不同的方剂（或君药）而对症治之。清热解毒法主要针对少尿早期，由外感热病而引起的，此时邪实旺盛，湿热蕴结，三焦气化失司而致水利不通。通腑泻浊法用于痰浊壅肺这一辨证纲目，多见于 ARF 之危重阶段，此时脾肺受损，痰浊内生，壅塞上焦，肺失宣降，水道不利。活血化瘀法以少尿或排尿涩痛，时畅时止为辨证要点。陈彩焕等治疗肾综合征出血热合并急性肾功能衰竭 32 例，除按常规治疗外加用中药，药用：金银花 30g，槐花 30g，蒲公英 30g，煅牡蛎（先煎）30～50g，生大黄（后下）30～60g，结肠透析。治疗组治愈 28 例，好转 4 例，总有效率 100%。对照组治愈24例，好转2例，死亡4例，总有效率86.17%。2组总有效率比较有显著性差异（P<0.05），且无不良反应。

多尿期以虚症为主，需健脾补肾以壮正气。温阳补肾法用于肾气虚弱，失于固摄，开合失度而出现多尿。益气养血法用于邪去正伤，气血虚弱，正气未复。李贵明用真武汤合实脾饮加减方治疗肾病综合症并急性肾功能衰竭患者（脾肾阳虚者）6例，均得到缓解，且完全缓解5例，用济生肾气丸加减治疗肾阳气虚者4例，缓解2例，但无恶化。

恢复期药物治疗无特异性，肾功能恢复是一个缓慢长期的过程，在此期间需注意营养支持外，应避免使用损害肾脏的药物。用药时要合理化和适量化，并充分发挥中医中药的特长，补气养血，扶助正气，提高机体的抵抗能力，进一步改善肾功能，早日恢复健康。

中医在治疗急性肾功能衰竭方面疗效肯定发，其原因在于中医方法既多，措施又主动。如早期使用活血化瘀药对少尿和出血的预防、少尿期采用口服或灌肠通腑泄浊药物以促进利尿和肾功能恢复、少尿期和多尿期合理使用利尿药等经验，都表明了中医在治疗本病中的优势。今后，在本病的临床研究中，若严格科研设计，进一步掌握其演变规律，克服目前各家分型不一、治疗方药各异等问题，统一各病期中各特定证型的处方，并研制出新剂型供抢救急症的使用，则必将会使中医治疗急性肾衰的水平提高到新的高度。

二、西医研究进展

目前，急性肾功能衰竭（ARF）的生化诊断标准依然是建立在 SCr 的基础上，尽管 SCr、BUN 等指标对 ARF 的诊断及预后有指导意义，但血肌酐并不是监测 ARF 患者肾功能的理想指标：导致 SCr 改变的因素众多；只有肾功能明显受损时才有可能检测出变化，不利于 ARF 的早期诊断和干预；对伴有急性肾小管坏死的患者，血肌酐与肾小管损伤并非直接相关。近年来在探索 ARF 新的生物学标记物方面有了一些研究进展，如 N – 乙酰 – B – D 氨基葡萄糖苷酶，A1 – 微球蛋白和 B2 – 微球蛋白，血清胱抑素 C，肾损伤分子 – 1，钠氢交换蛋白 – 3，尽管目前这些生物学标志的敏感性和特异性有待于全面系统地评估，且这些指标的检测大多比较烦琐，在寻找到更为快速、便捷、准确的方法前难以在临床上推广，但可能将对下个阶段 ARF 诊断产生指导意义。同时，几种反映肾小管损伤的生物学标志的综合检测可能是提高其灵敏性和特异性，从而早期诊断 ARF 的有效途径。

在治疗方面，首先是对症支持治疗，量出为入补充液体，预防和纠正肾缺血及二次打击等仍是目前 ARF 患者对症支持治疗的要点，充足补充液体对于肾前性和造影剂肾损伤防治作用已获肯定。其次是肾替代治疗（RRT）或血液净化疗法（BP）血液净化疗法是 ARF 治疗的一个重要组成部分，包括腹膜透析、间歇性肾脏替代治疗、连续性肾脏替代治疗及延长每日血透等。

尽管几十年来，急性肾功能衰竭的诊疗技术取得了长足的进步，但其仍然与不良预后有关，成人急性肾功能衰竭死亡率约为50%，儿童稍低，但也在30%以上，重症急性肾功能衰竭死亡率更高，约为50%～70%。急性肾功能衰竭目前的诊断治疗形势依然严峻，诊断上，主要是缺乏统一的诊断标准，SCr、BUN等传统标准不能及时、准确反应肾功能的变化，而大多数新兴的实验室检查并不能马上适应临床的需要。治疗仍以肾替代治疗为主，但是在方式、剂量上仍无统一的意见。总之，急性肾功能衰竭的防治是一项重要而艰巨的课题、仍有许多问题有待解决。

主要参考文献

［1］姜良铎．中医急诊学［M］．北京：中国中医药出版社，2003，78－81

［2］张文武．急诊内科学［M］．北京：人民卫生出版社，2007，362－375

［3］张洪浩．急性肾功能衰竭的病因及诊断［J］．中外医疗，2012，32：182－183

［4］曹希和．急性肾功能衰竭的中医临床研究［J］．中医杂志，1988，06：54－57

［5］张振野，褚以德，胡文博．急性肾功能衰竭的诊断治疗进展［J］．社区医学杂志，2010，05：38－40

［6］陈彩焕，焦兆龙．中西医结合治疗肾综合征出血热合并急性肾功能衰竭32例［J］．实用中医药杂志，2003，19

（3）：134

[7] 李贵明.中西医结合治疗肾病综合征并急性肾功能衰竭的临床观察 [J].中国厂矿医学，2002，15（5）：421 - 422

[8] 李俏，冯燕，杨拯，等.急性肾功能衰竭中医分期治疗的临床研究进展 [J].辽宁中医药大学学报，2007，03：219 - 220

第十五章　创伤感染的弥散性血管内凝血

第一节　概　述

弥散性血管内凝血（DIC）是机体凝血功能失衡、凝血系统衰竭的一种临床综合征，主要病理过程为全身凝血系统的过度激活、纤溶系统的严重紊乱及多个器官内微血栓形成，最终可因广泛出血和多器官功能衰竭而死亡。临床上可由创伤、感染、恶性肿瘤及病理性妊娠等病因所诱发，其中重症感染所导致的脓毒症是DIC发生的主要原因之一。创伤感染重症会引起促炎细胞因子聚集，对正常血管内皮细胞有明显的损害作用，导致血管内皮下胶原纤维暴露，从而激活内源性凝血系统，进一步广泛形成微血栓，并激发纤溶系统亢进，最终导致DIC的发生。

创伤感染的弥散性血管内凝血属于中医"血证"的范畴，由于血不循经，上溢于口鼻诸窍，下泄于二阴或渗出于肌肤所形成。《内经》中对咯血、呕血、便血的病因均有所阐述，《诸病源候论·血病诸候》则对各种血证的病因病机作了较为详细的论述。对于DIC患者而言，主要病机为热毒迫血、阴虚火旺或气虚不摄。在治疗上，应当从治火、治气、治血三个方面入手。治火者，实火宜清热泻火，虚火宜滋阴降火；治气者，实证宜清气降气，虚证宜补气益气；治血者，宜收敛止血、凉血止血、活血止血，随证而施。

第二节　诊断标准

一、目前国际血栓和止血协会（ISTH）使用 DIC 的评分系统进行诊断[1]，具体如下：

（一）危险性评估：患者是否存在与 DIC 有关的原发疾病。

1. 若有：继续。

2. 若无：不使用本评分系统。

（二）行全面的凝血试验（PT、PLT、Fg、纤维蛋白的相关标志物）

（三）检测结果的评分

1. PLT（$\times 10^9$/L）（$>100=0$，$<100=1$，$<50=2$）

2. 纤维蛋白的标志物升高（如 D – D、FDPs），未升高 $=0$，中度升高 $=2$，极度升高 $=3$。

3. PT 延长（$<3s=0$，$3\sim6s=1$，$>6s=2$）

4. Fg 含量（$>1g/L=0$，$<1g/L=1$）

（四）积分计算

1. ≥ 5 符合 DIC 诊断：每天重复打分。

2. <5 提示非 DIC：$1\sim2d$ 后再行打分。

二、中华医学会血液学会血栓与止血学组结合

DIC 的临床表现与实验室检查于 2012 年提出了如下的诊断标准[2]：

（一）临床表现

1. 存在易引起 DIC 的基础疾病。

2. 有下列一项以上临床表现：

（1）多发性出血倾向。

（2）不易用原发病解释的微循环衰竭或休克。

（3）多发性微血管栓塞的症状、体征。

（二）实验室指标

1. PLT $<100 \times 10^9/L$ 或进行性下降。

2. 血浆纤维蛋白原含量 $<1.5g/L$ 或进行性下降，或 $>4g/L$。

3. 血浆 FDP $>20mg/L$，或 D - 二聚体水平升高或阳性，或 3P 试验阳性。

4. PT 缩短或延长 3s 以上，或 APTT 缩短或延长 10s 以上。

第三节　中医治疗

一、急救处治

（1）立即开通静脉通路，大量补液，维持有效地循环容量和外周灌注压，必要时输注血液制品。

（2）消化系统出血的患者，应采取侧卧体位，防止窒息。

（3）密切观察患者的神志、血压、脉搏、尿量等的变化。

二、辨证论治

（一）热毒炽盛证

【临床表现】多发生于疾病的初期，大多起病较急，出血鲜红量多，或有红色血块，伴有发热、烦躁，口渴多饮，大便秘结，小便黄赤，舌质红，苔黄少津，脉弦数。

【病机】热毒内盛，破血妄行。

【治法】清热解毒，凉血止血。

【治疗】犀角地黄汤合黄连解毒汤。

水牛角_{先煎}30g　赤芍12g　牡丹皮9g　生地24g黄连6g　黄芩9g　黄柏9g　焦栀子15g

加减法：咯血者加石膏_{先煎}30g，芦根30g，杏仁6g；吐血者加石膏_{先煎}30g，知母12g，旋覆花_{包煎}9g，川牛膝9g；尿血者加木通9g，萹蓄9g，白茅根15g；便血者加大黄6g，茜草12g，大小蓟_各9g；紫斑者加当归12g，丹参9g，白及15g。

（二）阴虚火旺证

【临床表现】一般起病较缓，多发生于疾病的中后期，或有实热证转化而成，常反复出血，出血量相对较小，血色暗红，伴口干咽燥，潮热盗汗，头晕耳鸣，腰膝酸软，舌红少苔，脉细数。

【病机】阴虚火热，破血妄行。

【治法】滋阴降火，凉血止血。

【方药】六味地黄丸合茜根散。

生地 15g 山药 12g 山萸肉 9g 茯苓 9g 丹皮 15g 茜根 12g 黄芩 9g 侧柏叶 15g 阿胶[烊化]6g

加减法：咯血者加地骨皮 30g，知母 12g，玄参 15g；尿血者加知母 9g，黄柏 12g，大小蓟[各]9g；紫斑者加当归 12g，仙鹤草 30g，侧柏叶 15g。

（三）气虚不摄证

【临床表现】多见于病程较长、久病不愈或起病初期即有大量出血的者，常反复出血，量少色淡，伴有精神倦怠，气短乏力，食欲不振，头晕目眩，面色㿠白或萎黄，舌淡少苔，脉沉细。

【病机】脾气亏虚，血失统摄。

【治法】补中益气，收敛止血。

【治疗】归脾汤。

白术 15g 人参 12g 黄芪 30g 当归 15g 茯神 9g 远志 9g 木香 6g 龙眼肉 15g 酸枣仁 12g

加减法：吐血者加仙鹤草 30g，艾叶 15g，干姜 6g；尿血者加升麻 6g，柴胡 6g；便血者加炮姜 9g，制附子[先煎]9g，侧柏叶 15g；紫斑者加白及 15g，三七[冲服]6g，仙鹤草 15g。

三、针灸及其他疗法

（一）针灸疗法

1. 咯血

主穴：肺俞、列缺、孔最、尺泽、血海。

配穴：肺热盛者，加大椎、少商；肝火旺者加太冲、太溪。

操作：血海平补平泻，其余均为毫针泻法。大椎、少商可点刺放血。

2. 吐血

主穴：膈俞、内关、足三里、公孙。

配穴：胃热盛者加内庭；肝火盛者加行间；气虚者加关元、气海。

操作：足三里、公孙用补法，膈俞、内关用泻法，配穴随证补泻。

3. 衄穴

主穴：迎香、上星、孔最、合谷。

配穴：肺热盛者加曲池；胃热盛者加内庭；肝火旺者加太冲；气虚者加关元、足三里。

操作：主穴均为毫针泻法，配穴随证补泻。

4. 便血

主穴：长强、大肠俞、脾俞、次髎。

配穴：湿热下注加太白、阴陵泉；气虚不摄加百会、关元。

操作：脾俞、关元用补法，余穴均用泻法。

5. 尿血

主穴：肾俞、膀胱俞、血海、三阴交。

配穴：湿热下注加中极、行间；气血亏虚加关元、足三里。

操作：肾俞平补平泻，余穴用泻法，配穴随证补泻。

（二）大黄及其组成的复方制剂灌肠

能有效遏制肠道细菌和内毒素移位，有效调控 DIC 患者血中内毒素及炎症因子水平，提高与机体免疫功能相关的细胞因子，发挥免疫调节及遏制全身炎症反应的作用。

（三）十灰散贴敷

大蓟 15g，小蓟 15g，侧柏叶 9g，荷叶 15g，白茅根 30g，茜草 9g，丹皮 9g，棕榈皮 9g，大黄 15g，栀子 9g，上药烧成灰，密调贴敷膻中穴。

第四节　西医治疗

一、基础治疗

治疗原发基础疾病及去除诱因，积极消除触发 DIC 的病理过程，是治疗 DIC 的基本策略和最根本的措施，包括积极控制感染、处理创伤、纠正缺血缺氧、纠正酸中毒或血容量不足、低血压、休克等。

二、抗凝治疗

抗凝治疗的目的是阻止凝血过度活化、重建凝血－抗凝平衡、中断 DIC 的病理过程。一般认为，DIC 的抗凝治疗应在处理基础疾病的前提下，与凝血因子补充同步进行。临床上常用的抗凝药物为肝素，主要包括普通肝素和低分子量肝素。

（一）使用方法

（1）普通肝素：一般不超过 12500U/d，每 6h 用量不超过 2500 U，静脉或皮下注射，根据病情决定疗程，一般连用 3～5d。

（2）低分子量肝素：剂量为 3000～5000U/d，皮下注射，根据病情决定疗程，一般连用 3～5d。

（二）适应证

（1）DIC 早期（高凝期）。

（2）血小板及凝血因子呈进行性下降，微血管栓塞表现明显者。

（3）消耗性低凝期但病因短期内不能祛除者，在补充凝血因子情况下使用。

（4）除外原发病因素，顽固性休克不能纠正者。

（三）禁忌证

（1）损伤创面未经良好止血者。

（2）近期有严重的活动性出血。

（3）严重凝血因子缺乏及明显纤溶亢进者。

普通肝素使用需监测 APTT，肝素治疗使其延长为正常值的 1.5～2.0 倍时即为合适剂量。普通肝素过量可用鱼精蛋白中和，鱼精蛋白 1mg 可中和肝素 100U。低分子肝素常规剂量下无须严格血液学监测。

三、替代治疗

替代治疗以控制出血风险和临床活动性出血为目的。适用于有明显血小板或凝血因子减少证据且已进行病因及抗凝治疗、DIC 未能得到良好控制、有明显出血表现者。

（一）新鲜冷冻血浆等血液制品

每次 10～15mL/kg，也可使用冷沉淀。纤维蛋白原水平较低时，可输入纤维蛋白原：首次剂量 2.0～4.0g，静脉滴注。24 h 内给予 8.0～12.0g，可使血浆纤维蛋白原升至 1.0g/L。

（二）血小板悬液

未出血的患者 PLT < 20×10^9/L，或者存在活动性出血且 PLT < 50×10^9/L 的 DIC 患者，需紧急输注血小板悬液。

四、纤溶抑制药物治疗

临床上一般不使用，仅适用于 DIC 的基础病因及诱发因素已经祛除或控制，并有明显纤溶亢进的临床及实验室证据，继发性纤溶亢进已成为迟发性出血主要或唯一原因的患者。

五、糖皮质激素治疗

不作常规应用，但下列情况可予以考虑：①基础疾病需糖皮质激素治疗者；②感染中毒性休克合并 DIC 已经有效抗感染治疗者；③并发肾上腺皮质功能不全者。

第五节　现代研究进展

一、中医研究进展

祖国医学根据该综合征的临床表现，将其归于"瘀血证""血证""厥脱"等范畴。本病可因正虚或邪实而导致瘀血，继而出现血不归经的表现，离经而未排出体外的瘀血以及血管内恶血又可进一步加重出血，造成恶性循环，进而造成气虚、血虚、阴虚、阳虚，使病情恶化，甚至死亡。本病多虚实夹杂，但瘀血是本病的根本原因，贯穿于疾病的整个过程中，所以无论处于 DIC 的早期、中期还是晚期，活血是本病治法的关键环节。早期以邪实为主，祛邪为要；中期虚实并重，多攻补兼施；晚期正虚邪实为主，救急固脱为要。

目前，临床上主要将其辨证分为以下几种证型：热盛血瘀、寒凝血瘀、气滞血瘀、气虚血瘀、血虚血瘀、阴虚血瘀、阳虚血瘀。相应配以方药：桃红四物汤合清瘟败毒饮、当归四逆汤、血府逐瘀汤、四君子汤合血府逐瘀汤、当归补血汤合血府逐瘀汤、桃红四物汤合杞菊地黄汤加减、桃红四物汤合参附汤等[3,4]。郭仁认为伤寒六经病中太阴病的本质即为 DIC[5]：太阴为病，若阳虚寒盛则寒凝血滞，若气机不和则气滞络瘀，多种致病因素均可导致太阴脾络瘀滞，脾失健运，胃失和降，气机紊乱，气血失调，脾不统血，从而出现以瘀血、出血等为特征的病理过程。而太阴病证治之四逆汤可以温阳散瘀止血，桂枝加芍药汤、桂枝加大黄汤则有活血通络、化瘀止血之功。朱平[6]认为现代医学的弥散性血管内凝血，类似于温病营（血）分证中的热毒血瘀证，热毒不仅可以煎灼阴液，炼血成瘀，造成血行凝滞，邪热还可灼伤脉络，导致血溢脉外而成瘀。"热毒"既是造成该病证的首要因素，则清热解毒之法则是其根本大法，不仅可以从根本上祛除病因，还可凉血护络、保存津液，而且某些清热解毒之药还具有化瘀通络的功效。苗木等人[7]认为DIC归属于中医瘀血证的范畴，病位在血脉，血瘀阻络，血不循经而溢出脉外，从而引起各种出血证候，活血化瘀应是治疗的基本法则，并在常规治疗的基础之上加用血府逐瘀汤取得了一定的成效。为了适应临床危急重症用药需要，现多选用中成药，特别是中药针剂静脉给药，以备急用。例如，祛瘀可选用复方丹参注射液或川芎嗪注射液或血必净注射液；止血可予参三七注射液或紫珠草注射液等静脉滴注；固脱可选用参附注射液或生脉注射液等静脉滴注；清热凉血、开窍醒神可选用醒脑静注射液或清开灵注射液等；清热解毒可选用双黄连粉针剂[8]。

大量实验室研究也表明中医药在治疗DIC过程中有不可比拟的优越性：川芎嗪、当归可以显著地降低血小板聚集和黏附，增强红细胞的变形能力，从而改善血液流变性，纠正机体失态过程[9]。夏至草生物碱可以使微血管明显扩张，全血黏度、相对黏度、血小板黏附率和聚集率也均明显低于生理盐水对照组，红细胞变形能力则明显增强[10]。通过对热盛动血证 DIC 家兔模型的研究表明[11]：紫珠草注射液具有保护脏器组织免受内毒素等损伤的作用，可拮抗内毒素的生物活性，调节免疫，从而加强内毒素的灭活和清除，抑制病变过程中一些有害物质的产生并防止其对机体的损害。而且可通过对毛细血管内皮细胞及亚细胞结构的保护作用以改善微循环，阻止组织器官的病理变化。在 LPS 所致的兔 DIC 模型中，清开灵注射液[12]和红花注射液[13]均可以使 APTT 和 PT 明显缩短，血小板计数和纤维蛋白原含量明显升高，蛋白 C 和抗凝血酶Ⅲ的活性明显增强，ALT、BUN、TNF – α 水平明显降低。对益母草的动物实验研究发现[14-17]，其在 DIC 的防治中主要有以下几个方面的作用：①扩张微血管、增加器官血流量、降低血黏度和抑制血小板聚集；②调节 DIC 发展进程中的凝血功能，改善血液微循环与淋巴微循环，干预血液流变性异常；③降低 DIC 大鼠的自由基损伤、减少 NO 生成与释放，从而减轻器官损伤；④改善 DIC 大鼠的凝血内环境，提升平均动脉压。实验造模证实[18]：清解蛇毒汤（水牛角 60g，虎杖、半边莲、白茅根各 30g，牡丹皮、当归各 15g，大黄 12g，三七 6g）可以有效保护凝血机制，从而起到预防 DIC 的作用。

DIC 是许多疾病过程中发生的一种出血性综合征，牵涉到诸多脏腑，中医整体思想和辨证论治方法充分显示其在治疗全身多脏器系统疾病方面的优越性，尤其对于疾病后期的调摄护理，中医往往有大量的方药对证施治，以求最大限度的恢复患者的生活能力，提高生存质量。

二、西医研究进展

感染和脓毒症是 DIC 的首位病因，占总发病的 30%～40%[19]。细菌、病毒、真菌、支原体、立克次体等几乎所有的病原微生物都有可能诱发 DIC，而细菌感染尤其是革兰氏阴性菌感染 DIC 的发生率最高。在感染所引起的 DIC 中，大量细胞因子参与其病理生理过程，可能涉及炎症、凝血、免疫、凋亡等的异常和失衡[20]。目前认为，血管内皮细胞炎症损伤是 DIC 发生的病理生理基础，而凝血系统激活及纤维蛋白溶解亢进则是 DIC 的两个基本病理过程。正常情况下，血管内皮细胞可产生多种调节凝血和纤溶过程的活性物质，而在各种致病因素下，机体产生大量细胞因子，这些细胞因子会造成血管内皮损伤、内皮下组织暴露，激活凝血因子，启动内源性凝血系统；与此同时，内毒素诱发单核细胞产生的组织因子，可激活外源性凝血系统，从而促进血栓形成和炎症过程的发展[21]。凝血系统激活后产生大量凝血酶，使血液呈高凝状态，导致微循环内广泛血栓形成。凝血过程消耗大量凝血因子和血小板，最终使得血液转变为消耗性低凝状态而导致出血。凝血过程形成的纤维蛋白沉积于微血管和脏器、活化的凝血因子及缺氧等因素都可导致活化素增加并促进纤溶酶产生，加之病理性凝血酶能激活纤溶酶原转化为纤溶酶，大量纤溶酶的激活最终导致纤维蛋白溶解亢进。

创伤感染引起凝血功能异常的早期表现为高凝状态，大部分情况下不会出现临床凝血异常，仅凝血的敏感性分子标志物水平会增加，大多患者的全身凝血指标正常。随着病程的进展及大量凝血酶及纤溶蛋白的形成，致使血管内广泛的微血栓形成，伴随着血小板与凝血因子的大量消耗，此时的凝血机制处于代偿状态，如果中止各种因子的刺激，凝血机制往往可以恢复正常，即非显性 DIC。如果炎症刺激持续存在，凝血瀑布异常放大，抗凝进一步受损，引起凝血失控，消耗大量凝血因子和血小板，即会发生显性 DIC，常见的症状是皮肤紫癜和肢体末端栓塞，引起坏死，并出现严重的出血及 MODS[22]。

目前一致认为，原发病的治疗是中止 DIC 病理过程的最为关键和根本的治疗措施。在某些情况下，凡是病因能迅速祛除或控制的 DIC 患者，凝血功能紊乱往往能自行纠正。对于感染相关的 DIC，及时使用有效地抗生素及加强感染部位的外科引流，对控制病情的发展则至关重要。在有效处理基础疾病的前提下，抗凝治疗则可以有效地组织凝血过度活化、重建凝血－抗凝平衡、中断 DIC 的病理过程，目前临床上常用的抗凝药物为肝素（包括普通肝素和低分子肝素）。近年有实验表明，肝素（UFH）至少可部分抑制感染性 DIC 的凝血系统活化，但对有出血倾向的患者应用肝素治疗的安全性仍有争议[23]。低分子肝素（LM-WH）抑制 FXa 作用大于抑制凝血酶，诱发血小板减少及功能障碍者相对少见，且用量较小，无须实验室监测，在预防和治疗感染性 DIC 时优于普通肝素。水蛭素对凝血酶有选择性抑制作用，抗凝作用不依赖抗凝血酶（AT）的存在，能较好地逆转 DIC 的病情发展，在疾病的初期尤为适用。活化蛋白 C（APC）是人体内重要的生理性抗凝物质之一，大样本的临床随机试验已证实，APC 能显著降低重症脓毒症患者的病死率，在重症脓毒症和 DIC 患者可考虑使用 APC 制品治疗（连续输注，$24\mu g/kg$，4d）[24]。

　　如果经过合理的抗凝治疗、DIC 仍控制不佳，又有明显血小板或凝血因子减少的证据，可以寻求替代治疗（新鲜冷冻血浆、血小板悬浮液等）。新鲜血浆所含凝血因子约 2 倍于新鲜血，同时含有一定数量的血小板，由于祛除了红细胞，一方面可减少输入容积，另一方面可避免红细胞破坏产生膜磷脂等促凝因子进入患者体内，同时新鲜血浆中含有多种抗体及细胞因子，有利于感染的控制，故是感染性 DIC 患者较理想的血小板及凝血因子补充制剂[23]。需要注意的是，在 DIC 病因祛除前，单独应用血浆制品可能会加重病情，因此常合并使用小剂量肝素。对血小板计数低于 $20 \times 10^9/L$，疑有颅内出血或临床有广泛而严重脏器出血的 DIC 患者，应紧急输入血小板悬液。此外，肾上腺皮质激素有减少毒素释放，改善血管通透性，稳定溶酶体，促进粒细胞由骨髓向外周血释放，抑制免疫反应等作用, 其在感染性 DIC 中的疗效已获得肯定[23]。但使用时应注意: 用药前及用药中应以强有力的抗菌治疗为基础, 在抗凝治疗之后或与抗凝治疗同步进行。近年来, 连续性血液净化疗法 (CBP) 在 DIC 的治疗中也得到了一定的应用。研究认为[25-28], CBP 能明显的改善危重病患者凝血功能的作用, 通过缓解 DIC 的发病过程, 改善 DIC 病人的预后, 明显降低死亡率。

主要参考文献

[1] 英国血液标准化委员会. 弥散性血管内凝血诊断指南 [J]. 诊断学理论与实践, 2010, 9 (3): 222-224

[2] 中华医学会血液学分会血栓与止血学组. 弥散性血管内凝血诊断与治疗中国专家共识 (2012 版) [J]. 中华血液学杂志, 2012, 33 (11): 978-980

[3] 崔乃杰, 石学敏. 中西医临床急症学 [M]. 北京: 中国中医药出版社, 1998: 572-584

[4] 刘锋, 麻柔. 中西医临床 [M]. 北京: 中国中医药出版社, 1998: 370-379

[5] 郭任. 伤寒六经病变本质探究 [J]. 河南中医, 2009, 29 (3): 221-222

[6] 朱平. 论清热解毒是治疗热毒血瘀证的重要治法 [J]. 中国医药学报, 2002, 17 (3): 171-172

[7] 苗木, 刘迪. 血府逐瘀汤加减佐治弥散性血管内凝血的疗效观察 [J]. 临床合理用药, 2013, 6 (10 上): 56-57

[8] 杨洪涌. 中医药防治播散性血内凝血 [J]. 湖北中医杂志, 2002, 24 (11): 21

［9］李福龙，李继红，刘艳凯，等．川芎嗪、当归注射液对DIC大鼠血小板功能和器官血流量的影响［J］．基础医学与临床，2006，26（8）：809－810

［10］刘艳凯，刘圣君，赵自刚，等．夏至草生物碱对大鼠实验性弥散性血管内凝血转归时血流动力学的调节［J］．中国中西医结合急救杂志，2005，12（4）：210－213

［11］樊亚巍．紫珠草注射液对弥散性血管内凝血家兔解剖结构的影响［J］．中国中医急症，2003，12（3）：259

［12］孙浩，王珣，柳佳利，等．清开灵注射液诱导的兔弥散性血管内凝血的作用［J］．中国病理生理杂志，2012，28（5）：895－899

［13］朱玮玮，李梦佳，马莲顺，等．红花注射液对脂多糖诱导的兔弥散性血管内凝血的作用［J］．中国病理生理杂志，2013，29（8）：1481－1486

［14］张健，李蓟龙，刘圣君，等．益母草注射液对DIC大鼠血流动力学的影响［J］．天津医药，2007，35（3）：206－208

［15］熊立红，侯亚利．益母草在弥散性血管内凝血防治中的应用［J］．中国老年学杂志，2012，32（14）：3094－3095

［16］侯亚利，张玉平，雷慧，等．益母草注射液减少DIC大鼠多个组织器官一氧化氮合成与释放的实验研究［J］．时珍国医国药，2010，21（12）：3135－3136

［17］王伟平，雷慧，侯亚利，等．益母草注射液提升弥散性血管内凝血模型大鼠的平均动脉压［J］．时珍国医国药，2011，22（1）：121－122

［18］李信平，林谋清，徐发彬，等．清解蛇毒汤治疗五步蛇毒致弥散性血管内凝血兔模型的实验研究［J］．新中医，2005，37（6）：623

[19] 黎阳，李文益．弥散性血管内凝血病因、发病机制及其防治 [J]．中国实用儿科杂志，2013，28（9）：669－672

[20] Remick DG. Pathophysiology of sepsis [J]. Am J Pathol，2007，170（5）：1435－1444

[21] Schouten M，Wiersinga WJ，Levi M，et al. Inflammation，endo-thelium，and coagulation in sepsis [J]. J Leukoc Biol，2008，83（3）：536－545

[22] 徐秋萍．重症感染伴随的凝血功能紊乱 [J]．现代实用医学，2013，25（12）：1323－1325

[23] 张媛．感染性 DIC 研究进展 [J]．血栓与止血学，2006，12（3）：140－141

[24] 英国血液学标准化委员会．弥散性血管内凝血治疗指南 [J]．内科理论与实践，2011，6（1）：69－71

[25] 第七届全国血栓与止血学术会议专家组．第七届全国血栓与止血学术会议制定的几项诊断参考标准 [J]．中华血液学杂志，2000，21（3）：165－168

[26] 王锦权，赵劲松，潘爱军，等．连续性血液净化对多器官功能障碍综合征患者评分和凝血功能的影响 [J]．中华急诊医学杂志，2003，12（2）：79－81

[27] 吴爽文．血液净化疗法治疗弥散性血管内凝血 6 例临床研究 [J]．中国医学工程，2013，21（6）：169

[28] 朱凯．连续性血液净化疗法治疗弥散性血管内凝血 4 例临床分析 [J]．中国医药导报，2009，6（22）：55－56

第十六章　创伤感染的内毒素血症

第一节　概　　述

细菌内毒素是革兰氏阴性细菌细胞壁的主要成分，其化学成分为脂多糖。当创伤感染病灶内细菌或血液中的细菌释放出大量的内毒素至血液中，所引起的病理综合征称为内毒素血症。适量的内毒素可增强机体非特异性的免疫功能，并能增强网状内皮细胞的活力。当机体受到严重的创伤感染时，除了感染部位细菌释放的内毒素之外，还可导致肠道内毒素移位，进入血中而诱发内毒素血症，称为肠源性内毒素血症。内毒素作为外源性致热源可作用于粒细胞和单核细胞等，使之释放内源性致热源，从而引起发热，并能促使血管活性物质释放而导致微循环障碍。此外，内毒素还可直接或间接损害肝脏，并能引起糖代谢紊乱及酶学、蛋白质代谢的改变。内毒素血症进一步发展可能引起全身炎症反应综合征、弥散性血管内凝血和多器官功能衰竭而导致死亡。

内毒素是中医热毒之邪的物质基础之一，中医学中的"毒"与现代医学的"内毒素"之间存在着一定的相关性。有研究证实[1]，"热毒证"发生时血中的内毒素水平明显升高，说明热毒内盛是内毒素血症的基本病机。由于热毒内盛，"热为阳邪，易耗气伤阴"，很快便会形成气阴两伤的局面。热毒蒸腾阴血，使得脉内津液消耗加重，再加上阴津本身的亏乏，都会导致血液黏滞、运行不畅，进而造成瘀血阻滞。现代医学内毒素血症病理变化中的微循环障碍、缺血－再灌注损伤及 DIC 等与中医学中"瘀血阻滞"的概念也高度一致。因此，内毒素血症的基本病机为热毒内盛、阳明腑实、瘀血阻滞、气阴两虚。

第二节　诊断标准

当患者在原发病的基础上出现寒战、发热、出血、休克等临床症状，应警惕内毒素血症的可能。临床特征仅提供诊断线索，血液中检测到内毒素才可确诊。检测的方法目前常用的有鲎血细胞溶解物质试验（LALT）和放射免疫测定法两种，尤其是 LALT 方法简单可靠，可检测到盐水中大肠杆菌内毒素的最低含量为 0.5mg/mL，血浆中内毒素最低含量为 1mg/mL。

第三节　中医治疗

一、急救处治

（1）对于高热不退者，在大量补液的基础之上，可采用针刺放血、药物擦浴及中药保留灌肠的方法，尽快使体温下降。

（2）出现微循环障碍者，立即开通静脉通路，大量补液，维持有效地循环容量和外周灌注压，必要时输注血液制品。

（3）出现亡阴证者，可静脉大剂量给予生脉注射液或参麦注射液，配合口服或鼻饲大剂量生脉散或独参汤。

（4）出现亡阳证者，可静脉反复大量给予参附注射液，同时配合口服或鼻饲大剂量参附汤。

二、辨证论治

（一）热毒炽盛证

【临床表现】创伤感染部位焮热肿痛，疼痛较剧烈，伴高热汗出，口干饮冷，小便赤涩，大便秘结，舌质红或红绛，苔薄黄或黄厚而干，脉洪数。

【病机】邪热炽盛，蕴结成毒，毒邪弥散，侵犯脏腑。

【治法】清热解毒。

【方药】黄连解毒汤合白虎汤。

黄连 9g　黄芩 12g　黄柏 12g　山栀 15g　石膏_{先煎} 30g　知母 12g　人参 12g　生甘草 6g

加减法：热势较甚者，加金银花 9g，连翘 9g；腑实不通者加大黄 6g，枳实 9g，厚朴 9g；津液亏耗者加葛根 15g，天花粉 30g，玄参 12g；热入心包、神昏不宁者可加服安宫牛黄丸、至宝丹。

（二）阳明腑实证

【临床表现】创伤感染部位肿痛不甚剧烈，表面暗红，伴潮热口干，手足汗出，腹部硬满疼痛，不欲饮食，小便涩少，大便秘结不通，甚则神昏谵妄，舌质暗红，苔黄厚而干，脉沉数。

【病机】热结肠道，腑气不通。

【治法】通腑泄热，急下存阴。

【治疗】大承气汤。

大黄_{先煎}12g　枳实 12g　厚朴 24g　芒硝_{冲服}6g

加减法：热势较甚者，加石膏_{先煎}30g，山栀 12g，连翘 6g；大便燥结难下者，加芦荟 9g，全瓜蒌 30g，杏仁 6g；津液亏耗者，加天花粉 30g，玄参 15g，石斛 12g；出现神昏谵妄者，可加服安宫牛黄丸、紫雪丹。

（三）瘀血阻滞证

【临床表现】创伤感染的部位痛如针刺，固定不移，伴有鼻衄、尿血、便血或黑便，出血质黏、紫暗，舌质紫暗，可见瘀点或瘀斑，舌下脉络迂曲，脉沉细涩。

【病机】热毒入血，阻滞血行，或溢脉外，或瘀脉内。

【治法】清热凉血，活血化瘀。

【治疗】犀角地黄汤合血府逐瘀汤。

水牛角_{先煎}30g　生地 24g　赤芍 12g　丹皮 9g　桃仁 12g　红花 9g　当归 15g　桔梗 6g　枳壳 9g　柴胡 6g　川芎 12g　川牛膝 12g　生甘草 6g

加减法：四肢青紫肿痛者，加熟地 9g，白芥子

9g，肉桂 6g；胸闷胸痛者，加桂枝 6g，薤白 9g，丹参 12g；脘腹胁肋刺痛者，加香附 9g，乌药 6g，川楝子 6g；尿血者，加车前草 15g，泽兰 12g，大小蓟^各9g；便血或黑便者，加侧柏叶 15g，槐花 9g，白茅根 12g。

（四）气阴两虚证

【临床表现】创伤感染部位红肿不甚，表面发暗，难以溃破，伴精神萎靡，气短懒言，面色㿠白，口干，易汗出，舌质淡，脉沉细。

【病机】热毒蕴久，损气耗血，津液亦亏。

【治法】益气养阴。

【治疗】竹叶石膏汤合四君子汤。

人参 15g　石膏_{先煎}30g　麦冬 12g　半夏 6g　白术 12g　茯苓 9g　生甘草 6g

加减法：偏气虚者，加太子参 15g，山药 15g，黄芪 30g；偏阴虚者，加白芍 15g，石斛 15g，枸杞子 15g；亡阴者，加生脉散或独参汤；亡阳者，加参附汤。

三、针灸及其他疗法

（1）对于高热不退者，可选用针灸或推拿的方法辅助退热（具体内容参考第七章）。

（2）大黄及其组成的复方制剂灌肠：能够排除肠道内产生内毒素的细菌和已经产生的内毒素，减少内毒素的产生和吸收，对内毒素血症有较好的疗效。

第四节 西医治疗

实验研究表明，目前尚未找到合适的抗生素能有效地抵抗内毒素的作用，而且因为抗生素能杀灭大量的革兰氏阴性（G⁻）细菌，从而造成菌体破裂大量的内毒素释放而带来更为严重的后果。庆大霉素、阿米卡星等抗生素在一定程度上能抑制内毒素的合成，减少内毒素的释放。多黏菌素 B 被认为是唯一具有抗内毒素作用的抗生素，其能通过化学作用结合内毒素的类脂 A 部分而中和或灭活其毒性，但其对肾脏有剧烈的不良反应，因此未能直接应用于内毒素血症的治疗[2]。

LPS 刺激机体体液免疫，机体可产生 LPS 抗体。LPS 单克隆抗体作为革兰氏阴性菌感染治疗药物已用于临床，可有效降低败血症患者的发病率和死亡率。抗内毒素蛋白是多形核白细胞颗粒产生的阳离子蛋白质，为一种杀菌性/通透性增加蛋白，其可与革兰氏阴性菌外膜中的 LPS 结合，增加抗菌药对外膜的通透性，清除血中细菌及 LPS。各种类脂 A 前体和类似物是有效的 LPS 拮抗剂，可抑制 LPS 与受体结合。内源性和合成而得到的 LPS 结合多肽可连接 LPS，并中和其毒性。因此类脂 A 抑制剂及多肽对内毒素引发疾病治疗有重要意义。重组高密度脂蛋白（γHDL）在血中与内毒素结合，形成的复合物能通过肝库普弗细胞调控，被肝清除，阻断炎症细胞因子的"瀑布效应"，减少对机体的损伤[3]。

血液透析可有效地用于治疗肾衰，但单纯的血液透析只能清除血液中的蛋白质等有害代谢产物和过多的水分，而对于属高分子物质的 LPS 引起的大量促炎细胞因子的作用较小。在血液透析基础上建立起来的血浆置换技术利用置换液中血浆蛋白特别是清蛋白与脂多糖亲和性高的特性，可部分清除患者血浆中游离的内毒素，此法对内毒素及其他有害物的清除远比血液透析要好，但血浆置换的价格极为昂贵。血液灌流作为人工肝辅助装置也能有效地清除部分内毒素，目前临床上血液灌流常用的吸附剂有活性炭和吸附树脂，其他一些吸附剂也正在广泛的研究之中。

目前，经典的抗感染和支持治疗如抗生素的应用、抗内毒素抗体的应用等并不能有效地清除内毒素，反而具有一定的负面影响。而从拮抗内毒素的触发作用、抑制内毒素激活的细胞因子角度研制的促炎细胞因子拮抗剂虽然在动物实验中疗效显著，但临床疗效并不十分确切。而血液净化法尤其是血液灌流对内毒素有着良好的清除作用，若能够结合血液流变学及内毒素生化特性的相关知识，从 LPS 的生化特性着手，利用 LPS 在不同的 pH 和带电荷状况下其不同的物理化学特性，研制出应用多黏菌素 B 或其他吸附剂固定化纤维的血液灌流系统能够达到特异性吸附并清除 LPS 的目的，则血液灌流法治疗内毒素血症将具有"釜底抽薪"的重要意义，具有非常广阔的前景。

第五节　现代研究进展

一、中医研究进展

内毒素是中医热毒之邪的物质基础之一，中医学的"毒"与现代医学的"内毒素"之间存在着一定相关性。"热毒证"发生时，血中内毒素水平明显升高，说明热毒内盛是内毒素血症的基本病机。王今达教授经过近 20 年的临床实践和动物实验研究发现，感染性多脏衰绝大多数是革兰氏阴性菌感染，这些革兰氏阴性菌存活时不生成内毒素，一旦被杀死（如应用针对性的抗生素等），菌体溃解后即可生成内毒素。被杀死的细菌越多，生成的内毒素也越多，内毒素血症也越重。可以说，内毒素休克的发病是机体遭受内毒素攻击的结果，内毒素性多脏衰的发病也是机体遭受内毒素攻击的结果。上述的各种发病机制是继发于内毒素攻击后，机体的细胞及亚细胞水平出现了中毒性损害，从而导致的继发性病理生理变化。如有某种药物可以拮抗这种毒素，使之失去毒害作用，这种多系统脏器的损害即有可能不再出现。因此在治疗严重革兰氏阴性菌感染时，在应用针对性抗生素杀菌、抑菌的同时，再应用抗毒、解毒药物防治毒素对细胞的毒害作用，即有可能防止发生革兰氏阴性菌感染导致的多脏衰。在此理论基础之上，王今达教授提出了"菌毒并治"的防治理论，并确定了中西医结合"四证四法"的辨证治疗原则——血瘀证与活血化瘀法，毒热证与清热解毒法，急性虚证与扶正固本法，腑气不通证与通里攻下法[4,5]。

蒲晓东[6]提出，热毒内盛、瘀血阻滞、气阴两虚是内毒素血症的基本病机，清热解毒、活血化瘀、益气养阴则是内毒素血症防治的根本治法。雷春萍等[7]认为内毒素血症病机主要为"热毒内蕴，瘀血内阻"，其病机特点为"毒瘀互结，夹有正虚"。陈云等[8]认为热毒致病乃因湿热疫毒之邪入侵人体阻遏气机，气滞血瘀，瘀久化热；热毒炽盛，充斥内外，犯及气血，致瘀致热，外窜经络，内伤脏腑，气阴耗伤，表里三焦俱病。并指出内毒素血症治疗的重点是通里攻下、清热解毒、活血化瘀、扶正固本。张雪等[9]认为内毒素血症相当于中医热毒证范畴，毒瘀互结、滞于肠腑是其基本病机，清热解毒、活血化瘀、通腑泄浊乃其治疗大法。杨超等[10]的研究表明，腹腔注射内毒素后，大鼠出现符合中医热毒血瘀证证候的舌象和体征，其生物学表现是一个动态过程，首先是波及血液内成分变化和凝血变化的炎症反应，然后表现为引起微循环障碍和血流变异常，这说明内毒素血症与中医的热毒血瘀证有着非常密切的关系。马国俊等人[11]以该症的临床主要表现为依据，认为该病的主要病因病机是正虚邪盛。正虚为其发病之病理基础；邪盛多表现为热毒、湿热，为其发病之病因；气滞血瘀为其病程中的病理产物，病变部位多在"阳明之腑"。湿热邪毒蕴结，大肠传导失司，三焦气化不利，毒邪内入血分，是在肝脾肾三脏功能严重受损的基础上而产生的一种"标"急证候。治疗以益气扶正解毒、活血化瘀、通腑泻毒为原则。汪承柏认为[12]，内毒素血症的中医辨证为虚实夹杂，常见证型有血瘀脾虚、热毒炽盛、阴虚潮热等，部分病例为阳明热盛，临床治疗应结合其病理机制和证型辨证论治。马超英等[13-15]认为内毒素血症在病机上属"正虚邪实"，治疗原则应是"扶正"和"祛邪"并举，扶正以益气养阴为主，兼以助阳；祛邪以清热解毒、活血祛瘀为主，兼以攻下。汪德超等人[16]指出内毒素血症阶段多属中医外感病极期，此时热邪深入，煎熬津液，一方面可使血液凝滞成瘀，继而导致瘀热互结伤阴；另一方面，热邪易与肠中糟粕相结而成腑实内结，导致热甚阴竭，耗血动血，变证蜂起，甚则神昏厥脱而死亡。临床中当治以急下存阴法，选用大承气汤釜底抽薪，以救垂绝真阴。综合而言，内毒素血症属于中医学"温病"的范畴，贯穿于卫气营血的各个阶段，起于热毒内盛，随着病变的进展，渐生瘀滞，并且耗气伤阴，在清热解毒、活血化瘀、益气养阴的同时，尤其要注重"急下存阴"法的应用。因为该法不仅可以直折热势，促进"毒"的排出，还可在起病的早期就很好的顾护阴液，对疾病的预后至关重要。

中药对内毒素所导致的机体损伤的保护效应主要表现在四个方面[17]：①对内毒素的清除作用；②抗内毒素诱发的细胞因子或炎性因子作用；③改善微循环和血液流变学作用；④对脏器、组织及细胞的保护效应。研究表明，补益类、清热类、活血类等很多中药都具有免疫调节作用，能调节免疫系统各组分间的平衡，提高整体抗感染能力。刘健[18]研究白虎汤加减灌肠，发现其对温病气分热证模型家兔内毒素有强大的清除作用。黄连解毒汤提取液有明显的减毒作用，电镜下观察到其作用机制不是对内毒素活性暂时性抑制，而是以破坏降解内毒素形态的直接方式减毒。该药物对细菌的直接中和亦为其主要作用方式，而且还可通过提高网状内皮系统（RES）的吞噬能力，加速内毒素的廓清来发挥作用[19]。凉膈散可减少模型动物血浆内毒素含量，降低血浆 TNF - α、LPO 水平，提高血清 SOD 活性，减轻脏器组织病理损害，提示该方药通过多途径发挥解毒作用。林慧等[20]通过实验发现，各剂量中药凉膈散均能有效抑制 LPS 损伤小鼠肺组织 NF - κB 活化，其中低、中剂量凉膈散对 NF - κB 的活化抑制作用较低，高剂量组抑制作用最为明显，呈一定的量效关系。热毒宁注射液是由金银花、青蒿、栀子制成的纯中药静脉注射液。刘红菊等[21]为研究其在内毒素性急性肺损伤中对致炎因子的作用而进行实验，观察到模型组血 IL - 8、TNF - α 含量较对照组显著升高，灌洗液 PMN（中性粒细胞）成活比例增加，凋亡延迟，呼吸爆发明显增强，可见其对内毒素性急性肺损伤有预防和治疗作用。韦继政等[22]研究祛毒冲剂发现其可以有效地降低危重病肠源性内毒素血症大鼠血浆内毒素及血清 TNF 水平，并改善患者的临床症状，促进患者康复。

从现代医学角度研究发现，通里攻下法治疗实验动物及患者内毒素血症，其血中 TNF - α、IL - 1、IL - 6，血浆中内毒素及外周血急性期蛋白含量明显下降，故通里攻下法对内毒素血症的防治有一定的临床疗效[23]。通里攻下法首推大承气汤，其泻下攻积、清热泻火、活血祛瘀，可加速体内各种毒物的排泄，减少内、外源性内毒素的吸收降解；灭活血液循环和消化道中的内毒素，从而减轻内毒素所致肠黏膜屏障的损伤和破坏；控制肠道细菌移居于肝脏、脾脏、肠系膜（淋巴结），对于肠源性感染以及肠源性内毒素血症具有显著的治疗作用。大承气汤所起消除肠源性内毒素作用的途径包括：对肠道常见 G^- 菌的抑杀，对其产生的内毒素的灭活和向肠道外的清除。实验研究结果证实，大承气汤对肠黏膜的完整性具有保护作用，能增强肠屏障功能，有阻止肠道细菌移位的效应[23]。孙元莹等[24]经研究后提出选药攻下力宜猛，用量宜足，用量较小反而达不到通里攻下的作用，必须用大剂重剂，截断病势。马超英等[25]研究加减陷胸桃承汤合参麦注射液对盲肠结扎穿孔（CLP）术后内毒素血症合并急性呼吸窘迫综合征模型大鼠的治疗作用，发现其有升高 CLP 后 ARDS 模型大鼠 PaO_2、降低 $PaCO_2$ 的作用，二者有一定的协同作用。通腑泻热、清热解毒法能促进肠道功能恢复，保护肠道屏障，遏制肠道细菌和内毒素移位，从而有效调控脓毒症患者血中内毒素及促炎细胞因子水平，提高与机体免疫功能相关的细胞因子，发挥多途径、多靶点、多环节的免疫调理及遏制全身炎症反应的双向作用。

从现代医学角度讲，内毒素可直接刺激肾上腺髓质、兴奋交感神经引起小血管痉挛。刺激网状内皮系统增强组织胺脱羧酶活性，释放组胺、5-羟色胺等引起毛细血管瘀血。严重的内毒素血症可引起血小板聚集、血管内皮细胞通透性增加、血浆外渗而产生弥散性血管内凝血。活血化瘀类中药丹参、当归、川芎、赤芍、红花、三七、益母草、乳香等具有改善微循环，降低全血黏度、血浆黏度，阻止纤维蛋白原及血小板聚集及血栓形成的作用，对内毒素血症引起的脓毒性休克，微循环血栓形成、组织低灌注、DIC 等病理生理过程有重要的治疗作用[19]。健脾活血方制剂主要由白术、丹参、枳壳、白芍药、葛根、泽泻、姜黄等药物组成，胡义扬等[26]在研究健脾活血方对内毒素诱导肝脏 TNF-α 的作用时观察到血清 TNF-α 含量及肝脏 TNF-α 蛋白表达受到显著抑制，其上游 TNF-α 的 mRNA 表达也显著受到抑制，由此推测健脾活血方对 LPS 激活大鼠肝脏库普弗细胞分泌炎症因子信号通路有直接的干预作用。赵静静等[27]通过研究活血化瘀中药芪参活血颗粒对脓毒症大鼠生存率和生存时间的影响发现：脓毒症早期大鼠中性粒细胞表面黏附因子 CD11b 和肺组织细胞间黏附分子 ICAM-1 的表达明显增高，而芪参活血颗粒能够明显降低 CD11b 的升高，对 ICAM-1 也有降低趋势，提示其可以通过抑制早期黏附因子 CD11b 和 ICAM-1 的产生，从而减少中性粒细胞与内皮细胞的紧密黏附，减少中性粒细胞在组织器官中的游走渗出，同时也可以减轻白细胞黏附引起的内皮和组织的损伤，以及继发的炎症和凝血级联反应，应用芪参活血颗粒可以明显抑制脓毒症早期内毒素的升高，具有改善脓毒症预后的作用。中药 912 液其主要成分为黄芪、当归、川芎、赤芍、丹参、红花，具有显著的活血化瘀功效，胡岚等[28]在研究中药 912液对内毒素血症大鼠肝损伤的作用发现：中药 912 液治疗组肝细胞损伤较轻，血浆内毒素显著降低，其血浆中抗炎因子 IL-10 表达显著增高，炎症反应显著减轻。

根据中医药学理论，内毒素血症在病机上属"正虚邪实"，对应的治疗原则应是"扶正"和"祛邪"并举。单纯对抗性治疗只能解决"祛邪"的问题，不能忽视属于"扶正"的保护性治疗的重要性。心脉灵由回阳救逆汤剂改成，能抗红细胞膜脂质过氧化物损伤，不但能显著改善内毒素所致红细胞功能的损害和细胞流变学异常，还可显著抑制由于内毒素休克的发展而引起的血浆镁离子升高和肝线粒体镁离子下降，减轻肝细胞亚微结构和肺组织的损伤，明显改善休克的预后[19]。生脉注射液、参麦注射液主要通过激活网状内皮吞噬系统，提高机体对致死性内毒素的吞噬、降解和清除能力，实验证实参麦注射液能拮抗内毒素所致的脏器组织损害，减低脑含水量，保护血脑屏障和脑细胞[19]。四逆汤能显著改善内毒素性休克大鼠的微循环，抑制平均动脉压的降低。云芝胞对内毒素无直接减毒作用，但可明显促进大鼠对血液中内毒素的廓清，通过增强网状内皮系统对内毒素的清除作用而取得抗内毒素效果。有文献报道，由琥珀、水牛角等组成的牛珀至宝丹，水牛角、赤芍、生地等组成的地丹凉血针都能在一定程度上改善内毒素性休克的某些症状或降低动物的死亡率。参附青注射液、补阳还五汤等均有抗自由基作用[19]。

目前实验证实有较好抗内毒素作用的单味中药多集中在清热解毒、活血化瘀、益气滋阴类药中[29]。双花、连翘、乌梅、大黄、阿胶、云苓、水牛角等都有较好的抗内毒素效应。马齿苋多糖能调整抗生素引起的菌群失调，在菌群得到调整的同时，动物血液的内毒素含量下降，肝脏细菌移位减少[30]。预防性的给予生地黄煎液能减轻肠缺血再灌注所引起的肠黏膜损伤[31]。大黄是中医药治疗内毒素血症的常用药物，早期的实验就表明：大黄可以减轻内毒素性低血压，减轻内毒素引起的肠壁血管通透性升高，组织肠腔中的细菌、毒素进入血循环，维持跨肠黏膜电位差，维护肠黏膜屏障的完整性[32]。此外，有人分析了促肠动力药治疗内毒素血症的可能机理：①促进小肠蠕动，减少小肠细菌的过度生长及异位，减轻肠源性内毒素血症的产生及持续时间；②减少肠道细菌及内毒素与肠壁的接触时间，促进其排出；③胆汁酸的排泄，维持肠腔内胆盐的去污作用而减少内毒素的吸收，并起到灭活内毒素的作用[33]。

综述而言，中药治疗内毒素血症可多途径、多环节、多靶点地发挥作用，它们既有一定的直接拮抗内毒素作用，更具有显著增强机体免疫系统和解毒、灭活内毒素的功效，即应用中药治疗内毒素血症本身就可体现对抗性与保护性治疗相结合的原则。然而，单用中药治疗危重而复杂的内毒素血症有很大的局限性，临床上需要充分发挥现代医学关于内毒素拮抗性干预的优势，充分发挥中医药保护性治疗的优势，优势互补，有机结合，这样才能最大程度的发挥中医药的优势、有效地防治内毒素血症及其诱发的一系列严重并发症。

二、西医研究进展

内毒素是革兰氏阴性细菌的细胞外壁溶解后释放出的脂多糖（LPS）。一般细菌毒素可分为两类：一类为外毒素，它是一种毒性蛋白质，是细菌在生长过程中分泌到菌体外的毒性物质。另一类为内毒素，其为革兰氏阴性菌的细胞壁外壁层上的特有结构，细菌在生活状态时不释放出来，只有当细菌死亡自溶或黏附在其他细胞时，才表现其毒性。细菌内毒素主要通过两个方面发生作用[34]：一方面为 LPS 在细菌周围形成一层保护屏障以逃避抗生素的作用；另一方面 LPS 作用于寄主细胞，诱导诸如 TNF、IL 等细胞因子的释放，从而使机体处于混乱状态，严重时可导致脓毒性休克。正常情况下，细菌代谢释放出的内毒素可被肠壁吸收进入门静脉，并通过黏附于肝窦的库普弗细胞的吞饮作用将其清除。若因某种因素造成肝脏的吞噬细胞功能降低或吸收入门静脉的内毒素超过了肝脏的解毒能力，则门静脉血中的内毒素便通过肝脏进入体循环从而产生了内毒素血症。内毒素血症可引起一系列的病理生理改变[2]：①发热反应：内毒素直接作用于下丘脑体温调节中枢，或作用于白细胞使之释放内源性致热原；②促使血管活性物质如缓激肽、组胺、5-羟色胺、血管紧张素等释放，使血压下降，导致微循环障碍；③引起白细胞和血小板减少，激活凝血、纤溶系统，产生出血倾向，引起弥散性血管内凝血；④直接或间接损害肝脏，引起糖代谢紊乱及酶学、蛋白代谢的改变；⑤激活白三烯、前列腺素、巨噬细胞、单核细胞及内皮细胞活性。

现代医学针对内毒素血症的多种治疗措施均是在拮抗内毒素及其诱发的炎症反应策略的指导下进行的，然而这些细胞因子的过度释放即可损伤机体，又可调节机体的免疫功能，具有明显双重性[35]。目前主要采取综合性的措施，包括控制菌血症、减少内毒素的产生和吸收、抗内毒素药物的应用以及阻断 LPS 细胞因子级联反应中的不同部位等。

由于内毒素是革兰氏阴性菌胞壁结构的成分之一，因此只有早期使用抗生素，抑制细菌的繁殖，才能减少内毒素的释放，防止内毒素血症的发生，如果细菌大量繁殖后再使用抗生素则可能会加重内毒素血症。一般情况下，内毒素可被肝细胞灭火，应用富含甘油三酸酯脂蛋白可提高提高机体清楚内毒素的能力。中和内毒素防止其与效应细胞的结合，是防治内毒素休克的关键环节，但由于抗生素抗体仅特异的与一种细菌的内毒素结合，而临床上很难及时鉴定患者的致病菌种，因此限制了抗内毒素抗体的使用。目前研制了多种针对内毒素的核心物质的抗体，但临床效果并不十分理想。内毒素的脂质 A 和凝血因子 - 激肽释放酶原复合体结合，可诱导缓激肽的产生。LPS 还可激活凝血系统，诱发 DIC。针对以上环节，应用缓激肽竞争抑制物、补体多克隆抗体、抑肽酶等，均取得了一定的治疗效果。正常情况下，机体存在内源性的细胞因子抑制物，在抑制细胞因子的药物中，目前研究最多的是糖皮质激素，但在临床对照试验中糖皮质激素并未提高患者的生存率。内毒素分子较小，曾推测血液透析的清除效果欠佳，但血浆和血液置换的临床效果显著，可明显提高患者的生存率。另外，在对一些能中和细胞因子的生物因子的研究发现，细胞因子抑制剂可能会造成机体免疫力和应激能力的下降。

主要参考文献

[1] 刘新民．内科学·第一卷［M］．北京：军事医学科学出版社，2008：746

[2] 何建川，邵阳，张波，等．内毒素血症治疗的研究进展［J］．医学研究杂志，2008，37（9）：102 - 103

[3] 唐虹．内毒素及内毒素血症治疗研究进展［J］．医学综述，2005，11（2）：109 - 111

[4] 李银平．从"三证三法"看中西医结合治疗危重病的研究思路——王今达教授学术思想探讨［J］．中国中西医结合急救杂志，2004，11（1）：7 - 9

[5] 曹书华，王今达，李银平．从"菌毒并治"到"四证四法"——关于中西医结合治疗多器官功能障碍综合征辨证思路的深入与完善［J］．中国危重病急救医学，2005，17（11）：641–643

[6] 蒲晓东．内毒素血症中医病机及治法探讨［J］．中国中医急症，2005，14（12）：1190–1191

[7] 雷春萍，李勇华．中医药防治重型肝炎内毒素血症概况［J］．中国中医急症，2005，14（12）：1222–1223

[8] 陈云，杜建，王玉梅．慢性乙型肝炎血浆内毒素水平与中医虚、实证及肝脏病理的关系［J］．中华综合医学杂志，2004，6（3）：6–8

[9] 张雪，袁惠芳．肝病内毒素血症中医辨治初探［J］．浙江中医杂志，2007，42（1）：18

[10] 杨超，周岩，孙晓红，等．具有中医"热毒血瘀证"表征的大鼠血液成分和流变学变化［J］．中国比较医学杂志，2007，17（10）：607–612

[11] 马国俊，张雪．肝病内毒素血症及中医治则探讨［J］．新中医，2011，43（11）：127–128

[12] 汪承柏．重视慢性肝炎内毒素血症的防治［J］．中西医结合肝病杂志，2001，11（4）：193–194

[13] 马超英，耿耘，章韵，等．牛珀至宝丹对内毒素休克大鼠自由基和肿瘤坏死因子的影响［J］．上海中医药杂志，2003，15（2）：64–67

[14] 耿耘，马超英，王宁，等．加减陷胸桃承汤合参麦注射液对 ARDS 模型鼠肺组织形态的影响［J］．上海中医药杂志，2004，38（12）：33–35

[15] 马超英，耿耘，宋雅琴．加减陷胸桃承汤合参麦注射液对盲肠结扎穿孔术后 ARDS 大鼠的作用观察［J］．四川

中医, 2005, 23 (10): 24-27

[16] 汪德超, 谢斌. 浅议急下存阴法与内毒素血症 [J]. 江苏中医药, 2013, 44 (355): 10-11

[17] 王本芙. 中医抗内毒素损伤的研究 [J]. 中国中西医结合急救杂志, 2002, 9 (2): 121-124

[18] 刘健. 白虎汤加减灌肠对温病气分热证家兔内毒素清除作用研究 [J]. 陕西中医, 2009, 25 (7): 48-49

[19] 张永一, 郭昌星. 复方中药制剂治疗内毒素血症进展 [J]. 中华全科医学, 2008, 6 (11): 1187-1188

[20] 林慧, 余林中, 秦清和. 凉膈散对内毒素肺损伤小鼠肺组织核因子 κB 活性的影响 [J]. 四川中医, 2004, 22 (7): 16-18

[21] 刘红菊, 陶晓南, 辛建宝, 等. 中药热毒宁对急性肺损伤兔肺内致炎因子的影响 [J]. 中国新药与临床杂志, 2007, 26 (6): 446-449

[22] 韦继政, 廖晓春, 刘应金, 等. 祛毒冲剂治疗肠源性内毒素血症的临床研究 [J]. 中国危重病急救医学, 2006, 13 (2): 101-103

[23] 梁俊雄, 翁书和, 陈镜合. 通里攻下法防治多器官功能障碍的研究进展 [J]. 广州中医药大学学报, 2004, 21 (1): 69-72

[24] 孙元莹, 李志军, 王今达. 大承气汤与多脏器功能障碍综合征 [J]. 辽宁中医学院学报, 2006, 8 (2): 36-37

[25] 马超英, 耿耘, 夏红梅. 加减陷胸桃承汤合参麦注射液对急性呼吸窘迫综合征大鼠细胞凋亡的影响 [J]. 中国中西医结合急救杂志, 2006, 13 (4): 195-197

[26] 胡义扬, 彭景华, 许丽莉, 等. 健脾活血方对内毒素诱导肝脏 TNF-α 蛋白和基因表达的抑制作用 [J]. 上海

中医药杂志，2007，41（5）：6－8

[27] 赵静静，张淑文，王红，等．芪参活血颗粒对脓毒症大鼠生存率和生存时间影响的研究［J］．中国中医急症，2007，16（12）：1504－1508

[28] 胡岚，张淑文，阴颖宏．内毒素血症大鼠肝损伤及中药912液干预的研究［J］．中国中西医结合杂志，2007，27（6）：523－526

[29] 高淑娟，戴锡珍，姚华民．几种清热解毒中药抗内毒素作用的比较实验［J］．天津中医，1992，9（3）：42

[30] 雅库，马淑霞，成正祥，等．马齿苋多糖对肠道微生态失调小鼠血内毒素含量及肝脏细菌易位的影响［J］．中国微生态学杂志，2011，23（1）：13－14

[31] 房杰，孙兰菊，陈明慧．鲜生地对大鼠肠源性内毒素血症防治作用的实验研究［J］．陕西医学杂志，2011，40（11）：1455－1456．

[32] 杨建东，景炳文．大黄对肠黏膜屏障的影响［J］．中国中医急症，1998，7（3）：131－132

[33] 辛洪英，张凤朝，李洪霞，等．促肠动力药对老年肝硬化患者肠源性内毒素血症的影响［J］．中国现代药物应用，2009，3（5）：93－94

[34] 蒋力生，陈鹏．脓毒症与内毒素血症的治疗现状与展望［J］．中国普外基础与临床杂志，2004，11（6）：551

[35] 姚咏明，盛志勇．MODS抗炎治疗研究的反思［J］．中国危重病急救医学，1999，11（8）：456

第十七章　创伤感染的护理

创伤感染属于外科常见护理问题，部分病例还会发展为感染性休克、内毒素血症、弥散性血管内凝血、多器官功能障碍综合征，严重威胁患者生命。因此预防、控制及有效的护理创伤感染至关重要。

第一节　创伤感染患者的一般护理

以骨、胸外科多发伤为主要病因的严重创伤常导致患者全身性严重应激反应，伤情变化快，合并多脏器损伤，并发症多，治疗窗口时间短，病情复杂常迅速发生一系列并发症而危及生命，病死率更高。另外，由于情况急迫，病变复杂也容易漏诊和误诊，造成严重不良后果。为此对一些危重患者可能发生的器官、系统衰竭前的功能减退的一些征象进行及时的、系统的、连续的严密监测和处理以防止致命并发症的出现，从而为治疗原发伤赢得时间，进而使之得到有效的专科处理极为重要。

一、创伤感染患者的护理特点

从创伤感染出现开始，其护理表现主要有以下几大特点。

（一）情况紧急，涉及多个专科

创伤急救一般分为创伤现场急救、运送途中监护和医院内救治三个过程，而早期积极的现场急救是整个救治过程的关键。严重创伤者常常涉及心、脑、肺、肾等多个脏器功能从而危及生命。

创伤患者死亡有三个高峰：第一个高峰在创伤后数秒至数分钟内，多由脑干、高位脊髓、心脏、主动脉或其他大血管破裂伤所致，只有极少数救护可以存活。第二个高峰出现在伤后数分钟或数小时内，死亡多由硬膜下血肿、硬膜外血肿、肝破裂、骨盆骨折或多发性骨折大出血、血气胸等造成，专家称之为危重病人的"黄金时间"，是救治成功的关键阶段，也是医护人员所能把握的阶段；第三个高峰发生在伤后数日或数周，多由于创伤引起的并发症所致，如多器官功能衰竭（MODS），此时患者的死亡率主要取决于前两个高峰期的救治是否及时、正确、有效。由此可见，创伤现场急救的重要性毋庸置疑。

（二）病情危重，需要精心监护

创伤感染大部分继发于多发伤后，由于多发伤本身损伤严重，感染更是加重了病情，死亡率高。针对这种情况，病情观察和监护是维系患者生命的重要保障。血压监测可以采用动脉直接测压，虽有风险，但阻塞和血肿并发症仅为1%，而且利于反复监测动脉血气分析。另外，颈皮血氧饱和度监测、CVP监测等血流动力学监测都可准确判断循环状况，扩大循环监测视野和准确性。尿量监测可以反映患者血流灌注水平，严重创伤患者则需要注意某些非循环因素对尿量的影响。如复苏后使用高渗溶液导致血糖升高，从而产生明显的利尿作用；涉及神经垂体的颅脑损伤甚至可产生尿崩症。将尿量、心率、血压三者结合判断将有助于减少对循环状况的误判。创伤后救治后介入性操作较多，如 CVP 导管、肺动脉导管、静脉留置导管、各类脏器创伤所用的减压导管、胸腔闭式引流管、气管插管、导尿管等，医源性感染率明显升高，因此，严格无菌操作，定期更换导管，进行各种有创导管培养和监测，加强消毒隔离，严格处理污染物非常必要，积极开展多管道集束化护理为最佳，是保证患者治疗效果的关键。

（三）病情转归复杂，远期功能锻炼重要

创伤康复治疗的最终目标之一是恢复功能，但临床治疗往往只能为康复锻炼创造一些必要条件，还需要通过康复治疗，尤其是功能锻炼才能得以实现。创伤骨科康复护理，是在对原发病治疗的基础上强调功能的康复护理，康复方案的制定越早越好，最佳开展康复的时机原则上应与治疗同时进行，并且需要取得患者的积极配合。对于创伤骨科患者而言，重点是运动系统的康复，其主要方式是患者在医护人员的指导下进行功能锻炼，同时要预防并发症的发生。整个康复护理过程中，医护人员要以患者护理为中心，通过耐心指导、锻炼、鼓励、帮助，充分挖掘患者的内在潜力，促进其肢体功能重建，尽量恢复日常生活。患者出院时应加强出院康复指导，保证康复锻炼的连续

性。因为它直接影响到患者身体的恢复以及能否重返社会。同时，对出院患者进行必要的随访，随时督促患者。

二、创伤感染患者的心理护理

创伤多为突发事件，特别是严重创伤感染的患者，其心理应激反应强烈，表现为恐惧、焦虑、悲伤、抑郁、孤独、绝望等负面情绪，如不进行合理的干预，则可发展成为抑郁症、焦虑症等精神疾病，严重者还可出现自残、自杀等恶性事件的发生。因此，心理干预与护理，已对创伤后的治疗与恢复至关重要。

（一）创伤患者的心理特点

1. 恐惧、焦虑心理

在创伤初期，大多数患者表现为不同程度的恐惧、焦虑的心理，其原因归结为：患者对突如其来的意外伤害没有任何心理准备，可能在一瞬间就要面对生活状态的改变。在这种超强度应激原的作用下，患者几乎无法面对现实，并且创伤后剧烈的疼痛会造成患者焦躁紧张的情绪，部分患者对创伤事件的描述为生不如死。患者常常表现为浑身颤抖、难以入眠、噩梦惊醒并伴呓语等症状。

2. 否定现实的心理

由于部分创伤患者的伤势过重或者出现残疾的程度超出了自己的承受范围，患者会产生拒绝现实、否定现实的自我防卫方式。一般表现为两种情况，一种是对自己的伤情过分低估，认为自己的病情轻微，以一种盲目自信的心理状态来面对未来。而另一种则是对自己的伤情过分的高估，认为自己的病情已经无药可救，极度消沉、绝望，从而失去治疗的信心，严重者可出现自杀意念和行为。对于给予现状告知的医护人员和亲属表现出烦躁的情绪，表现为否认以自我为中心，对规劝不予理睬。

3. 悲伤、抑郁心理

当突然面对创伤带来的生理和心理冲击时，部分患者会感到无力改变现状，导致悲伤、抑郁的情绪产生。此类患者表现为终日哭泣、以泪洗面、夜不能寐、拒绝与医务人员沟通、对治疗康复反应淡漠等。

4. 孤独的心理

突然的创伤使患者的身心均受到了巨大打击，此时需要亲人朋友的陪伴与支持。但由于创伤发生突然，多数患者都是由警察或急救车送入医院，恐惧、慌张等情绪，加之急诊室环境的陌生，都会使患者产生孤独无助的负面心理。

（二）心理护理

创伤发生后的心理应激变化迅速，患者可在短时间内出现多种情绪并存或相互转化的情况，因此护理上要根据患者的实际情况进行分析和干预。

1. 对恐惧和焦虑的心理护理

恐惧和焦虑主要出现在创伤初期，恐惧的主要来源于对治疗和预后的不确定。此时护士应以亲切和蔼的态度与患者进行沟通交流，以了解病情和心理状况，鼓励患者诉说自己的恐惧焦虑情绪。并通过患者的表述，找出患者恐惧焦虑的来源，了解患者的诉求，并给予相应的梳理和解答。同时安静整洁的病房环境也可以帮助患者消除恐惧的心理。对于疼痛患者，应积极给予镇痛，以通过减轻痛苦而消除恐惧，降低焦虑。

2. 对否定现实的心理护理

否定现实的心理一般出现在创伤程度超出患者承受能力之时，因此要给予患者一定的时间来平复激动从而面对现实，护理上切不可急于求成，过分强调现状，以免造成患者自闭、自杀等严重后果。护士和家属应选择适当时机，如患者情绪平稳后与患者进行交流沟通，适度的告知患者的实际病情，纠正患者的扭曲认知，同时告知患者下一步的治疗康复计划及正向的预期转归，让患者能够实事求是的面对自己的伤情，更好地配合治疗和康复护理。同时要调动患者的主观能动性，激励患者重新认定自我价值，树立面对伤情、面对未来的决心。

3. 对悲伤、抑郁的心理护理

不良心理可能会始终在创伤患者中存在，因此护理上要保持耐心，鼓励患者倾诉内心的苦闷，起到诱导发泄的作用。护士应以良好稳定的心态安慰患者，并以积极的态度陪伴患者，聆听患者的主述，不可轻易打断、否定或规劝患者，给予患者足够的时间来倾诉宣泄内心的悲伤。同时做好患者家属的工作，积极发挥社会支持系统的作用。鼓励患者家属和朋友多陪伴患者，多与患者交流沟通，安抚患者悲观的情绪，更好的应对创伤。

4. 对孤独的心理护理

从患者入院开始，护士应积极对患者进行关心，并利用治疗、护理、宣教等机会，主动与患者沟通。特别是当患者由于创伤需要肢体固定、卧床制动等情况，更容易产生孤独无助感。此时需要护士通过沟通了解患者的生理心理需要，并尽可能给予满足。

三、创伤感染的疼痛护理

（一）概述

疼痛是创伤感染患者最为常见的临床表现。国际疼痛研究学会把疼痛定义为"由实际或潜在的组织损伤，或对此类损伤的描述所引起的一种不愉快的感觉和情感经历"。它是一种复杂的生理活动，严重影响着机体整体或局部的功能，可以使血压升高、心率加快、尿潴留、恶心、呕吐等，严重疼痛可以造成休克，甚至危及生命。

创伤感染所导致的疼痛是由炎症刺激引起，随着炎症程度的加重而加重，严重时出现局部持续性疼痛。感染常伴有局部红、肿、热、痛、功能障碍及不同程度的全身中毒症状。

疼痛会引发的病情变化和患者心理变化，轻中度疼痛，能够引起交感神经兴奋，表现为脉搏加快、血压升高、呼吸急促、出汗、面色苍白、骨骼肌紧张等；重度疼痛以副交感神经兴奋为主，表现为血压下降、脉搏、呼吸减慢，食欲降低、恶心呕吐、瞳孔缩小、软弱无力甚至休克。

疼痛宜治疗综合治疗，包括药物、心理、物理、神经阻滞和神经损毁等。炎性疼痛应大量使用抗生素预防感染。有脓肿形成时，应及时切开排脓、冲洗引流，必要时需作病灶清除术。

（二）疼痛评估

由于人类对疼痛有明显的个体差异，而个人又因环境、情绪等不同对疼痛刺激亦有不同的反应，因此，对疼痛的评估是患者个体报告。护理人员在进行疼痛评估时要注意全面，不仅仅包括病史采集、体格检查及辅助检查等方面，同时要重视患者对疼痛的主诉。一般临床上对疼痛评估采用以下几种评估方法。

1. 0 – 10 数字疼痛量表（Numerical Rating Scale，NRS）

此方法 0 – 10 共有 11 点，表示从无痛到最痛，0 分表示不痛，10 分表示剧痛，请患者自行打分。此方法简单易行，但个体随意性较大。临床上常用在疼痛治疗前后效果的对比。

2. 0 – 5 描述疼痛量表（Verbal Rating Scale，VRS）

此方法是将疼痛划分为六个级别，0—5 级疼痛逐渐加强。

0 级：无疼痛。

1 级：轻度疼痛，可忍受，能正常生活睡眠。

2 级：中度疼痛，轻度干扰睡眠，需要止痛药。

3 级：中度疼痛，干扰睡眠，需要麻醉止痛药。

4 级：剧烈疼痛，干扰睡眠较重，伴有其他症状。

5 级：无法忍受，严重干扰睡眠，伴有其他症状或被动体位。

3. 长海痛尺

上海长海医院根据自己的临床经验及应用体会，归纳总结出长海痛尺。

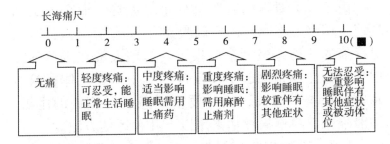

4. 面部表情疼痛评分法

此方法多用于儿童、老年人、存在语言或文化差异或其他交流障碍的患者。

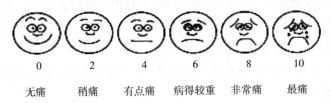

（三）疼痛管理

1. 药物治疗

对于创伤感染患者的疼痛，可以应用阿片类镇痛药（吗啡、哌替啶）、非阿片类镇痛剂（阿司匹林、布洛芬）、局部麻醉药、糖皮质激素、镇静剂（地西泮）等。使用药物治疗过程中，要严格遵医嘱用药。密切观察患者用药前后的反应，有无药物毒副反应的发生。麻醉药和止痛药最严重的不良反应是呼吸抑制，虽然其发生率不高，但危害极大，死亡率较高，因此要引起重视。护理上要加强用药后的巡视，若患者出现呼吸运动的改变，要警惕呼吸抑制的发生，一旦发生此情况，应立即进行急救。

2. 理疗疗法

理疗可以作为镇痛的辅助方法。临床上常采用的有冷热疗法、蜡疗、药浴疗法、光波照射治疗法等。对于轻中度疼痛患者，理疗可以起到良好的作用。

3. 中医传统疗法

中医针灸止痛疗法是采用银针刺入经络的穴位，或采用王不留行籽贴压在耳的相关穴位上，从而起到止痛的目的。

4. 神经阻滞术

包括破坏性神经阻滞和非破坏性神经阻滞两种类型。常用的药物包括局麻药、糖皮质激素和神经破坏药。局麻药可以使受阻滞神经支配的区域产生暂时的麻痹而止痛；糖皮质激素能抑制炎性反应，减轻水肿和渗出，从而使疼痛减轻；神经破坏药则能够使神经产生退行性变，从而镇痛。

5. 自控镇痛泵（Patient Control Analgesia，PCA）

自控镇痛泵是近年来临床上广泛使用的一种镇痛方式，是由麻醉医师根据患者情况个性化制定处方，利用反馈调节，患者自己支配性给药，使错误的指令减少到最低。与传统镇痛给药方式相比，具有血药浓度恒定，用药量少，镇痛效果好，有益于病情恢复等优点。

自控镇痛泵使用前应对患者及家属做好解释工作，取得患者和家属的同意，签署患者知情同意书后方可应用。在治疗过程中，应对呼吸、循环系统要进行监测，护士要定期巡视病房，监测患者的生命体征变化。详细记录患者镇痛治疗方案，询问患者的止痛效果并做好护理记录。若患者镇痛不够，应及时通知医师，给予调整镇痛方案。

部分患者由于镇痛泵中麻醉药的刺激，会出现恶心呕吐的不良反应。若患者胃肠道反应过于强烈，可暂时关闭镇痛泵，同时给予止吐药对抗。昏迷或意识不清的患者要注意保持呼吸道畅通。发生呕吐时将患者头偏向一侧，避免呕吐物误吸入气管，造成窒息。

四、创伤感染患者的营养支持

（一）概述

创伤感染会引起机体内神经、激素与生化代谢的复杂变化。感染早期引起的应激反应使机体营养物质代谢增强，同时使得体内大量的营养物质流失，都会造成创伤感染后患者营养需求的改变。机体损伤后由于体内儿茶酚胺、生长激素和高血糖引起的代谢率升高，能量消耗增加。经研究发现，多发性骨折、颅脑外伤等严重创伤或严重感染患者，基础代谢率比正常增加20% ~40%。充分有效的营养支持疗法能为机体提供创伤修复所需要的热量和各种营养物质，并且可以阻止或减少自身蛋白的分解，增强机体免疫力和创面再生修复能力。

（二）营养支持

营养支持按途径可以分为胃肠道营养支持（肠内）和非胃肠道营养支持（肠外）两种。

1. 肠内营养

（1）口服：口服是最有效的营养支持疗法。如果患者有口服营养支持的可能，应该尽量使用该途径。因为口服法方便、经济、安全，并且口服营养元素最为全面。早期进食可以促进胃肠功能的恢复，减少肠道细菌的移位。如果急性期患者无法进行口服法，可以先采用鼻饲或静脉营养支持法，待病情好转后，应及时改为口服支持法。开始可以试饮温开水或淡盐水，如患者感觉无异常，再给予肉汤、鱼汤等流食，逐渐改为半流食、软食。注意营养的多样化，以提供高蛋白、高维生素、高热量，清淡易消化饮食为主，少量多餐。在制定饮食计划时，要注意尽量增加患者的食欲，包括细致的思想工作，改善食物的口味以符合患者的饮食习惯，选择对食欲影响较小的食物等。

（2）管饲：管饲包括鼻饲、胃造瘘、空肠造瘘以及食管造瘘。主要适用于胃肠功能基本正常而口服有困难的患者，仍属于消化道营养，可获得较完全的营养支持。对此类患者，要采用素膳或匀浆奶鼻饲营养，一般从小剂量、低浓度开始，逐渐增加至标准量500g。营养液温度控制在39℃～41℃，并均匀输注。注意现配现用，保持新鲜，避免污染变质。长期使用鼻饲者，鼻导管应光滑、质柔，且要定期更换，以防鼻咽部溃疡。输注导管每天更换，注入膳食后用水冲洗输注管道。尽量不从管内灌注压碎的药片，以防饲管阻塞。随时观察有无腹泻、腹胀、恶心呕吐、胃肠痉挛等反应。

2. 肠外营养

胃肠道外营养的优点在于其高浓度的葡萄糖被稀释，利于充分氧化利用；混合后脂肪成分输入的速度减慢，消除了单瓶脂肪乳输注的不便和可能产生的不良反应；全封闭的输注系统无须排气，减少污染机会等。临床上常采用的肠外营养支持为复合氨基酸注射液，含有 8 种必需氨基酸及 6～12 种非必需氨基酸，且支链氨基酸比例适合，为基本通用型氨基酸注射液。在配制营养液的过程中要严格按操作规程进行，做到无菌操作，配制室严格消毒，或在空气净化台、层流空气罩内操作。如无上述条件，应在配制前用紫外线消毒空气 1h。注意药物的配伍禁忌。配置好的营养液要当日输毕。输注过程中观察患者的反应，及时调整输注速度。应记录 24h 出入量。定期检测电解质浓度、肝肾功能、血红蛋白等指标[1]。

第二节　创伤感染患者的并发症护理

一、高热的护理

高热时创伤感染发生后最常见的一种临床表现。世界卫生组织指出，发热首选物理降温。而对于感染发热患者，物理降温是最安全有效的退热方法[2]。

（一）一般护理措施

（1）对于病因不明的高热，一般应及时查明原因的同时对症处理，予以物理降温。

（2）卧床休息，空调调节室温22℃～26℃，避免通风口。

（3）严密观察体温和病情的变化，如神、色、肌肤、汗液、气息、脉象等。

（4）注意养护阴津，鼓励患者多饮用糖盐水、果汁、西瓜汁、绿豆汤、凉开水等。

（5）饮食方面宜食用清淡流质或半流食，富含营养，但易于消化的食物。

（6）临床上常用的物理降温方法为酒精擦浴：采用75%乙醇添加常温蒸馏水配成浓度为30%，温度为32℃～35℃的乙醇100mL擦浴。操作方式采用滚动按摩，按摩顺序依次为上肢、躯干、下肢，擦拭大血管经过的浅表部位时延长擦拭时间，擦拭以皮肤发红为度。擦拭时间为20min。擦浴时动作宜轻柔，擦浴过程中注意观察病情变化，如患者发生寒战，或脉搏、呼吸、神色有异常变化时，因立即停止擦浴并及时报告医生处理。对部分老人、儿童和某些并存全身多系统疾病及体质较差等患者注意不良反应发生。高热病人发汗后，应及时增加衣被，给予热粥或热饮，尤其避免直接吹风，适当提高室温。出汗多时及时用干毛巾擦干，或者用吸水性较好的毛巾衬于内衣的前胸和后背，汗湿后及时取出并更换，这样可以避免汗出多时不停更换内衣造成的复感。

（二）辨证施护

1. 卫分证

一般有发热微恶风寒，热势不甚，无汗或少汗，咽喉肿痛，头身疼痛，口微渴，苔白或薄黄，脉浮数等表现。护理上辛凉解表药物宜偏凉或温服，以汗出为佳。无论肌注或口服退热药都要在 0.5h 之内给冷敷或擦浴，以防因冷刺激致腠理闭塞，不能使热邪从汗而出。以免引起卫阴不达腠理闭塞，致汗闭不出，达不到降温目的。

2. 气分证

表现为壮热汗出，口渴饮冷，面赤心烦，咳喘鼻煽，胸膈灼热，口苦口臭，大便秘结，小便黄赤，苔黄少津，脉洪大等。护理时要特别注意热表伤津及邪逆传心包之变，体温高达 39 ℃ 以上时应给予物理降温：冷敷及擦浴，可采用羌活公英酒精液擦浴，借酒精蒸发快，蒲公英清热解毒，羌活解表降温之效，以加强降温的效果；或针刺降温：取大椎、风池、合谷、尺泽等穴位强刺激不留针，亦可在双侧合谷或曲池穴位注射解表镇痛剂，针刺 0.5h 后测温。

3. 营分证

表现为身热夜甚，口干反不欲饮，心烦不寐，躁扰不宁，甚则神昏谵语，斑疹隐隐，或鼻衄、吐血，舌红绛，脉细数等。治疗以清营解毒、泻热护阴为主。护理上辅以物理降温法。若患者出现皮肤冰冷，体温上升时，可用浸泡有桂枝、细辛、红花、白芷、防风等药物的酒精，加温后擦浴；用口服中药的第三煎或清热泻火通便的中药作保留灌肠；针刺合谷、曲池、大椎、风池等穴，或用小剂量退热西药穴位注射；一般不可发汗退热，因发汗伤津耗气，使热邪更甚。

4. 血分证

表现为身热灼手，斑疹密布，或鼻衄、吐血，或神昏谵语，甚则四肢抽搐，颈项僵直，牙关紧闭，舌绛紫，脉弦细数。治疗以清热凉血熄风为主。当热盛伤津耗气，出现汗出肢冷、四肢不温、脉转微细无力时，速用人参附子急救回阳；护理上忌腥味油腻之品，多进新鲜果汁及素食流质；出现便秘、腹胀疼痛而拒按时，可选用大黄、芒硝、玄参、麦冬等煎汤灌肠。

二、全身炎症反应综合征

中医外感热病学与现代感染病学研究的对象都是感染－炎症－发热这一最古老的医学联系。由感染引起的 SIRS－脓毒症－内毒素血症－MODS 常常是感染性疾病进行性发展的结果，它们都属于中医外感热病学、现代感染病学的范畴。

（一）一般护理

1. 密切观察生命体征

连续监测 T、P、R、BP、微循环充盈时间（甲床毛细血管充盈法）、血脉氧饱和度（SpO_2）或血氧分压及血气分析，上述指标在正常时可每隔 2~6h 测定 1 次，在临界值时应不低于 1~2h 测 1 次，正常值以下不低于 30min 测定 1 次。有条件时监测中心静脉

（CVP），尤其在 BP 出现下降且对扩容治疗反应不佳时。

2. 重要脏器功能的监测

监测凝血功能和 DIC 指标、血尿素氮和肌酐；必要时监测脑电图（床边），每日检查眼底以早期发现脑水肿，如出现呼吸窘迫，应连续摄片以确定 ALI/ARDS；监测项目中以血压及尿量最为重要，可反映是否到达休克期及可能出现了 MODS。

3. 准确记录出入量

由于全身炎症反应综合征的患者需要多种药物同时静脉滴注，需要严格控制输液总速度，及时调整滴速及药物浓度，记录每次尿量，以防增加心脏负担。

4. 严密观察尿液颜色

严重循环障碍引起血管内低血容量，肌红蛋白阻塞和损害肾小管可引起尿色呈酱油样、红葡萄酒样或浓茶样，因此在护理工作中要严密观察尿色尿量，并做好记录。

（二）中药灌肠

研究表明，在全身炎症反应发展过程中，肠黏膜屏障削弱、破坏，肠黏膜低灌注或缺血再灌注损伤，肠内菌群和内毒素移位，能够对全身炎症反应的发生发展中起到推波助澜的作用，故肠道的处理起着至关重要的作用。因此，清理肠道、保护肠黏膜、尽快恢复肠功能，防止肠道细菌和内毒素移位是治疗和预防全身炎症反应综合征中非抗生素治疗的关键。

中药大黄具有"下瘀血、破癥积聚、荡涤肠胃、推陈致新"之功效。我国学者研究显示，大黄能预防危重症病人应激性胃肠黏膜病变、中毒性肠麻痹，并能降低 MODS 的发生率。另外，大黄能提高危重症病人胃肠黏膜内的 pH 值，改善胃肠黏膜的血流灌注。促进胃肠道电生理活动，抑制肠道细菌和内毒素易位，降低胃肠黏膜的通透性，阻止内毒素侵入循环系统。大黄主要成分为大黄素、大黄酸、芦荟和鞣质等。故根据中医理论可选用大承气汤灌肠治疗此类患者。大承气汤出自《伤寒论》，由大黄、厚朴、枳实和芒硝组成．具有通里泻下、清热散结的功效。主治创伤感染肠功能障碍。既可泻肠中湿热，又可祛肠中稽留之瘀血[3]。

（三）连续血液净化的护理

创伤感染患者因机体代偿性抗炎反应能力降低以及代谢功能紊乱，最易引发 SIRS。这类患者共同的特征性变化是血浆中炎症介质增多，而细菌感染并非必要条件多项研究证实：持续血液净化可有效地清除 IL-6、IL-8 等炎性介质，降低循环中炎性介质的水平，目前广泛应用于 SIRS 的治疗中。

1. 连续血液净化仪 CBP 的操作护理

由经严格培训后的能够熟练掌握 CBP 机器操作的护理人员管理，及时处理机器报警情况，更换治疗方式及置换液时操作熟练迅速，避免血泵反复停转或由于操作失误致使空气进入管路及滤器，导致凝血的发生。严格无菌操作，配制置换液及更换液体过程中要注意进、出液管口的消毒、保护，避免污染。治疗前充分预冲管路，滤过器内不可有空气停留，治疗中动、静脉壶液面尽量上调，减少空腔，可减少凝血机会。由于血液滤过器有一定吸附能力，随着治疗时间的延长，部分中空纤维会发生堵塞，吸附能力及清除率有所下降，影响治疗效果，应在治疗 24～48h 后更换滤器继续治疗。严密观察并记录 CBP 机器的各种监测数值，了解数值变化原因，保证治疗顺利进行。做好记录和计算，治疗过程中液体平衡的管理、生命体征的变化都至关重要，虽然所用机器能使大部分液体平衡得以控制，但仍要求护理人员准确记录、统计各种出入量数据、生命体征及病情变化，为设定机器参数、临床治疗提供依据。每班护士接班时记录压力范围，发现压力波动过大时要及时进行调整；置换液不参与体内液体交换，只结算脱水量；每 24h 进行总结，做好交接班，为临床治疗提供准确的液体平衡数据。同时应避免或尽量减少因准备不充分等人为因素引起的血泵暂停。当机器出现报警时，应根据提示及时查找原因，迅速有效地处理报警，保障机器正常运转，不仅可减少患者的紧张、恐惧情绪．而且可减少体外循环凝血。

2. 心理护理

行 CBP 治疗患者易产生焦虑、恐惧、紧张及不安的心理，应进行全面的护理评估，制定护理计划。备齐抢救用物，做好患者及家属的解释工作和心理护理，以减轻患者的恐惧心理，取得患者和家属的配合和信任。签署"患者知情同意书"，并向其介绍治愈病例．

帮助患者树立战胜疾病的信心，同意接受治疗。

3. 加强基础护理，减少各种感染的发生

该类患者机体免疫力低下，易并发口腔、肺部、皮肤感染，增加患者痛苦和医疗费用。护理上应保持床单整洁干燥，定时翻身。做好口腔护理，防止口腔损伤，观察牙龈、口腔黏膜有无出血和感染，有异常情况及时报告医生，并及时处理。由于患者身体机能减退，咳嗽无力，易导致肺部感染。每日晨起嘱患者深呼吸锻炼，并在吸气末咳嗽，护士用空心掌从下到上、从外到内进行扣背，促其有效咳嗽，减少肺部感染。为了防止留置管脱落、扭曲，翻身变换体位时要加强管路的管理，必要时予约束带固定肢体，由于局部皮肤组织长期缺氧、循环不良易发生压疮。每 2～3 h 侧身 1 次，帮助患者进行四肢的被动运动，同时鼓励患者进行主动踝泵练习，每小时做 5min，每天累计踝关节训练大于 500 次，能够有效地预防深静脉血栓的发生。做好会阴护理，预防泌尿系统感染，并及时处理大小便，防止刺激皮肤和污染穿刺处及导管。[4]

4. 做好监测

密切观察患者生命体征及液体平衡情况、出血征象，及时发现病情变化，调整治疗方案。按医嘱及时留取血标本，血培养，定期检查炎症介质 IL-1β、IL-8、IL-6 等水平的变化，并详细记录。协助合理用药，遵医嘱按时给予抗生素，并观察疗效。

5. 保持血管通路通畅

通畅的血管通路是保证 CBP 顺利进行的前提，因

此，透析过程中一方面要观察动静脉的压力、血滤器前后压力的变化，压力过高或过低时要及时检查管道有无脱落，导管有无凝血。SIRS 患者常伴有意识不清、烦躁、体位改变等易造成单针双腔导管贴壁、折叠、脱落，导致血管不通畅、血流缓慢、血流量不足而发生凝血，所以给患者翻身后要及时放好体位。另一方面要观察血滤器颜色有无变深，滤器上端的血液分布是否均匀，滤出液是否通畅。如果出现滤过压过低，滤器内血液颜色变深或呈条索状，应及时更换滤器，病情许可加大抗凝剂用量及血泵流速。

6. 维持循环稳定

CBP 在清除水分的同时也丢失了部分血浆蛋白，容易引起低血压，因此应持续心电监护，严密观察意识、瞳孔、血压、脉搏、呼吸及氧饱和度等变化，每 30 min 测 CVP1 次，每 1 h 复查 BGA + ION、血糖，正确记录 24 h 液体的出入量，根据病情及实验室检查结果调整置换液的入量、超滤量、置换液的温度，做到有计划地均匀脱水，防止低血容量及低血糖、低血钾的发生。必要时静脉补充生理盐水、高渗糖、羧甲淀粉或白蛋白、全血等，对于服降压药引起的低血压，行高钠透析（可将透析液钠浓度调整至 145 mmol/L）并嘱患者透析当日停用降压药或减少药物剂量。严密监测体温变化及体温下降的幅度。观察末梢循环温度，患者有无畏寒、寒战，注意给患者加盖棉被保暖。对于发热患者置换液可不加温，以达到降温的目的，体温正常后可使用加温管，以保证置换液的温度在 37℃

左右，防止患者发生寒战。对于容易出现低体温者，预先温浴置换液至 37～38℃，室温保持在 18～28℃，湿度保持在 50%～75%。

7. CBP 治疗后护理

在终止治疗时，严格按照操作规程进行回血，防止发生空气栓塞；拔针后用无菌敷料压迫穿刺点 10 min，弹力绷带加压包扎，力度适中，防止局部出血、渗血。治疗结束后，准确记录超滤量，测量血压、脉搏、呼吸、心率等并做好记录，观察患者有无不良反应；做好患者与家属的宣教工作，与病房护士做好交接班工作，并记录；最后，做好 CBP 机器的清洁和消毒工作。

8. 术中并发症的观察和护理

（1）过敏反应：血浆滤过透析过程中出现的过敏反应，包括皮肤瘙痒、荨麻疹、畏冷寒战，如出现上述症状，遵医嘱给予地塞米松 5mg、异丙嗪 25mg、10% 葡萄糖酸钙对症处理，并予吸氧、保暖，调节室温。

（2）低血压：常见并发症之一，与超滤不当有关。因此在治疗中要密切观察患者的生命体征变化。如超滤过快过多，患者可出现胸闷、心悸，心率加快，血压下降，立即暂停超滤，给予氧气入，建立静脉通道，补充血容量后症状缓解，血压平稳后继续治疗。

（3）高血压：存在水钠潴留的患者在治疗过程中要警惕高血压的发生。护理上首先应给予安慰，排除患者精神紧张等因素，同时采用低钠透析，通过限钠和透析中的超滤等处理使血压平稳。

(4) 出血：出血为 CBP 常见的并发症，包括留置静脉插管相关的出血和体外抗凝引起的出血。为了防止血液净化治疗过程中的体外循环发生凝血，CBP 治疗过程中需要一定的抗凝。这在重症患者中有可能导致出血或血小板减少。抗凝的预防和护理应首先保持体外血路通畅，最易形成血凝块的部位分别为血管通路、血滤器、静脉壶。在进行血液净化治疗前应对患者的凝血功能、出血倾向等进行全面评估。以选择合适的抗凝方法。抗凝剂的使用应根据出凝血时间相应调整，选择合适的抗凝剂，注意观察血滤器的颜色，如确定滤器堵塞应及时更换，同时要密切观察血液透析导管处有无渗血，全身皮肤黏膜有无瘀点瘀斑，切口有无渗血，引流管中有无血液流出，有无呕血、黑便等消化道出血的情况，及时汇报医生采取相应措施。根据患者的凝血结果及全身有无出血倾向，治疗过程中，同时每 2 h 复查凝血。一旦出现出血倾向或凝血异常，及时汇报医生，调整抗凝剂用量，必要时应用止血剂及鱼精蛋白对抗。

(5) 防止感染：插管局部感染是较严重的并发症，因此，应尽量将患者放置在单人房间，做好病室空气及地面的消毒工作，严格无菌操作，防止外源性感染。置换液现配现用，穿刺处每日更换敷料，保持局部清洁干燥。按医嘱及时应用抗生素，对于分子量较小的抗菌药物，CBP 对其具有一定的清除能力，治疗结束后应及时补足，以保持药物的有效浓度。

（6）电解质紊乱：血液滤过透析治疗过程中易并发各种电解质紊乱，术中每 2 h 密切监测电解质 1 次，及时调整透析液配方，纠正电解质紊乱。

三、创伤感染后休克的护理

（一）一般护理

1. 常规护理

持续吸氧，使用监护仪持续监测血压、脉搏、呼吸、心率、心律、血氧饱和度情况，及时记录监测结果，记录液体出入量，在已补足液体量血压仍低的情况下，用微量泵泵入多巴胺药物，根据血压情况调整输液速度，以及多巴胺剂量及速度，使血压维持在正常范围。高热给予药物和物理降温，控制体温在 38℃以下。

2. 恢复有效循环

早期、快速、足量扩容是抢救休克成功的关键。1 名护士负责静脉通道管理，快速补充血容量。接诊患者后立即快速建立 2～3 条静脉输液通路，用于输液和输血。在急诊急救中宜选用动静脉留置针穿刺，对穿刺困难者，应果断进行静脉切开，置管补液。

3. 动态病情观察及维持心泵功能

将患者安置在重症监护室，采取中凹仰卧位位（上身抬高 20°～30°，下肢抬高 15°～20°），密切观察患者病情变化。监测生命体征、意识、瞳孔、血氧饱和度、尿量等变化，动态监测和观察患者伤情变化，进行针对性病因处理。在抢救休克过程中应特别注意患者的血流动力学改变，密切观察心电监护及血压的改变，判断患者的循环功能状态。

4. 进行心理护理

惊慌或心情烦躁的患者往往不能很好地配合治疗，对于这部分患者应说明医护人员会尽力为其治疗和护理，以稳定患者急剧波动的情绪使其配合治疗与护理。有效的心理护理能使患者树立信心，对疾病康复有重要意义[5]。

5. 人工气道的护理

对于气管切开的患者，严格、细致、有效的气道管理是抢救成功的关键，采取以下措施。

（1）加强无菌操作：患者应给予单间护理，限制人员进入，进入者佩带口罩，定时开窗通风，保持室内空气新鲜，每日紫外线照射消毒一次，床旁桌椅、地面用含氯消毒液擦拭，吸痰用物严格灭菌，超声雾化器连接管、口含嘴用完后清洗消毒，使用中的氧气湿化瓶每日更换，湿化液每日更换，给氧管、气管切口敷料每日更换一次，气管内套管每日取出清洗干净，煮沸消毒，吸痰管一次一根，呼吸机的连接管、螺纹管每周更换、清洗消毒后备用，每日超声雾化两次，稀释痰液，以利排痰。

（2）掌握吸痰技巧：每次吸痰前后充分供氧，调节负压在 $40.0 \sim 53.3$ kPa，以防吸力过大造成气管黏膜损伤，吸痰时在无负压状态时插入，在负压状态时左右旋转，向上提出，每次不超过15秒，痰液黏稠不易吸出时，用庆大霉素、地塞米松、糜蛋白酶各一支加入 0.9% 氯化钠注射液配成气道稀释液，每次沿气管壁注入，随即吸痰。

6. 加强基础护理

预防褥疮、泌尿系感染、肺部感染等并发症发生。创伤感染的患者病情变化快，体能消耗过多，身体极度虚弱，抵抗力低，身上置多根导管翻身不便，预防感染及褥疮发生至关重要。有条件者可以使用气垫床，保持床铺平整、干燥、无渣屑，建立翻身卡，视患者皮肤情况定时翻身，翻身后给拍背。加强口腔护理。保持尿管清洁，每日两次尿道口护理，定期夹闭尿管，维持患者膀胱肌群的训练。

（二）脉波轮廓温度稀释连续心排血量监测技术（Pulse Indicator Continuous Cardiac Output，简称 PICCO）的护理

感染性休克亦称为中毒性休克是常见且治疗难度较大的休克类疾病，其致死率较高。多数此类休克患者在发病过程中，易出现高或低动力型血流动力学状态。在治疗时，多对液体限制与利尿剂血管活性药融合一起进行治疗．而 PICCO 的有效应用恰恰可以加强对患者液体的管理，尤其对 CI、ELWI、ITBI、SVRI 等指标的有效管理，同时对正确用药以及相应的疗效判定都具有科学、有效的指导意义。

1. PICCO 的方法

（1）为患者建立一条中心静脉通路：在动脉穿刺成功后，将 PICCO 的双腔股动脉热稀释导管置入，一腔与 PICCO 监护仪相连测量动脉血温，而另外一腔与换能器相连测量动脉压。

（2）将患者体重、身高等数据输入 PICCO 后，监测仪器将提示输注低温生理盐水（2℃～15℃）的剂量，并按该剂量从中心静脉注入低温生理盐水后，开始测量。PICCO 通过分析热稀释曲线，将会得出 CO 数据。

（3）上述操作重复 3 次，并算出数据的平均值，即为所需参数。

（4）在 PICCO 测量过程中，避免用手或其他物体触摸专管及温度传感器，以免因外界温度影响，导致测量数据不精准。

2. PICCO 的护理

（1）仔细观察患者的病情变化：密切监测患者的心率、血压、血氧饱和度、尿量等情况；在补液过程中，仔细、严密地对 PICCO 的监测结果进行时时观察，以便根据监测数据对补液的剂量、速度做出及时的调整；密切观察并记录患者的 24h 出入尿量，因为尿量可直接反映出患者肾脏灌流以及患者全身容量是否足够。

（2）加强导管的护理：加强对无菌操作的规范程度，并用透明敷料覆盖好导管术口；每天认真检查导管术口有无分泌物、渗血或是松动现象；测压生理盐水每天更换 1 次，而压力传感器则每周更换 1 次；密切观察整体的监测系统以及深静脉导管、股动脉导管是否通畅；各个管路间连接处无有脱出、松动或是血液倒流现象；经常检查 PICCO 仪的波形、数据是否显示正常，以防发生管路故障或是阻塞、脱出；每间隔8h进行定标1次，如患者病情或是数值突然发生变化，则需要重做定标；患者若发生高热现象，应及时向主治医生汇报，如有必要可拔除导管，并对导管尖端做细菌培养；每天仔细观察、测量患者四肢皮肤温度以及其足背动脉搏动情况；另外，还要注意对患者双下肢腿围进行仔细测量，观察有无肿胀、静脉栓塞或是回流受阻现象。以上现象一旦出现，应立即拔除导管[6]。

四、呼吸衰竭的护理

呼吸衰竭属于中医肺衰的范畴。肺衰是指由于肺之脏真受伤，气力衰竭，呼吸错乱，百脉不畅而引起的危机重症。呼吸衰竭常出现肝、肾功能衰竭、上消化道出血、休克等并发症，如抢救不及时可导致死亡。在治疗上应用机械通气，保持呼吸道通畅，改善通气功能，纠正缺氧和二氧化碳潴留是抢救呼吸衰竭的关键，其中护理是一个重要环节。护理质量的好坏，直接关系到患者病情的转归。

（一）一般护理

1. 心理护理

创伤感染的患者与慢性呼吸衰竭的患者不同，由于其原来身体一直比较健康，对突如其来的胸闷、气促，甚至窒息感时，表现出极大地恐惧与不安，护理人员向患者及其家属解释此病的预后，鼓励病人振作精神，并耐心合理地满足病人所提出的要求。

2. 病室环境要求

病室环境优雅，空气流通，温湿度适宜；注意保暖，防止受凉，预防感冒。规范病区管理，预防医源性感染；对于创伤感染后的呼吸衰竭，应做好床旁接触隔离，在该患者床头及病历牌上贴接触隔离标示。告知患者及家属接触隔离的目的及意义；床尾挂速干手消毒液，医护人员接触患者前后均立即用其洗手；床旁放置小型医疗垃圾桶收集患者所有生活垃圾，尤其是指导患者痰液的处理，咳出后应用纸巾包裹后放入黄色医疗垃圾桶视为医疗垃圾统一处理；同时，提高医护人员手卫生依从性。研究显示，医护人员的手可带有大量细菌，提高手卫生的水平，可明显减少手部的细菌数量，从而可降低30%的医院感染事件的发生。与患者直接接触的相关医疗器械，器具及物品如血压计，体温表，听诊器，输液架等固定为该患者使用，并及时消毒处理，不能专用的物品在每次使用后用含氯浓度 500～1000 mg/L 的消毒液擦拭；每日床旁空气消毒 2 次；最后，减少人员探视，护理人员在为患者护理时应集中操作，勤洗手，必要时穿隔离衣及戴手套，防止医源性感染。

3. 生活护理

协助病人采取适当体位，使之舒适，以保证良好的睡眠和休息，并给予低盐、高维生素、高蛋白易消化营养丰富的清淡饮食，原则上少食多餐，不能自食者给予鼻饲。合理的营养支持可以使呼吸衰竭病人恢复体重，提高机体免疫力，改善肺功能，防止通气功能减退或呼吸衰竭的再发生。病情危重时予以禁食，由静脉补充足够的热量及营养。吞咽功能恢复后，供给高蛋白、高热量、适量脂肪，含维生素丰富的清淡可口、易消化的流质，少量多餐。注意观察腹胀，大便情况。病人食欲好，进餐后无不适，逐渐改为半流质至捕食。同时避免过高碳水化合物饮食和过高热卡摄入，以免产生过多二氧化碳。

4. 严密观察病情变化

监测生命体征，特别注意观察瞳孔、发绀、神志、呼吸、痰液的变化，应加强病房巡视，发现异常情况，及时通知医生，以便及时处理。

5. 并发症预防护理

呼吸衰竭患者治疗过程中，除积极恢复患者的通气功能外，还应采取积极措施有效减少患者并发症的发生。患者由于长时间卧床休息，容易发生坠积性肺炎、压疮等并发症，应积极协助患者翻身。机械通气治疗患者常采取气管插管术，导管压迫易引起患者鼻腔黏膜充血水肿、疼痛等。患者取平卧位时应协助其将头部微微后仰，以减轻导管对咽后壁的压迫，减轻水肿。日常护理过程中，注意患者的口腔卫生问题，由于长期使用抗生素，易导致霉菌感染，因此要及时给予口腔护理。对气管切开患者，应保持创口干燥，注意观察患者切口是否红肿，有无皮下气肿等。

（二）呼吸道护理

1. 氧疗护理

呼吸衰竭首先纠正缺氧，给氧目的在于提高肺泡内氧分压，从而提高弥散能力，改善低氧血症，促进细胞的正常代谢，维持机体的正常生命活动。呼吸衰竭病人一般采用低流量 1L/min～2L/min，低浓度 24%～30%，采用鼻导管或鼻塞吸氧持续给氧。经以上方法不能有效改善缺氧，应采用机械呼吸器并继续给氧，以增进肺泡通气量。但若患者在 CO_2 潴留的同时还伴有严重的低氧血症，持续低浓度低流量给氧可能并不能缓解患者呼吸困难的症状。此时可根据患者的 SpO_2 高低来调节氧流量及给氧方式，从鼻导管给氧 3L/min 起，逐步增加氧流量，同时监测血氧饱和度。当调整氧流量大于 5L/min 时，应更换鼻导管为面罩吸氧，以免损伤鼻腔黏膜。当患者氧饱和度持续波动在 95% 以上，将给氧流量逐渐往下调整或者更换为鼻导管吸氧以增加患者舒适度，须始终将患者的氧饱和度维持在 90% 以上。

在吸氧过程中，氧疗效果应经常监测，以观察缺氧是否改善，随时调整氧浓度，以得到满意的氧疗效果。动脉血气分析监测：血气分析是判断呼吸衰竭类型，了解机体酸碱平衡状态，观察病情变化，指导合理氧疗效果的科学方法和手段。要求护士要有高度的责任心，要具备呼吸专科基本理论及高超的技术，要有较强的观察能力、分析力及应急能力，提供各种动态信息，配合医生做好病人的综合治疗。通过血氧饱和度（SaO_2）测定，可以动态观察病人氧疗全过程 SaO_2 变化，以了解与病情关系。无创血氧饱和度监测是一种连续的无创伤测定动脉血红蛋白的氧饱和度的方法，正常范围 94% ~ 100%，无创伤无痛苦，病人易接受。

氧疗过程中应注意吸入气体的加温和湿化，保持管道通畅。注意观察病人意识变化，以防二氧化碳麻痹，并定期测病人动脉血气分析，以便更好地调节浓度和流量；保持气道通畅，及时清除痰液，鼓励病人咳嗽、深呼吸、勤翻身，协助作体位引流，轻拍背部，借助振动的力量，促使痰液排出。对昏迷无力排痰病人可行导管吸痰，通过机械性刺激引起有效咳嗽反应。如痰液阻塞无效时，可行气管切开，并做好术后护理；氧疗时湿化瓶应每周消毒 2 次。湿化瓶内液体每日更换一次，采用无菌蒸馏水。吸氧鼻导管每周更换 2 次，以预防院内感染[7]。

2. 指导患者锻炼呼吸肌功能

护士到患者床旁向患者讲解腹式呼吸及缩唇式呼吸法的目的，并与患者一起制定呼吸肌功能锻炼计划，病室里放置健康手册配制呼吸肌功能锻炼的方法及图片方便患者随时能自行学习。腹式呼吸：患者取立位、坐位或平卧位，两膝半屈，使腹肌放松，两手掌分别放于前胸部与上腹部，用鼻缓慢吸气时，将腹部手掌向上抬起，胸部手掌原位不动，抑制胸廓运动；呼气时，腹部手掌下降，同时可配合指导缩唇式呼气法。缩唇式呼气法：患者呼气时腹部内陷，胸部前倾，将口唇缩小（呈吹口哨样），尽量将气呼出，以延长呼气时间。起初患者在护士的指导及陪伴下每天只能进行 1 次呼吸肌功能锻炼且每次不能超过 5min，2 周后患者完全掌握呼吸肌功能锻炼的方法，每天能坚持锻炼2次，每次10~20min。

3. 有效清除呼吸道分泌物

指导其适量饮水，每日饮水量大于1500mL有助于痰液的稀释；遵医嘱给予雾化吸入（2~3次/d，20min/次）。指导患者雾化前清水漱口，雾化后亦用清水漱口，观察患者口腔黏膜及面部皮肤情况及痰液的颜色、性质、量的变化；帮助其拍背排痰，患者置于侧卧位，操作者五指并拢，以指腹及大小鱼际肌叩击患者前胸及后背5~10min，取患者对侧卧位，方法同上；注意避免患者餐后2h内进行雾化，同时避免患者受凉。

4. 气管插管的护理

保持气管插管的固定、通畅。每2h协助翻身并给予患者排痰，每次5~10min。病人呼吸平稳后，鼓励病人进行有效的咳嗽和深呼吸练习，也有助于气管分泌物排出，刺激肺泡表面产生性物质。吸痰时严格进行无菌操作，观察并记录痰液的颜色、性质及量。吸痰过程中护理人员要提高无菌意识，使用一次性吸痰器，吸痰手法要温柔，一次吸痰时间不超过15s，吸痰时导管插入不要过深。医护人员进行各项有创操作时，谨记无菌原则，注重手卫生，严格按照"六步洗手法"洗手，避免感染发生。

5. 气道湿化护理

对呼吸衰竭患者要经常进行气道湿化治疗。研究发现，对气管切开术后的患者给予滴药、雾化交替法进行气道湿化治疗，可以促进排痰，提高血氧浓度，降低呼吸道感染发生率。气管插管拔除前要充分清理呼吸道分泌物，降低呼吸道感染发生率。呼吸机管路每周更换员次，及时清理管道中的冷凝水，收集冷凝水装置应放置在呼吸机管道的最低位置，以避免冷凝水倒流引起患者误吸，加重感染。另外，需定期对呼吸机的空气过滤器、传感器、气体滤过管道等进行消毒更换，预防病原菌定植增生[8]。

五、心力衰竭的护理

(一) 急性心衰的急救护理

接诊后应迅速明确病因或诱因，尽可能积极去除病因或诱因，如有感染征象者抗感染治疗，糖尿病伴有急性心力衰竭时，通过微泵静脉注入短效胰岛素控制血糖等。

(1) 发现患者急性心力衰竭时，应立即报告医生并准备好急救器材配合抢救，让患者取坐位或半坐位，给予心电监护；急性心力衰竭由于心排血量锐减，动脉系统供血不足，组织缺氧严重，护士应准确判断合适的吸氧浓度，立即给予高浓度鼻导管氧气吸入，若患者意识模糊，采用加压面罩给氧 8～10L/min，并在湿化瓶内加入 20%～30% 酒精，降低肺泡表面张力，提高吸氧疗效。为保证组织的最大氧供，将血氧饱和度维持在 95%～98% 非常重要，可防止多脏器功能障碍及功能衰竭。

(2) 建立两条静脉通道，应用静脉留置针以保证给药顺利。遵医嘱使用吗啡 3～5mg，稀释后静注 3～5min；硝普钠或硝酸甘油加入 5% 葡萄糖或生理盐水中缓慢静脉滴注，根据血压、心率进行调节；应用洋地黄类药物及呋塞米。必要时四肢轮流三肢结扎法缓解病情。

（3）使用强心、利尿、平喘等药物，同时应密切监测生命体征的变化。

（4）创伤后感染的心力衰竭患者，重要脏器的储备功能较差，若使用镇静剂，应备有呼吸机或简易呼吸器，以防止呼吸抑制导致呼吸骤停。

（二）一般护理

1. 心理护理

患者创伤后感染而导致心力衰竭多为突发性，患者表现为严重的恐慌、焦虑、悲观等负面情绪。这些心理负面情况在心力衰竭恶化的临床过程中起着重要作用，是心力衰竭患者死亡的重要因素。因此，护理人员应注意向患者讲明心理因素与疾病的关系，无微不至的关心和尊敬病人，与患者建立良好的护患关系。患者发生心力衰竭时，应针对具体情况，掌握患者的心理特点，给予个性化的心理护理，耐心说服、解释，想方设法解除患者的紧张、恐惧及忧虑心理。在治疗过程中多与患者沟通，及时判断患者出现的心理问题，及时给予心理关怀和支持。护士同时要与患者家属做好沟通，使患者家属在探视时间内按照医院规定的探视要求进行探视，并能给予患者足够的关怀和理解，使患者以最佳的心理状态配合治疗。

2. 饮食护理

了解患者的饮食习惯，指导患者健康饮食。注意少量多餐，进易消化、富含营养、高维生素的饮食。多食新鲜的蔬菜、水果。保持大便通畅。每餐定量，不可过饱。创伤后感染患者也可能因为疼痛、抑郁等原因造成食欲减退、胃肠道吸收障碍等，导致全身营养状况差，从而加重病情。因此护士要为患者订制饮食计划，同时告知患者家属或配膳房要注意色、香、味，提高患者食欲。对无法自己进食或进食较少的患者，及时给予留置胃肠管，以准确控制患者入食量，同时确保药物的服用。

3. 静脉疗法的护理

心力衰竭的患者多带有静脉输液导管，如中心静脉置管、外周静脉植入中心静脉导管（PICC）或外周静脉留置导管等。在护理上要保持管道通畅，预防管道性并发症如感染或静脉炎发生。心力衰竭患者为减少对心脏的负荷，应严格控制入量，输液速度宜慢、时间宜长，多种药物是依靠注射泵持续小剂量泵入。对持续 24h 输液的患者，每日两次以 0.9% 氯化钠 10mL 对管路进行脉冲式冲封管。在预防管道感染方面，因有一定护理临床经验的护理人员采取专人跟踪管理，监测病人体温变化，对穿刺点每周定期做无菌棉拭子细菌培养。中心静脉置管不仅能及时快速确保用药通道，同时克服了老年人血管条件差，不易穿刺带来的痛苦，提高了患者治疗的耐受性和依从性。

4. 用药指导

心力衰竭的患者，在治疗过程中因涉及多种药物，护理人员应全面熟悉常用的治疗药物知识，用药时要严格三查八对。用药前要询问患者的过敏史，用药后及时评估患者的生命体征及症状改善情况，有无不良药物反应，及时记录。定期监测电解质，准确记录24 h尿量，每日测量体重，静脉用药应严格掌握速度，一般控制在 20 滴/min 左右或输液泵控制在 80 ~ 100mL/h，静脉注射用药可用微量注射泵持续均匀的泵入，注重血压、心率的监测，以利于药物作用的观察。如有异常，及时汇报给主管医生，积极配合处理[9]。

5. 预防感染

呼吸道感染是诱发心理衰竭的主要原因，护理上告知患者及家属注意防寒，避免感冒，一旦发生呼吸道感染应积极治疗；对吸烟者要嘱其戒烟；限制钠盐摄入，少食多餐，不宜过饱，禁用易引起腹胀及刺激性的食物；注意休息，防止过劳；保持情绪稳定；同时保持大便通畅，防止便秘。

六、脑衰竭的护理

急性脑功能衰竭是多种病因所致的一种以颅内压增高及意识障碍为主要表现的临床病理状态，属于中医"神昏"的范畴。是临床上较为常见的、病死率最高的脏器功能衰竭。护理上以确保有效供氧、多脏器功能保护及基础护理为主。

（一）确保有效的氧供应

（1）保持呼吸道通畅。脑功能衰竭的患者多为昏迷的患者，自主呼吸减弱。因此，防止气体交换不足是首要的，应早期行气管切开术，及时彻底清除分泌物，保证有效供氧。

（2）合理吸痰。有研究表明，肺部感染的危险性随吸痰次数的增加而增加。只有当呼吸道分泌物增多，确定吸痰时才吸痰。生命体征稳定时，定时拍背，通过叩击震动背部，间接地使附着在肺泡周围及支气管壁的痰液松动脱落，以利痰液排出。

（3）吸痰管应选择大小合适的，痰量多时，忌长时间吸引，每次吸痰时间小于 10 秒，必要时间隔 3min 以上再行吸引，吸痰管应从鼻腔或口腔进入气管内深部逐渐向外缓慢旋转，边吸边退动作要轻柔，避免刺激过强，造成呛咳剧烈，使颅内压突然增高。

（4）呼吸减弱潮气量不足者，应及早用呼吸机辅助呼吸。

（5）对于排痰无力的患者，可以定时从气管套管内滴湿化液：每 2 小时 1 次，每次 3～5mL，使稠痰变稀，易于咳出或吸出。

（二）注意多器官功能的监测

脑衰竭属于急危重症，如不进行有效干预，短时间内即可转变为多器官功能衰竭（MODF）。因此，要给予患者严密的病情观察。专人护理，有条件者可以入住 ICU 病房。严密监测生命体征和各系统功能，详细记录监测各项参数，为治疗提供依据。

（三） 加强基础护理

脑衰竭患者处于昏迷状态，生活不能自理，护理上要加强基础护理，以减少不良事件和并发症的发生。保持病床位的干燥、整洁柔软，每 2h 定时翻身 1 次，预防压疮的发生。翻身时放平患者头部，移动呼吸机伸缩延长接头，放置好呼吸机管道，然后缓慢将患者逐步翻至需要体位，再把床头抬高 15°~30°。对于意识不清、抽搐、躁动不安的患者应加床栏及约束带保护，以防坠床。眼睑闭合不全者，加强眼角膜护理，点滴眼液，用凡士林纱布覆盖保护双眼。高热患者物理降温或药物降温，每小时测体温 1 次，直至体温下降至正常范围。准确记录 24h 出入水量。保持肛门周围皮肤清洁干燥，用温水清拭后涂氧化锌或鞣酸软膏，防止皮肤溃烂发炎。

急性脑衰竭的患者特别是伴发高热的患者，能量消耗大，应保持营养的供给，可遵医嘱给予输入支链氨基酸等高热量液体。不能进食的患者早期放置胃管，以保证营养和水分的摄入。

七、肝功能衰竭的护理

创伤后感染并发肝功能衰竭的患者多为急性肝功能衰竭，急性起病，且病情发展迅速。患者可见全身黄疸，小便量少、色黄。急性肝衰竭的自然死亡率高，肝移植是目前唯一有效的治疗手段。但由于创伤感染患者处于急性感染期，不易行肝移植手术，故护理工作应以加强病情监测、积极急救处理和日常基础护理支持为主。

（一）一般护理

1. 病房环境管理

肝衰竭患者由于免疫力极度低下，容易继发口腔、腹腔、肠道、呼吸道以及皮肤等感染，因此要严格病房环境管理。嘱患者卧床休息，若条件允许可为其安排单人病房，既能保证睡眠又可减少感染机会。严格探视制度，告知患者及家属避免继发感染对患者的危害，以取得患者及家属的理解与配合。

2. 严格病情观察

加强病房巡视，密切关注患者生命体征和意识变化等，发现情况及时汇报医生。该病易引发肝性脑病，护士需仔细观察患者性格和行为的变化，特别是夜间护理时要对可疑患者进行语言、定向力、计数、书写、睡眠颠倒等项目的监测，早发现，早治疗。注意观察患者大小便情况，检查尿量、尿色、出入液量及进液速度。观察患者大便的形状、颜色、气味有助于尽早发现消化道出血及肠道感染。

3. 液体疗法的护理

患者入液过多易发生水肿，利尿过度则易发生功能性肾衰，要严格记录患者 24h 出入量，量出为入。为避免患者发生电解质紊乱，尤其是血钾、血钠、血氯的失衡，应在限盐、限水的同时，每天为患者补给最低生理需要量的钾、钠、氯等电解质，同时定期监测患者的血生化结果，以免造成严重电解质紊乱影响患者预后。

4. 饮食护理

慢性重型肝炎、肝衰竭患者食欲差，故应多提供清淡、软质饮食，适当补充维生素，减少食盐量，并避免蛋白质和辛辣、刺激、油腻饮食，实行少量多餐制。

5. 感染的预防

重型肝炎患者免疫功能低下，容易继发口腔、腹腔、肠道、呼吸道以及皮肤感染，故应定时测量体温，2~4 次/d。严格执行消毒隔离制度和无菌操作，减少探视及陪护人员，医务人员及患者家属进入病房均应戴口罩。每日对患者予以 2 次口腔护理，进食后及时督促患者以淡盐水漱口，长期使用抗生素患者则用3% 碳酸氢钠漱口，防止口腔感染。保持患者皮肤干燥清洁，帮助患者擦身，防止患者因干痒而抓伤皮肤，有伤口者可给予抗感染软膏外用。重型肝炎患者易出现低蛋白血症，加之长期卧床，极易诱发压疮，故应加强皮肤护理，并定时翻身、按摩受压部位，以减少压疮的发生。

(二) 特殊护理——人工肝血浆置换治疗护理

人工肝脏是通过一个体外的机械或理化装置，担负起暂时辅助或完全代替严重病变肝脏的功能，清除各种有害物质，代偿肝脏的代谢功能直至自体肝脏功能恢复或进行肝脏移植，也称人工肝脏支持系统。它能有效地解决因肝细胞大量坏死、肝功能衰竭所致的高胆红素血症、内毒素血症等问题，以达到病人内环境阻断病毒毒素加重肝细胞进一步坏死的恶性循环和纠正肝性脑病的目的，为肝细胞再生创造条件，赢得时间，病人度过肝功能衰竭而获得生存，这样可降低重症肝炎的病死率并为肝移植创造时机和条件

1. 术前护理

人工肝治疗是危重状态下的特殊治疗，病人及家属都有巨大心理压力，而且人工肝治疗所需费用比较高，病人对治疗的知识缺乏，对治疗效果缺乏信心因而变得紧张焦虑而无法入眠。因此，应耐心向病人和家属讲清人工肝治疗的必要性、治疗方法与过程、术中保护措施、抢救措施以及注意事项，消除其紧张恐惧心理，保持平静心态，主动接受治疗。常规术前护理嘱患者少饮水，排空大小便，给予优质早餐。保证水、电解质及酸碱平衡，避免术中低血糖、低血压发生。

2. 术中护理

保持治疗环境安静，治疗室温度设置合理：夏天26℃~28℃，冬天28℃~30℃。同时注意保暖，冬天加用毛毯、热水袋，操作中不可过多暴露病人，穿刺处制动。给予持续低流量吸氧和心电监护，密切观察病情如面色、意识有无改变，询问病人的感受，与病人交谈轻松话题或用音乐疗法，使病人放松，处于最佳治疗状态。对有躁动不安病人应加强肢体固定，防止穿刺针脱出或血肿形成。

3. 术后护理

嘱病人卧床休息，不可突然坐起站立，以免引起低血压；治疗结束后，无菌敷料按压穿刺点 10~15

min，观察穿刺部位有无血肿或出血，严格执行无菌操作。监测生命体征，观察病人食欲、腹胀、乏力等症状有无改善，定期监测血生化及凝血指标的变化；治疗后 24 h ~ 72 h 内进流质饮食，少量多餐。尤其是蛋白摄入量不可过量，以免引起血压升高、肝性脑病或消化道出血。

4. 并发症护理

（1）变态反应：血浆、肝素、鱼精蛋白等均可引起反应。术后常规应用地塞米松，备用肾上腺素、抗组胺药、葡萄糖酸钙等。当病人出现皮肤瘙痒、皮疹、打喷嚏、寒战现象时遵医嘱加用激素或给予异丙嗪、葡萄糖酸钙，为病人轻抚痒处，减轻痒感。畏寒者盖棉被、调节室温。待用血浆置于 37℃ ~ 38℃ 恒温箱中。

（2）感染：肘正中静脉穿刺、动脉穿刺为侵入性操作，重症肝炎病人自身抵抗力下降，加上血浆置换过程中丢弃大量血浆而造成免疫球蛋白丢失，极易并发感染。因此，治疗前治疗室紫外线照射 1h，地面和物表用 1000 mg/L 含氯消毒液进行擦拭。操作人员戴口罩、帽子、穿隔离衣、鞋套。治疗过程中严格执行无菌操作规程，谢绝探视防止感染。术后严密观察体温变化、检测血常规，必要时遵医嘱应用抗生素。

（3）出血：肝病病人毛细血管脆性增强，肝脏合成凝血因子减少，静脉高压引起脾功能亢进，导致血小板减少及凝血功能障碍。穿刺失败引起出血。术前常规检测病人凝血功能，根据凝血功能术中调节肝素的维持量。术中严密观察伤口有无渗血，如有血肿更换穿刺部位，血肿处加压止血。

（4）低血压：肝衰竭患者普遍存在高动力血流循环状态，循环时间缩短、心脏储备能力减弱，容易发生低血压。同时由于肝脏合成蛋白功能下降。患者容易继发低蛋白血症，严重低蛋白血症将导致血浆渗透压下降，血管内水分转移潴留至间质或体腔，加重有效循环血量不足。

八、肾功能衰竭的护理

现代医学的肾功能衰竭属于中医"肾衰"的范畴。肾衰是指肾体受损，脏真衰竭，阴液不化，五液失司，开合失职而引发水津代谢失常，溺毒入血，壅塞三焦的急危重症。创伤感染后的肾衰竭不是独立的疾病，其原发病位在感染之处，故治疗护理上要积极给与抗感染治疗。

（一）一般护理

（1）保持心情舒畅，避免紧张、焦虑等促使血压升高的不良反应，保证充足的睡眠。告知患者吸烟对肾功能的危害性，鼓励并监督其戒烟。

（2）密切监测患者的肾功能、血清电解质、动脉血气分析，根据血生化指标的情况，调整各种电解质、酸碱的补充速度，及时更改配方，维持机体内环境的稳定。进行血液透析的患者须严密监测每小时出入平衡，若超滤量过多，血容量在短时间内减少，可导致患者低血压、休克，不利于肾功能恢复。若输入量过多，患者可发生心力衰竭、肺水肿。一般血滤日入量控制在 2900mL，非血滤日入量控制在 2400 ~ 2600mL。

（3）饮食宜清淡，尽量避免食用高蛋白食品，因为长期大量摄入高蛋白饮食，可加速肾小球硬化。同时进食动物脂肪过多，是造成肥胖和动脉硬化的重要原因，由于肥胖和动脉硬化，使血压进一步升高，故应要求患者少进脂肪饮食。

（4）进行疾病相关知识宣传教育，教育内容可包括：尿毒症症状、治疗方法、透析知识、并发症防治、饮食和营养知识、控水与体重知识、用药知识、血管通路的养护知识、运动及自我防护知识等。应积极预防感冒，避免受凉、受湿和过劳[10]。

（二）血液透析的护理

1. 常规护理

透析前遵医嘱查患者肝肾功能、电解质、血糖、血色素和胸部 X 射线片等。第 1 次透析上机前查丙型肝炎、乙型肝炎两对半、梅毒、艾滋病。出血透室后 3 个月复查 1 次，以后每半年复查 1 次，病情变化时遵医嘱进行。透析前、中、后监测患者生命体征、精神状态和体质量等。对有传染病的患者分区透析，分区护理，严格执行消毒隔离制度。

2. 心理护理

肾衰竭患者由于疾病的治疗漫长、经济压力和精神压力沉重，表现出恐惧、紧张、沉默、性情暴躁、绝望的心理。因此，应根据患者的心理特点进行心理护理。将患者疾病、血透的相关知识、治疗方案、治疗时间及注意事项告知患者，让其认识到血透是治疗该病的最佳选择，从而获得其信任，以积极配合治疗。

3. 饮食护理

影响患者血透预后的重要因素是饮食护理，合理的饮食可以预防高钾血症、充血性心力衰竭、贫血等肾衰竭并发症。在对患者进行透析期间，应需要严格控制体质量增长，嘱患者注意限制水、钠摄入，使两次透析期间体质量增加量不超过原体质量的4%～5%。

4. 建立和保护血管通路

血管通路是血透治疗的重要保证。严格执行无菌操作。常选用头静脉和桡动脉进行穿刺，建立血管通路，血液从动脉端引出体外，流经透析器在血液泵的驱动下，使得血液与碳酸盐透析液透过半透膜交换达到血液净化目的。

5. 透析并发症的护理

血透过程中应密切观察患者生命体征，如出现低血压、高血压、心律失常、发热、肌肉痉挛、恶心、呕吐等并发症，应立即向医生报告并配合医生紧急处理。血透过程中要求护理人员必须具有高度的责任感、敏锐的观察力和应变处置能力[11]。

主要参考文献

[1] 刘玉红，曹明芬，陈庚．重度烧伤病人的营养支持护理 [J]．大理学院学报，2007，6（6）：311－312

[2] 周仲英．中医内科护理学 [M]．北京：中国中医药出版

社，2010：187 - 190

[3] 陈莉芳，王丹红．中药制剂灌肠治疗全身炎症反应综合征的护理观察 [J]．齐齐哈尔医学院学报，2008，29（22）：2779 - 2780

[4] 程雪冰，许镇额，陈艳清．血浆滤过透析治疗肝功能衰竭伴全身炎症反应综合征患者的护理 [J]．护理实践与研究，2013，10（13）：41 - 43

[5] 吴雪赞．创伤性休克患者的急救护理 [J]．中国实用护理杂志，2011，27（3）：25 - 26

[6] 肖燕．PICCO 在感染性休克患者护理中的应用 [J]．中国美容医学，2012，21（12）：377

[7] 赵玉娥．做好呼吸衰竭患者的护理 [J]．世界最新医学信息文摘（电子版），2014，14（5）：275

[8] 牟琳．机械通气治疗呼吸衰竭 50 例护理干预 [J]．齐鲁护理杂志，2013，19（3）：67 - 68

[9] 喻平．高龄心力衰竭患者的临床观察及护理 [J]．护士进修杂志，2009，24（12）：1115 - 1116

[10] 蒋笑琰．急性肾衰竭的中西医结合治疗与护理 [J]．中国中医急症，2013，6（22）：1076 - 1077

[11] 彭佺，王利君．肾衰竭患者血液透析的护理体会 [J]．现代医药卫生，2013，29（17）：2675 - 2676